GILLES LARTIGOT

EAT

CHRONIQUES D'UN FAUVE DANS LA JUNGLE ALIMENTAIRE

WINTERFIELDS
EDITIONS

À la mémoire de mon grand-père Joseph

À la mémoire de mon père Louis

EAT

Nous vivons dans une société toxique pour notre santé. C'est un fait. Nourriture industrielle, pollution, stress et produits chimiques font partie de notre quotidien. À moins de vivre reclus dans un coin du monde où la nature est encore préservée de toutes sources de pollution, nous n'avons à priori aucune chance d'y échapper. Mais nous pouvons limiter les dégâts sur notre santé.

Le corps fonctionnant en vase clos, la nourriture revêt une importance capitale si nous voulons préserver notre santé et vivre le mieux possible. Un corps affaibli et malade n'est plus capable de résister au développement des maladies, au stress quotidien que nous dicte le rythme infernal de la société moderne.

Au fur et à mesure de l'avancement dans mes recherches sur l'alimentation, je me suis aperçu qu'il est difficile d'y voir clair. Je me mets à la place de quelqu'un qui veut répondre à ces questions : "*Comment bien se nourrir* ?", "*Que faut-il manger pour rester en santé* ?". Sacré challenge !

Pour peu que l'on s'intéresse à sa santé, on sait que l'alimentation joue un rôle crucial. Alors comment trier le vrai du faux ? Comment faire la part des choses entre régimes miracles, aliments à la mode et modes alimentaires ? Entre études contradictoires, indépendantes ou financées par les industriels, où se trouve la vérité ? L'être humain est-il omnivore, végétarien, végétalien, crudivore, frugivore ? Les scandales alimentaires de plus en plus fréquents doivent-ils nous mettre en alerte ? Qui croire ? Les crudivores qui vantent les vertus des aliments crus ? Les végétariens qui ne mangent pas d'animaux mais qui consomment du lait, du fromage et des œufs ? Les omnivores convaincus qui mettent en avant la nécessité de manger des protéines animales *"parce que l'homme a toujours mangé de la viande"* ?

Les aliments anti-cancers sont-ils vraiment efficaces ? Que penser de la sincérité des publicités qui nous vantent les mérites des alicaments ? Faut-il faire confiance aux agences gouvernementales de santé publique prises dans l'étau des puissants lobbies de l'industrie agroalimentaire, 1er secteur industriel en France ?

Autant vous le dire tout de suite, c'est un véritable sacerdoce ! Il va falloir faire fonctionner vos neurones et activer votre faculté d'analyse car je ne vous demande pas de me croire mais de réfléchir à ce que vous mangez au quotidien. Par contre, je peux vous assurer de mon intégrité, en dehors de toutes sources de financement qui auraient pu altérer mon analyse. Les conseils et les recettes que vous trouverez dans ce livre font partie de mon quotidien, les entrevues réalisées au fil des rencontres, faites sans prémonition, en me laissant guider par le hasard de la vie.

Aujourd'hui, je suis intimement convaincu que nous pouvons être en meilleure santé physique et mentale, si nous reprenons en main notre alimentation, si nous abandonnons les aliments industriels transformés par d'autres, si nous achetons en comprenant la portée de nos actes d'achat, si nous passons plus de temps en cuisine pour préparer nos repas, si nous replaçons la nourriture au centre de nos priorités, là où est sa place, pour notre santé et pour celle de nos enfants.

Beaucoup de si, mais il est encore temps.

"La qualité de la nourriture est en train de dégringoler.
Ils essaient systématiquement de vendre tout moins cher.
Ça a un effet désastreux sur la santé des gens".

Nick Beggs - STEVEN WILSON (GB)

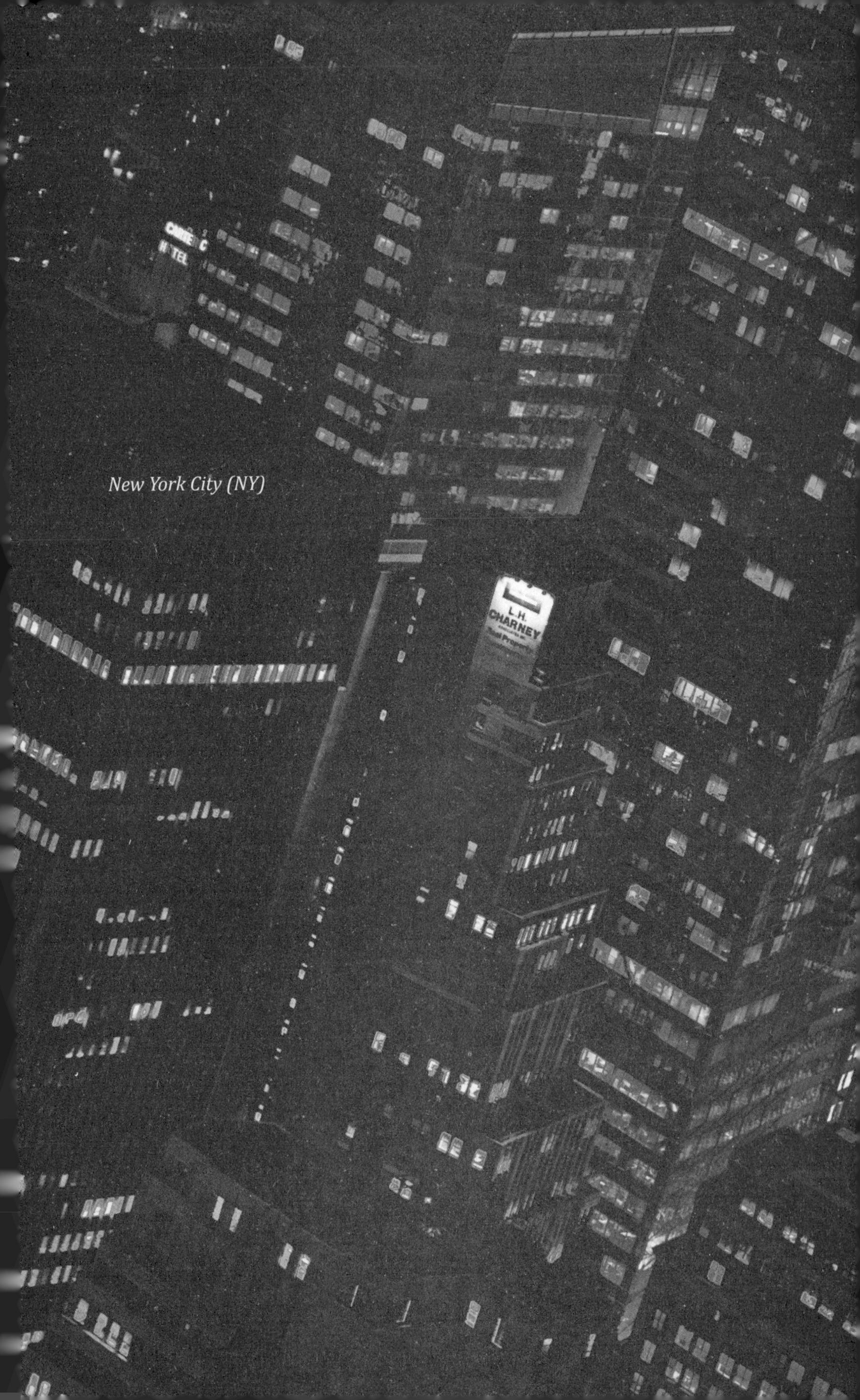

New York City (NY)

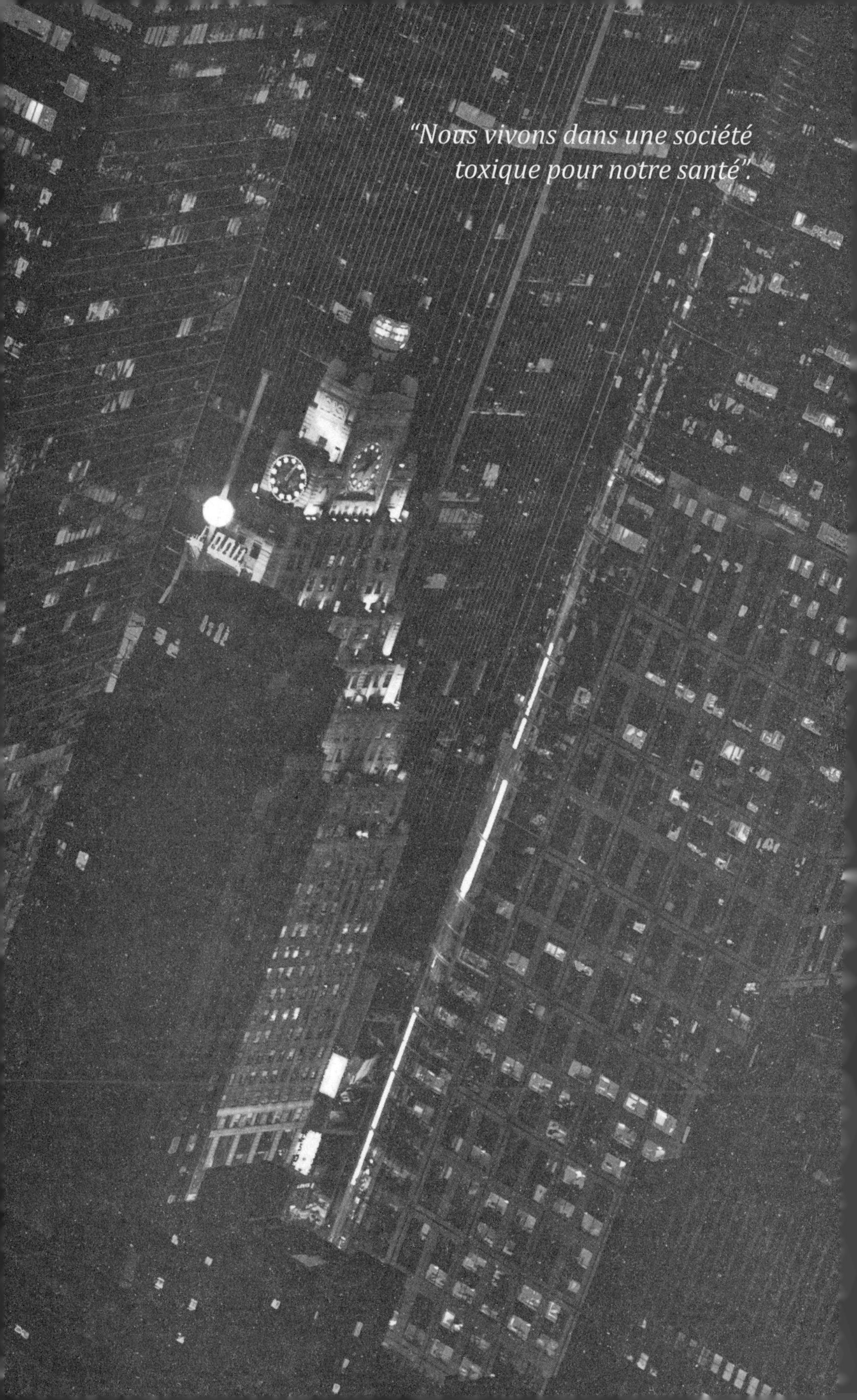

"Nous vivons dans une société toxique pour notre santé".

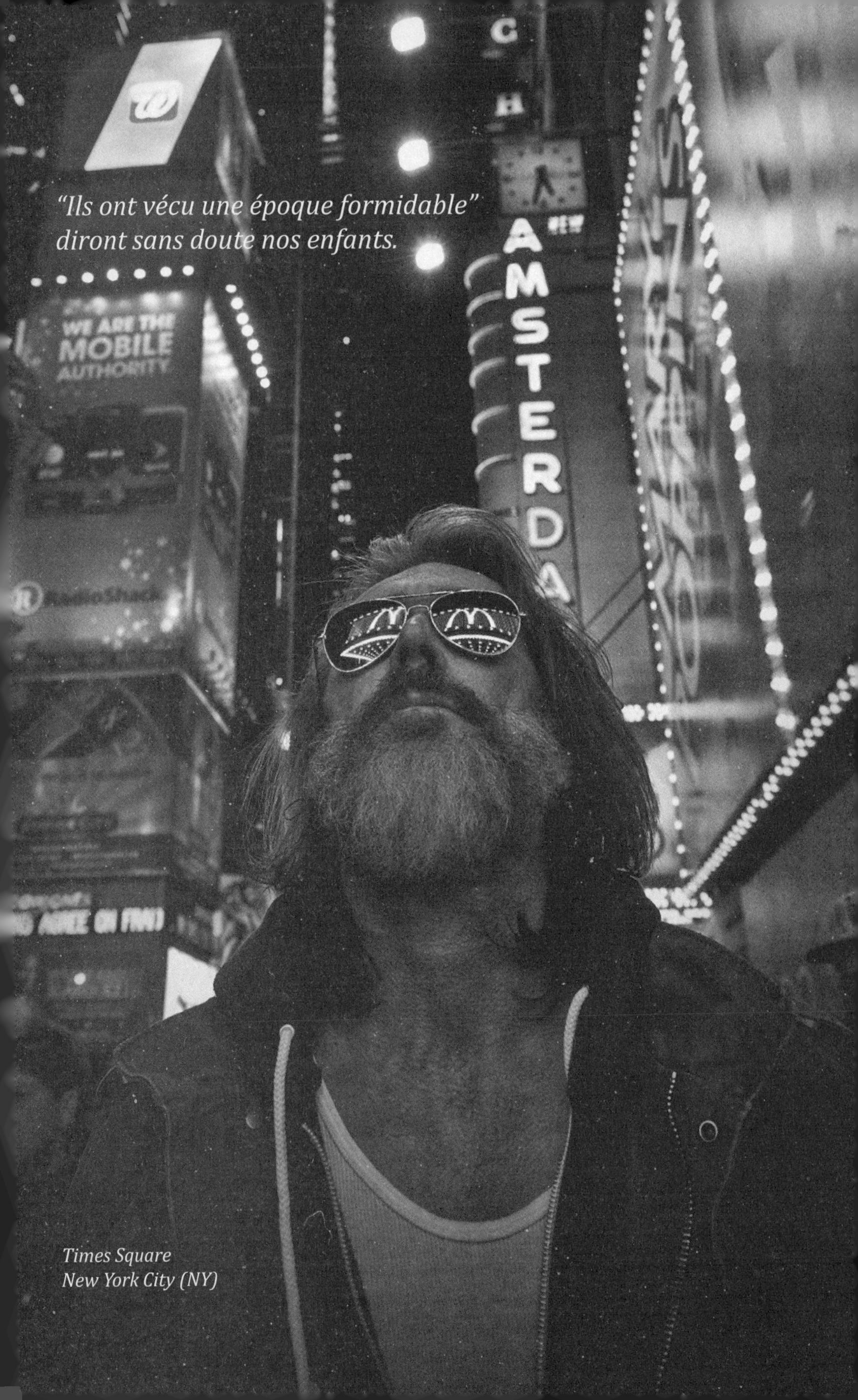

"Ils ont vécu une époque formidable" diront sans doute nos enfants.

Times Square
New York City (NY)

UNE EPOQUE FORMIDABLE

Aujourd'hui, nous vivons dans une société d'abondance. Il suffit de se promener dans n'importe quelle grande métropole, ville, village, aire d'autoroute, dans le moindre endroit civilisé de l'hémisphère nord, pour trouver de quoi se nourrir. Si l'on a de quoi payer bien entendu. Des aliments prêts à manger, provenant d'usines de transformation alimentaire. Une profusion de nourriture, alimentée par une agriculture rendue intensive par la volonté de nos hommes politiques rêvant d'une révolution verte dans les années après-guerre, lorsqu'on manquait d'à peu près tout. "*Quelle chance !*" auraient pensé nos anciens, pour qui le début du siècle n'aura été que privations, rareté, difficulté de se nourrir à sa faim. Et un dur labeur avec ça. Des journées de travail de 11 heures. Pas de jour de congé. Pas de sécurité sociale. Des conditions spartiates. Personne ne voudrait revenir cent ans en arrière !

Aujourd'hui, nous avons l'embarras du choix. Que de goûts à notre disposition ! Sucré, salé, gras, bio, allégé, sans gluten, sans sucre mais avec toujours plus de sel, de plats préparés, de cuisson rapide, de fast-food, d'energy drink, de sodas light... Des produits prêts à manger, des nouveautés que l'on nous vend à grands renforts de publicité. Télévision, radio, papier, web, des marques mondiales qui sponsorisent des concerts, qui soutiennent des actions caritatives pour soigner leur image de marque et qui fournissent les Jeux Olympiques car il est bien connu qu'un champion ça se nourrit en mangeant du McDo et en buvant du Coca-Cola, n'est-ce-pas ? La "*bouffe*" est partout et nous sommes devenus addicts à cette nourriture industrielle. Nous mangeons trop, trop de mauvaises choses, trop souvent. Mais il y a un problème. Un très gros problème. Cette nourriture nous rend malades ! Nous et nos enfants.

Serions-nous en partie responsable de cet état de fait ?

Il faut dire que la masse des informations qui nourrissent aujourd'hui notre cerveau nous embrouille tous les jours un peu plus. Elle s'empare de notre réflexion en détournant notre attention. Des études scientifiques contradictoires, des scandales à répétition, des conseils nutritionnels validés par des agences sanitaires gangrenées par des conflits d'intérêts... Comment faire la part du vrai et du faux lorsque l'on est face à la puissance du lobby représentant le 1er secteur industriel français ? L'agro-alimentaire. *"150 milliards d'euros de chiffre d'affaires. 10.000 entreprises. 400.000 emplois"**. Ça pèse dans la balance de nos hommes politiques.

Alors comment se nourrir autrement ? *"Je n'ai pas le temps de cuisiner", "le bio ça coûte plus cher"*... Ces arguments ne sont que des excuses car tout est une question de priorités. Si vous lisez ce livre, c'est que vous vous intéressez un temps soit peu à ce que vous mangez. Alors prenez le temps. Je partage avec vous mon expérience au fil de mes enquêtes et de mes rencontres. Je vous donne quelques clefs pour que vous puissiez vous débrouiller seuls. Vous êtes les acteurs de ce monde et la solution est en vous. Parce que nos choix de consommateurs sont importants et que tous nos actes d'achats sont des actes politiques, en particulier nos achats alimentaires. Nous avons toujours le choix. Pensez-y.

"Ils ont vécu une époque formidable" diront sans doute nos enfants.

* http://www.franceagroalimentaire.com/

"Si les générations d'aujourd'hui et de demain
ne changent rien,
l'espèce humaine va disparaître car
elle va devenir stérile".

Professeur émérite Pierre-Marie MARTIN

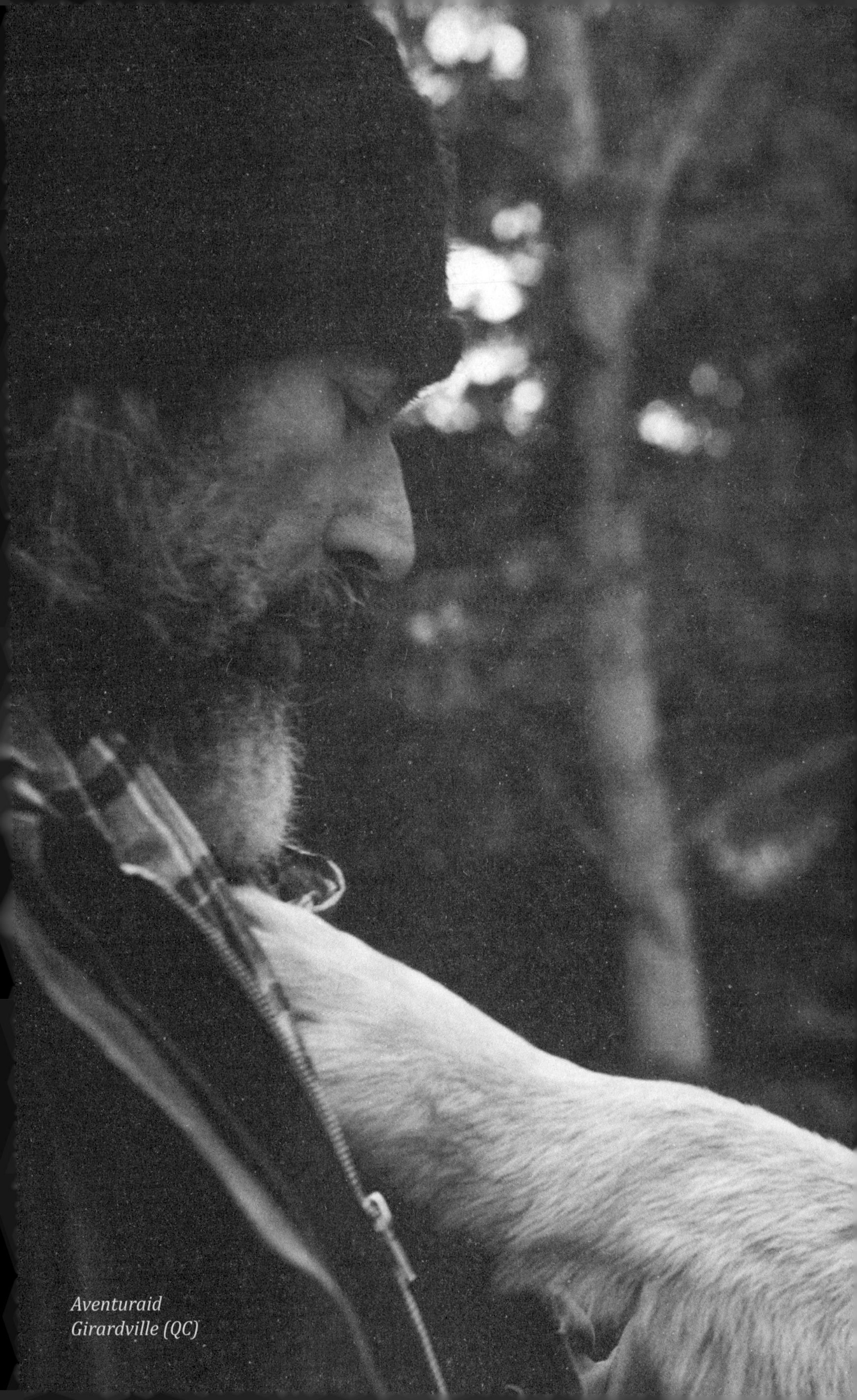

Aventuraid
Girardville (QC)

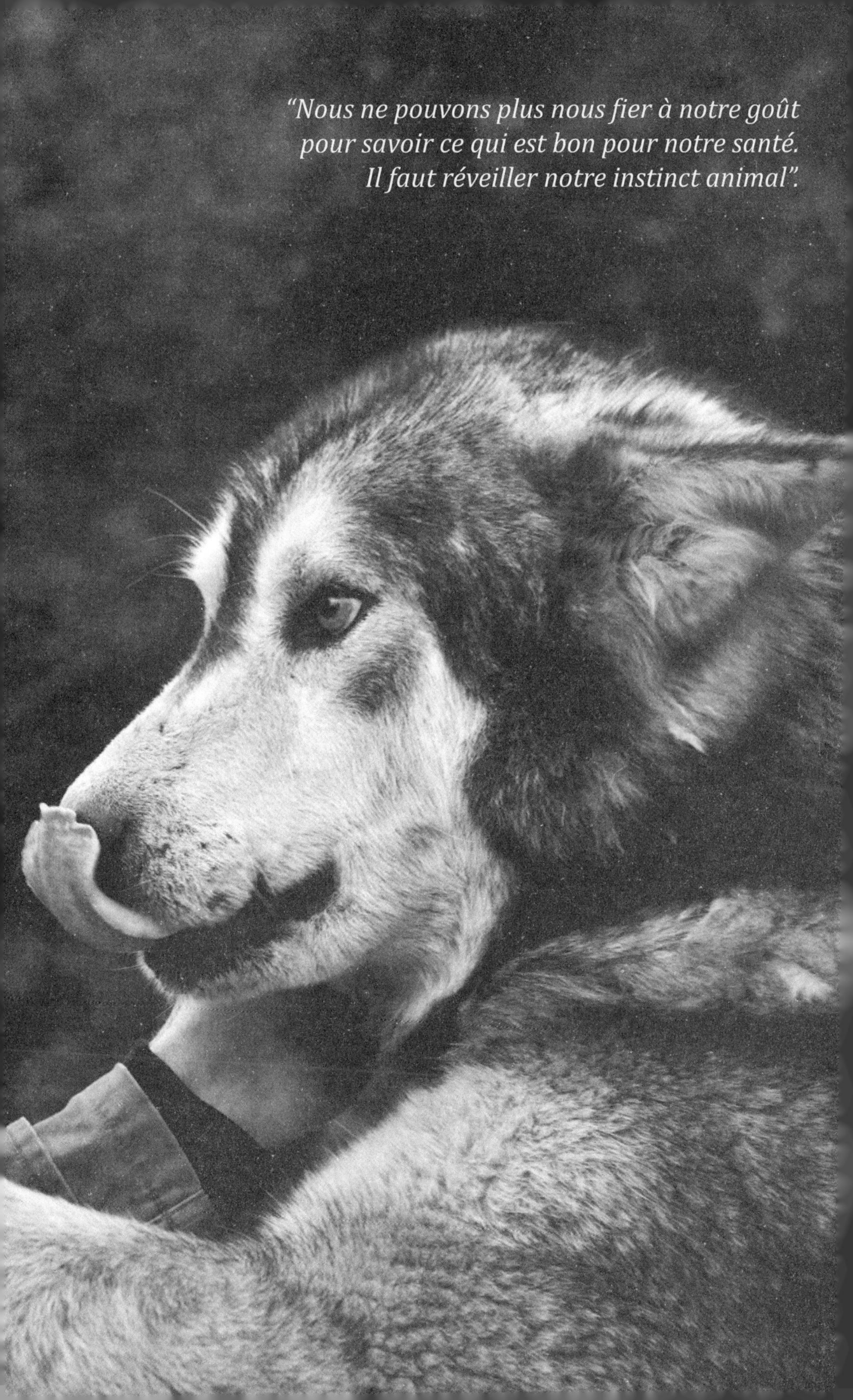
"Nous ne pouvons plus nous fier à notre goût
pour savoir ce qui est bon pour notre santé.
Il faut réveiller notre instinct animal".

LES FILS DE L'HOMME

Avant de rencontrer le Professeur émérite Pierre-Marie Martin*, je n'avais aucune idée de ce qu'était un perturbateur endocrinien. Un perturbateur endocrinien, c'est un leurre hormonal agissant sur la croissance, le comportement et la fonction sexuelle reproductrice.

L'auteur de science-fiction P.D James écrivit en 1992, le roman "Les fils de l'homme" dont l'action se passe dans un futur proche où la stérilité frappe l'ensemble des humains de la planète. Une fiction en passe de devenir une réalité[(1)] ?

Outre le déclin régulier de la quantité de spermatozoïdes chez l'homme[(2)], s'en tenir uniquement à l'impact sur la fonction sexuelle reproductrice est réducteur. Les perturbateurs endocriniens ont d'autres effets dévastateurs tels que les cancers hormono-dépendants comme les cancers du sein et du testicule. Ils sont aussi déclencheurs d'une puberté précoce chez les jeunes filles, d'une hyperactivité chez les enfants, et sont facteurs d'obésité et de diabète. Ces perturbateurs endocriniens se transmettent également in utéro. Ils sont particulièrement dangereux pour les femmes enceintes, les nourrissons et les enfants jusqu'à leur adolescence. *"Nous stockons ces molécules toxiques dans nos graisses corporelles. Lorsqu'une femme allaite, elle transmet ses toxines à l'enfant qui commence dès lors son stockage"* nous informe le professeur Pierre-Marie Martin.

On trouve des perturbateurs endocriniens dans les pesticides, les plastiques avec les phtalates et le célèbre Bisphénol A, les médicaments avec les hormones de synthèse, les produits ménagers avec les détergents, mais aussi dans les cosmétiques avec le paraben et dans les résines d'obturation utilisées par nos dentistes. Les sources sont multiples. Trois millions de tonnes de Bisphénol A sont produites chaque année dans le monde[3]. Une étude récente montre que 95% des échantillons d'urine collectés auprès de 394 adultes aux États-Unis contenaient des niveaux quantifiables de Bisphénol A[4].

Pour rester dans le domaine qui nous intéresse, on trouve également du Bisphénol A dans les canettes de soda, les boîtes de conserve, les plastiques souples alimentaires et les Tupperwares. Tous ces contenants représentent une source d'intoxication dans le quotidien de nos foyers.

Combien d'objets en plastique avons-nous dans notre cuisine ? Du plastique en contact avec nos aliments, du plastique que l'on fait chauffer au micro-ondes, du plastique que l'on met au lave-vaisselle, du plastique qui entoure nos barquettes de viande, nos plats préparés, encore et encore du plastique. Je reconnais que les contenants en plastique sont très pratiques, mais à quel prix ?

* Professeur émérite Pierre-Marie MARTIN, chirurgien oncologue, spécialiste des perturbateurs endocriniens et des cancers hormono-dépendants (cancer du sein et cancer de la prostate), né le 22 Janvier 1943 à Lyon (FR).

(1) *"Le taux d'accroissement naturel de la natalité baisse régulièrement : de 2,04 % à la fin des années 1960 à 1,3% aujourd'hui. La fécondité baisse dans la plupart des régions du monde sous le seuil de remplacement des générations. Seuls les pays les plus pauvres connaissent (encore) une forte natalité".* http://www.planetoscope.com/

(2) En 2012, chez un homme de 35 ans, le nombre de spermatozoïdes est passé, en l'espace de 17 ans, de 73,6 millions par millilitre de sperme à 49,9 millions en moyenne. Une baisse de 33,4% selon une gigantesque étude, menée sur plus de 26.600 hommes sur une période de 17 ans, entre 1988 et 2005 – Presses universitaires Oxford - Human Reproduction

(3) "Le concept de perturbation endocrinienne et la santé humaine", Médecine/sciences-février 2007 - vol. 23 ; no 2

(4) Calafat AM, Kuklenyik Z, Reidy JA, et al. Urinary concentrations of Bisphenol A and 4-nonylphenol in a human reference population. Environ Health Perspect 2005 ; 113 : 391-5.

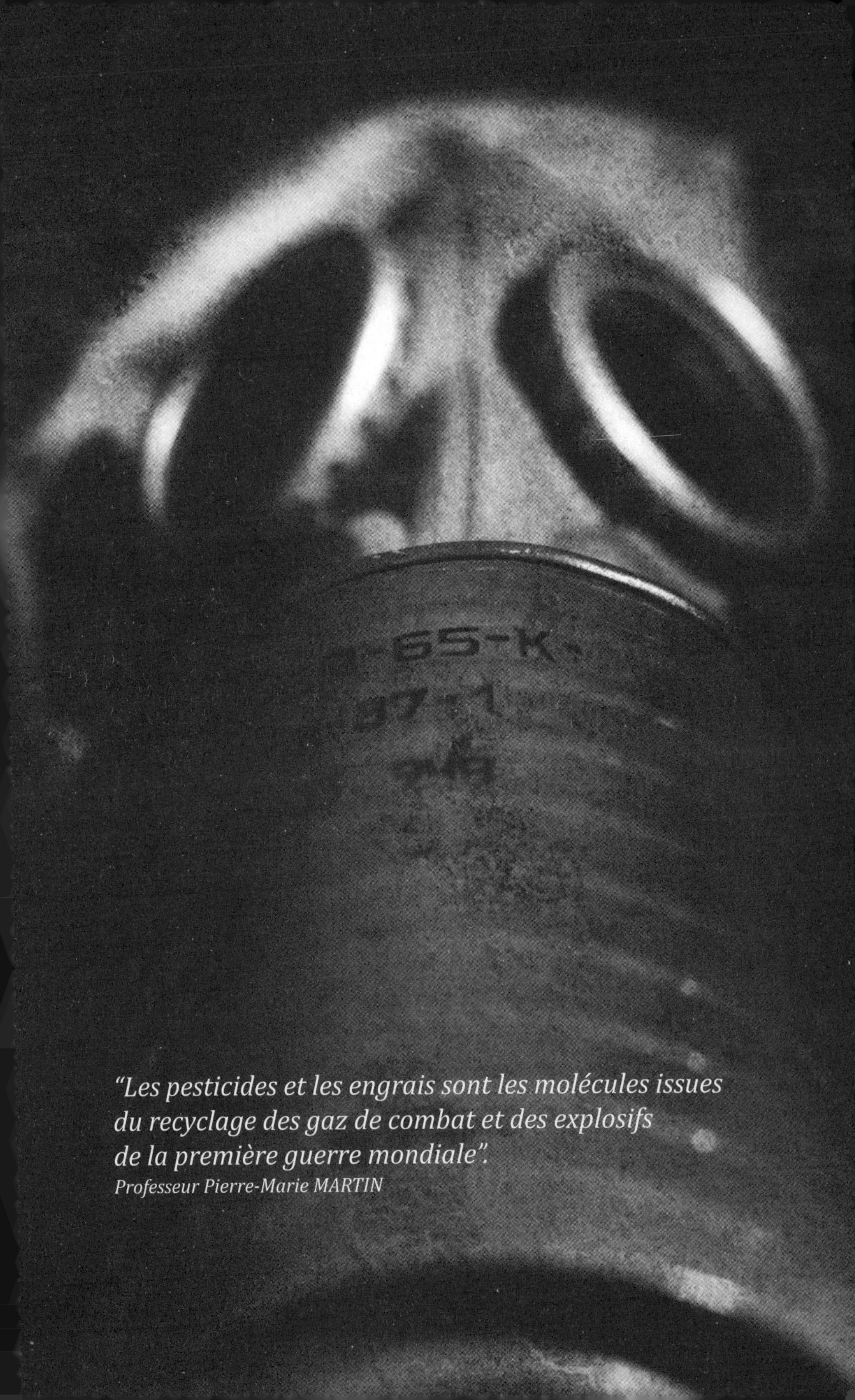

"Les pesticides et les engrais sont les molécules issues du recyclage des gaz de combat et des explosifs de la première guerre mondiale".

Professeur Pierre-Marie MARTIN

PROFESSEUR EMERITE PIERRE MARIE MARTIN

Professeur, qu'entend-t-on par "perturbateurs endocriniens" ?
Le terme "perturbateur endocrinien" a été créé dans les années quatre-vingt. Les perturbateurs endocriniens sont des molécules présentes dans notre environnement et donc dans notre alimentation et se regroupent sous le terme de PEE (Polluants Endocriniens Environnementaux). Ces molécules présentes dans notre environnement pénètrent dans l'organisme humain et perturbent gravement les fonctions associées et contrôlées par le système hormonal endocrinien avec toutes les conséquences pour la santé et le développement humain. Depuis 150 ans, la chimie organique a mis notre monde dans une situation où les responsabilités et les conséquences sont souvent mal évaluées. L'activité du secteur industriel est une véritable bombe à retardement. 50.000 molécules ont été synthétisées, dont 30.000 à l'heure actuelle sont utilisées dans les pays industrialisés et les pays en voie de développement.

L'impact de ces molécules sur la santé humaine a notamment été étudié pour ce qui concerne l'induction des cancers par un organisme basé à Lyon, le Centre International de Recherche sur le Cancer (CIRC). Cet organisme unique en son genre fondé en 1960 par l'OMS, a classé à ce jour à partir de données scientifiques et épidémiologiques, seulement 2.800 molécules sur les 30.000 utilisés, dont 360 se révèlent comme ayant une forte potentialité étant des procarcinogènes (molécules transformées par notre métabolisme physiologique en carcinogènes internes) ou étant directement de vrais carcinogènes !

L'ensemble de ces molécules toxiques issues de la filière industrielle chimie, chimie organique, sont regroupées sous le terme plus générique de POPs (Polluants : Produits Organiques Permanents) dont les procarcinogènes, les PEEs... Ce sont des résidus du développement de cette filière industrielle et de la mise de ces molécules sur le marché. Nous devons prendre conscience qu'une partie des 30.000 molécules organiques se retrouvent aujourd'hui dans notre environnement à des degrés divers et ce, de façon permanente. L'emploi non régulé et à grande échelle de ces molécules de synthèse avec une demie-vie de plus 300 ans (notamment les pesticides) ont une accumulation et une rémanence à très long terme dans notre environnement.

En plus de leur accumulation environnementale, la deuxième caractéristique de ces molécules est leur lipophilie. Nous stockons dans nos compartiments graisseux tout ce que nous appelons "perturbateurs endocriniens". Ils ont un impact sur la reproduction, sur des pathologies uro-génitales, sur le développement comportemental, sur l'obésité mais ils ne font pas à ce jour l'objet d'une étude systématique. Les études gérées par le CIRC ne portent que sur le volet carcinogénique et c'est ça le problème. Une notion qu'il ne faut pas oublier est que tout être vivant, dont l'être humain, est en développement constant depuis sa conception, sa mise au monde et sa vie autonome ultérieure (enfance, adolescence, maturité...). À certaines de ces étapes, la mise en contact ou l'exposition involontaire à ces cellules perturbatrices va avoir des conséquences irréversibles. Ceci recouvre les périodes d'ultra sensibilité pour chaque organe constituant l'être vivant.

LES PERTURBATEURS ENDOCRINIENS

Si nous stockons ces perturbateurs endocriniens dans notre corps, est-ce qu'il y a un moyen de s'en débarrasser ?
Les perturbateurs endocriniens stockés dans les graisses, le sont de façon pratiquement définitive. On ne peut jamais les éliminer même avec un régime drastique car les perturbateurs endocriniens vont se concentrer dans le tissu graisseux résiduel. Il y a

deux façons d'évacuer ces molécules. Une radicale, la liposuccion, et une autre, plus physiologique avec l'allaitement. Il faut savoir que tous les pesticides qui sont stockés dans les tissus graisseux du sein de la mère sont transmis à l'enfant lors de l'allaitement. L'enfant commence ainsi son stockage dès son plus jeune âge.

A titre d'exemple, il faut savoir également que l'on retrouve en 2012, chez des enfants de 3 à 4 ans des taux de DDT ou de ses métabolites, alors que cette molécule est interdite depuis 1970 aux Etats-Unis et en Europe ! Ce fait s'explique par la pollution environnementale. La pollution n'est pas identique sur toute la planète. En France, certaines zones sont extrêmement polluées, et d'autres le sont moins ou peu.

La combinaison, l'accumulation environnementale et l'exposition à des périodes sensibles du développement de l'organisme, font qu'en plus de leurs impacts sur la fertilité, la reproduction humaine et les régulations endocriniennes, les perturbateurs endocriniens sont de bons promoteurs de cancers. Ils ont un impact sur le développement cérébral des enfants, sur les troubles du comportement, de la mémoire et les accélérateurs de dégénérescence cérébrale. Dans les régions où les taux de pesticides sont les plus élevés, des études montrent que les maladies d'Alzheimer et les démences séniles sont très élevées et supérieures à la moyenne nationale, ainsi que l'incidence sur certains cancers.

Quelles sont les différentes sources de perturbateurs endocriniens ?
Il existe 4 sources principales de perturbateurs endocriniens :
1. Les pesticides et les engrais
2. Les plastiques
3. Les médicaments
4. Les phyto-œstrogènes

Les 3 premières classes sont directement issues de l'activité humaine industrielle, par contre, les phyto-œstrogènes sont des substances naturelles présentes dans les végétaux et donc, dans une certaine mesure, dans notre alimentation.

LES PESTICIDES ET LES ENGRAIS

La première source de perturbateurs endocriniens provient de l'introduction après les deux grandes guerres mondiales, de molécules permettant une agriculture de très haut rendement. On parle ici des pesticides et des engrais qui sont en fait les molécules issues du recyclage des gaz de combats et des explosifs de la première guerre mondiale et de la première génération d'insecticides développés pour protéger les armées lors de la seconde guerre mondiale (le DDT).

LES PLASTIQUES

La seconde source de perturbateurs endocriniens, ce sont les plastiques, c'est-à-dire les polymères. Ceux utilisés entre autres dans la filière de l'agroalimentaire pour le conditionnement, la conservation et la vente au détail. Nous les retrouvons bien évidemment dans notre quotidien. Combien d'aliments sont conservés dans du plastique dans notre réfrigérateur ? Nous commençons à y faire de plus en plus attention depuis ces six dernières années. Faites un exercice très simple, rentrez chez vous et débarrassez-vous de tout ce qui est en plastique. Vous verrez qu'il ne vous restera pas grand-chose.

Professeur, que nomme-t-on plastique ?
Premièrement nous avons les "polymères" qui sont théoriquement de longues chaînes de petits monomères liés les uns aux autres mais en réalité ces monomères se lient de manière imparfaite. Les polymères, qui sont des longues chaînes entrappent entre elles dans la réalité de courtes chaînes imparfaites et des monomères non liés. L'élimination de ces molécules imparfaites est très difficile et coûteuse et de ce fait non réalisée dans les conditions standards.

Deuxièmement nous avons des substances que l'on appelle "plastifiants" qui sont associés à ces polymères pour les rendre transparents, colorés, souples, étirables, robustes... Or si les différentes classes de polymères sont identifiées comme la loi l'exige, les plastifiants eux, ne sont pas identifiés. Ils sont classés "secret industriel". Il est important de souligner que le Bisphénol A et les phtalates sont des substances plastifiantes et non des polymères !

Les Tupperwares par exemple.
Les Tupperwares sont l'exemple même d'un important marketing organisé depuis les années 50. Les contenants Tupperware sont des plastiques tels que nous venons de les définir. Si vous ne voulez pas qu'ils libèrent les monomères, qui sont les molécules les plus toxiques, alors ne les lavez jamais avec du détergent trop actif, ne les mettez jamais au lave-vaisselle, ne les rayez pas avec des abrasifs et surtout ne les mettez pas au micro-ondes avec des aliments ! Si vous respectez toutes ces précautions vous aurez le moins de problèmes possibles.

Il ne faut pas les chauffer ?
Si vous les chauffez, vous libérez les perturbateurs endocriniens, c'est-à-dire les monomères entrappés dans les polymères de ces plastiques ainsi que les molécules plastifiantes (comme le Bisphénol A, les phtalates...). Les perturbateurs endocriniens sont libérés par la chaleur, par l'oxydation ou par les acides. Si vous mettez du jus de citron ou un acide dans un contenant en plastique, vous allez libérer les monomères non liés entrappés entre les chaînes de polymères. Aucun polymère n'est pur, cela coûterait trop cher de le purifier, tu comprends ? Il en est de même du vieillissement de ces plastiques. Un aspect très facile de ce processus que vous pouvez vous-même constater si vous avez des poêles revêtues de teflon. Celles-ci deviennent pelucheuses avec le temps. Si c'est le cas, mettez-les à la poubelle et rachetez-vous des poêles à revêtement céramique qui ne posent pas ce problème et que vous pourrez mettre au lave-vaisselle.

Je suppose que c'est la même chose pour le film alimentaire que l'on

met autour des aliments ?
Exactement ! C'est rempli de Bisphénol A et de phtalates.

Pourquoi les industriels ne mettent-ils pas en garde les utilisateurs ?
Parce que ce n'est pas leur problème. Le souci de la santé humaine ne fait pas partie des obligations des industriels. Il faut qu'il y ait un accident grave et qu'il soit médiatisé pour voir une réaction de leur part, directe, indirecte, judiciaire ou induite par les politiques.

Dans mon entourage, je compte un certain nombre de couples qui depuis l'affaire des biberons, prennent conscience des dangers du plastique et de l'importance de l'alimentation de leurs enfants.
Prenons le cas du Bisphénol A, car il est exemplaire. Si les gens ne s'étaient pas battus depuis 1980 pour démontrer que les tétines des biberons en étaient remplies, il n'y aurait pas eu cette prise de conscience actuelle de la part des mères et l'engagement de certains politiques ainsi que la législation dans certains états.

Qu'avez-vous pensé lorsque la ministre de la santé Roseline Bachelot, devant l'assemblée nationale française le 10 juin 2009, a minimisé les effets du Bisphénol A dans les biberons[1]*? Ça a dû vous faire bondir ?*
Qu'est-ce que vous voulez que je vous dise ?!...

Je vous sers un verre d'eau ?
Vous avez mis sur cette table une bouteille d'eau en verre, je vous en félicite. Allez dans un supermarché aujourd'hui et regardez dans quoi sont conditionnés l'eau et les sodas. Il n'y a que du plastique souple !

LES MÉDICAMENTS

La troisième source de perturbateurs endocriniens, c'est la consommation de médicaments. Le schéma est simple. Vous prenez un médicament, vous allez le métaboliser un tout petit peu dans votre corps et le transformer en agent actif. Mais une grande partie de ces molécules seront éliminées dans vos excréments, dans vos urines et partira directement dans les égouts. Ce sont de petites molécules qui ne sont pas arrêtées par les filtres des stations d'épuration et elles vont directement dans les rivières, dans la mer, dans les sous-sols.

Vous voulez dire que ces molécules médicamenteuses ne sont jamais éliminées ?
Exactement, car on ne passe jamais les eaux usées sur du charbon actif ou sur des résines qui pourraient éventuellement retenir ces molécules en terme de polarité ou de complémentarité.

Les molécules que l'on retrouve dans la mer par exemple, ont-elles une influence sur la faune marine ?
Bien sûr ! Que cela soit au bord de mer à Marseille, dans les rivières qui traversent nos villes à Paris, à Lyon, ou à la sortie des collecteurs des stations d'épuration avec le rejet des eaux usées dépolluées et des boues, vous retrouvez toutes les molécules dont nous venons de parler et notamment celles largement utilisées par une moitié de la population, à savoir les contraceptifs œstrogéniques. Leur impact est tel que tous les poissons en aval de ces rejets sont de sexe féminin. Nous allons progressivement vers une disparition de ces espèces qui vivent dans un territoire circonscrit. Il est important de rappeler que les molécules de synthèse œstrogénique dont le DES, sont utilisées aux USA comme anabolisant pour la reproduction intensive de la viande bovine. Ces molécules n'étant pas éliminées avant l'abattage du bétail, elles sont donc présentes dans la viande et donc consommées, mais plus important encore les déjections du bétail polluent les cours d'eau et les nappes phréatiques. Cette pratique a été interdite en France et en Europe au début des années 80, mais pas aux États-Unis.

LES CONSÉQUENCES

Quelles sont les conséquences des perturbateurs endocriniens sur l'être humain ?
Ils agissent sur les tissus régulés par les systèmes endocriniens.

La première observation fut réalisée dans les années soixante, puis en 1962 avec la publication du fameux "printemps silencieux" de Rachel Carson. En Californie, on s'est aperçu qu'il y avait moins d'oiseaux autour des grands lacs, puis en Floride où une forte concentration de pesticides avait été démontrée. On s'est également aperçu que toute la chaîne alimentaire était touchée, du petit poisson, à la crevette, au plus gros poisson, et jusqu'à l'oiseau pêcheur. La concentration en pesticides dans ces zones là était phénoménale ! C'est ce que l'on appelle la bioaccumulation.

La concentration se cumule selon le niveau où l'on se trouve sur la chaîne alimentaire ?
Exactement. Elle se cumule (cf. schéma). La conséquence est que les oiseaux deviennent stériles. Sur la côte Est des Etats-Unis, nous avons retrouvé dans des nids, deux femelles, au lieu de trouver un mâle et une femelle. Il y avait beaucoup d'œufs, mais des œufs non fécondés. En Floride, le constat fut le même concernant les crocodiles. En France et plus particulièrement dans le pourtour méditerranéen, on a assisté à la disparition d'une race spécifique et pourtant implantée depuis toujours : les vautours européens.

Peut-on dire que les perturbateurs endocriniens féminisent les espèces ?
Non seulement ils féminisent les espèces, mais ils rendent les mâles stériles. Ce qui est vrai pour les animaux est aussi vrai pour l'homme malheureusement. Des études ont démontré qu'entre 1960 et 2005, il y a eu une perte de 2% par an au niveau du spermogramme chez l'homme. En 1960 nous avions 100 millions de spermatozoïdes par ml de sperme, en 1980 nous n'avions plus que 75 millions par ml et en 2005 seulement 45 millions par ml ! Le seuil de fertilité de 20 millions de spermatozoïdes par ml pourrait être atteint en Europe et aux Etats-Unis en 2030 ! Deux phénomènes sont associés à cette baisse visible de la fertilité. Premièrement, la fréquence en augmentation des cancers du testicule et deuxièmement les modifications et les malformations de l'appareil reproductif chez l'homme et la femme. Chez l'homme,

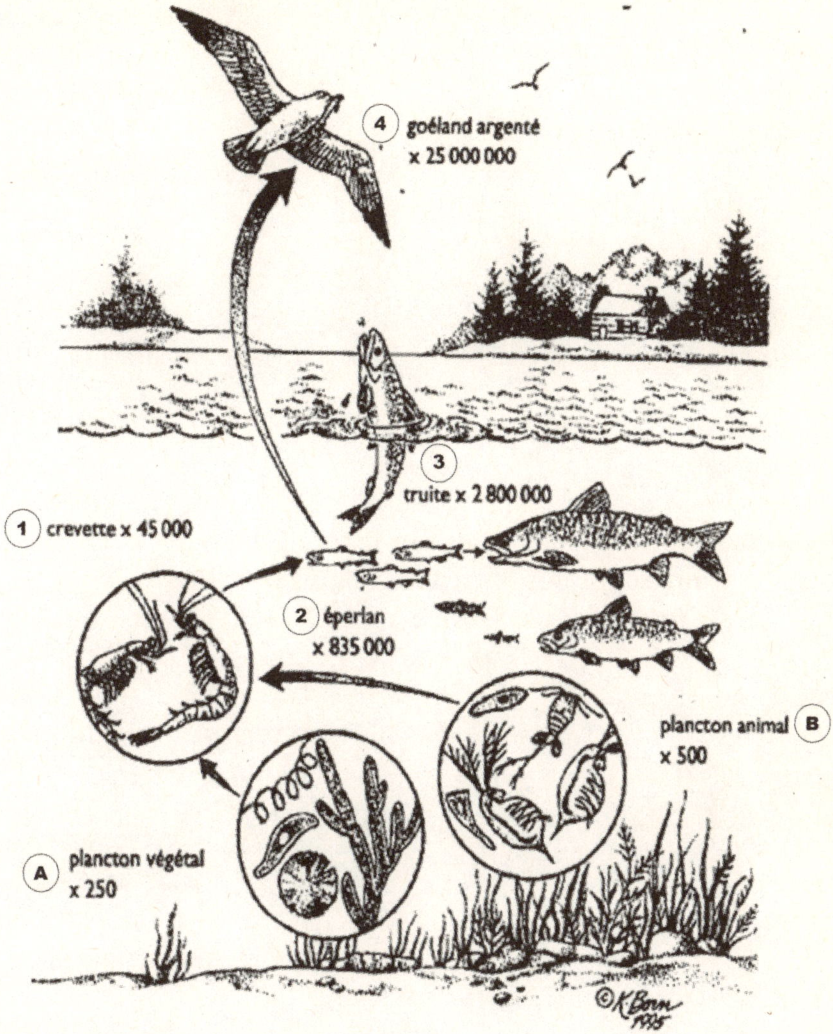

Bioaccumulation des produits organiques persistants (POP). Très lipophiles, ils s'accumulent dans les graisses. A et B sont des capteurs concentrateurs primaires. 1-2-3-4 sont les éléments de la chaîne alimentaire. À noter que nous ne consommons pas du goéland argenté, par contre, nous mangeons des truites, des crevettes et des éperlans.

des malformations au niveau des testicules : taille, descente anormale, distance ano-rectale plus petite, c'est-à-dire qu'il y a une mauvaise formation du périnée entre le scrotum et l'anus, ce qui est cliniquement constatable ne nous met pas en garde sur la diminution de la fertilité et ses conséquences.

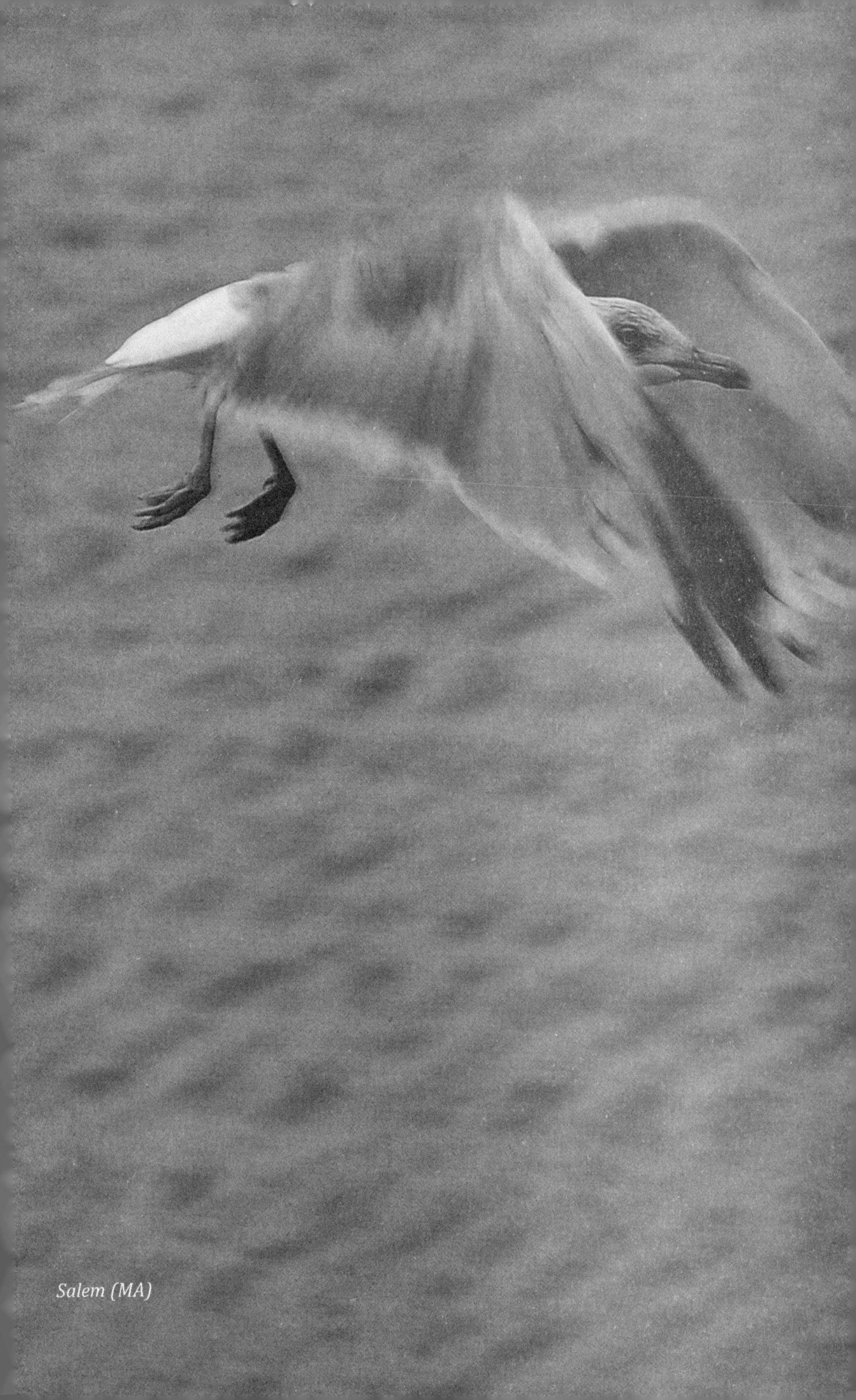

Salem (MA)

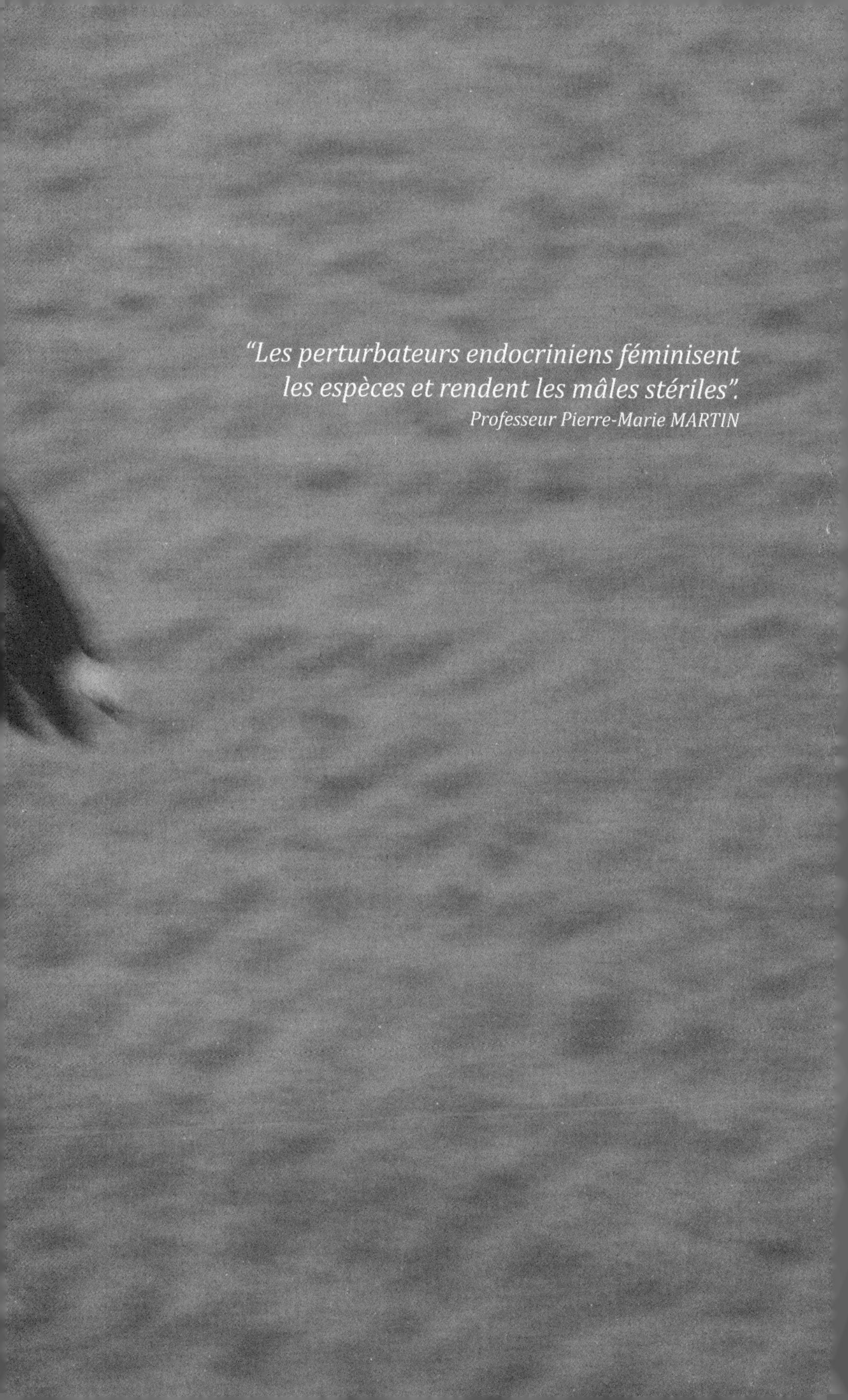

"Les perturbateurs endocriniens féminisent les espèces et rendent les mâles stériles".

Professeur Pierre-Marie MARTIN

En ce qui concerne l'impact sur l'appareil génital féminin, il est associé à un médicament, le DES, qui était le premier œstrogène de synthèse donné dans les années 50-60 pour prévenir les interruptions précoces de la grossesse au premier trimestre et qui a eu des conséquences sur plus de 3 générations. Ce médicament administré a eu un impact sur les fœtus durant le premier trimestre de la grossesse. Les filles ayant reçu in utero cette molécule par passage transplacentaire, ont développé à l'adolescence des tumeurs inconnues jusque-là : les cancers du vagin à cellules claires. Pour les générations suivantes, il y a eu des impacts importants, notamment sur la fréquence du cancer du sein et le développement d'anomalies du comportement des enfants issus en deuxième et troisième génération des mères et grand-mères ayant été en contact in utero avec ces molécules, démontrant ainsi le passage transgénérationnel de ces impacts négatifs. Le DES a eu également un impact extrêmement fort sur le développement du système nerveux central et comportemental.

Aujourd'hui, on s'aperçoit qu'au niveau du développement psychologique des enfants, notamment dans les zones où il y a une très grande pollution de pesticides ou de plastiques, nous avons durant la période in utéro et les premiers mois de l'enfance, un comportement des enfants de sexe féminin qui devient identique à celui des enfants de sexe masculin et plus particulièrement pendant la préadolescence et l'adolescence.

Un comportement plus agressif ?
Oui, nous remarquons de manière fantastique, une augmentation de l'agressivité chez les petites filles. A titre d'exemple, la classification ASD (Autism Spectrum Disorders) publiée dans Nature 2011 touchait 1 enfant sur 5.000 en 1975, 1 enfant sur 2.005 en 1985 et 1 enfant sur 110 en 2009 ! Il en est de même des centres "for Disease Control and Prevention" prenant en charge des enfants de 8 ans dans quatorze villes américaines. Ces études montrent des troubles du comportement à critères constants. 1 enfant sur 150 en 2002 et 1 enfant sur 88 en 2009. On parle ici d'une augmentation spectaculaire de plus de 78% !

Les perturbateurs endocriniens ont-ils d'autres impacts sur notre santé ?
Oui. Un autre impact de ces perturbateurs endocriniens est l'augmentation de l'obésité due à l'exposition de ces perturbateurs endocriniens environnementaux, via des récepteurs très particuliers : les Estrogen Related Receptors A (ERRA) qui contrôlent les voies métaboliques des glucides dans les cellules humaines.

Le DES est un exemple douloureux dont il faudrait peut-être tirer tout l'enseignement pour des molécules moins évidentes que sont les PEE et les POPs en général. Cet impact met en évidence deux choses : il est essentiel de comprendre qu'en plus de la bio-accumulation dont nous avons parlé, l'impact est d'autant plus important et irréversible qu'il se fait durant des périodes critiques avec entre autres, la période in utero. Ces impacts se voient de façon dramatique sur plusieurs générations.

Les conséquences de la contamination sont donc la transmission de génération en génération ?
C'est ce que nous commençons à comprendre maintenant. Il y a des conséquences génétiques[*] mais aussi épigénétiques[**], c'est-à-dire que la fonctionnalité de la lecture de l'ADN se transmet et donc nous transmettons aussi les perturbations de génération en génération. Tout ce qui a été décrit sur le DES peut-être décrit sur toutes les molécules qui sont des perturbateurs endocriniens. Par contre, il est essentiel de faire la différence entre les molécules existantes naturelles et les molécules synthétisées. Les phyto-œstrogènes sont des molécules existantes dans la nature, alors que pour les pesticides, les plastiques et les médicaments, ces molécules n'existent pas dans la nature. Elles ont été créées par l'homme. Nous parlons donc ici de chimie.

LA CHIMIE

Ces trois classes de perturbateurs endocriniens, les pesticides, les plastiques et les médicaments, proviennent donc de l'industrie chimique.

Oui, depuis 150 ans c'est tout l'impact du développement de la filière industrielle chimie, chimie organique qui non seulement crée, mais recycle également de nombreuses classes de molécules. Je vous rappelle que les engrais et les pesticides sont le recyclage par la chimie organique, des explosifs de la guerre de 1914 et que les dérivés des gaz de combat, théoriquement interdits par les lois internationales, sont utilisés pour tuer les insectes de nos jardins et de nos cultures.

L'étude de la toxicité, de la bioaccumulation, de l'impact sur la santé et l'environnement montre que ces molécules sont de véritables bombes à retardement ! Elles font l'objet d'une très longue bataille entre des chercheurs académiques indépendants de tout conflit d'intérêt et les compagnies industrielles qui, avec leurs recherches en développement et marketing, impliquent des personnalités sous contrat pour les appuyer.

Comment se déroulent les tests de ces molécules avant leur mise sur le marché ?

Rappelons-nous de l'étude et de la classification des molécules faite par le CIRC à Lyon où la toxicité des molécules et leur classification comme carcinogènes ne dépendait pas des industriels mais du travail de chercheurs indépendants avec un retard fantastique entre la mise sur le marché et la prise en compte des effets délétères. Il semblerait, pour l'Europe du moins, que les choses puissent changer. Depuis le 1er Juin 2007, il existe l'amendement REACH (Registration, Evaluation, Authorization of Chemicals)[(2)], qui empêche les industriels européens de mettre sur le marché une nouvelle molécule s'ils n'ont pas fait la preuve au préalable de son innocuité pour la santé humaine. Mais comme l'interdiction est valable uniquement pour l'Europe, les industriels délocalisent ou mieux, c'est une filiale extérieure qui prend le brevet de la nouvelle molécule et l'importe chez nous avec la mention de "brevet extérieur". Il existe également une autre manipulation qui consiste à prendre la même molécule et à en faire un substitut.

Dans l'industrie chimique nous n'avons pas affaire à des en[illegible] de cœur ! La stratégie des compagnies industrielles est de garder la science sous contrôle, ne prenant pas en compte les avertissements et les données expérimentales ou épidémiologiques ou ne le faisant que sous la contrainte légale. C'est non seulement vrai pour ces molécules, mais ça l'est également pour d'autres pratiques industrielles comme avec l'amiante par exemple.

Professeur, pensez-vous que l'on met en avant des problèmes, des syndromes, parce que l'on a trouvé une solution médicamenteuse ?
Oui bien sûr. On parle d'un problème uniquement parce qu'il existe une molécule active potentielle. Si l'on n'avait pas le médicament, on n'en parlerait pas. Je vous ai parlé de la classification ASD (Autisme Spectrum Disorders) et son évolution dans le temps qui a été publiée en 2011 dans Nature. Sachez que le syndrome de l'hyperactivité est apparu suite à la mise sur le marché de molécules actives et s'est intensifié par le marketing associé élaboré par ces compagnies. Alors qu'avant 1975, l'hyperactivité des enfants n'était pas forcément un problème.

LES PHYTO-ŒSTROGÈNES

Parlons de la quatrième source de perturbateurs endocriniens qui, à la différence des trois autres, provient de sources naturelles.
La quatrième source de perturbateurs endocriniens est les phyto-œstrogènes que l'on trouve dans les substances naturelles des végétaux. Ces molécules présentes dans les plantes sont nécessaires, non pas pour la reproduction des plantes, mais pour leur résistance aux agressions multiples dont elles peuvent faire l'objet, comme la sècheresse, la présence de moisissures, les piqûres d'insectes, etc.

Ce sont des molécules d'origine végétale qui interfèrent sur les récepteurs hormonaux des mammifères d'où le nom de phyto-œstrogène. Parmi les phyto-œstrogènes vous avez la génistéine, présente de façon très importante dans le soja. Si vous consommez, comme au Japon, cette molécule de façon abondante dans l'alimentation traditionnelle type tofu depuis votre vie in utéro et ensuite pendant toute votre vie, alors vous serez protégé contre le développement du cancer du sein notamment. Ce qui explique la différence de fréquence du cancer du sein entre le Japon zones rurales et celle des pays nord européens et des État-Unis. Mais cette basse fréquence japonaise augmente si l'on abandonne l'alimentation traditionnelle japonaise. En effet, dans les zones urbaines au Japon où les fast-food ont fait leur apparition, la fréquence du cancer du sein augmente et les filles nées au Japon mais ayant migré aux Etats-Unis par exemple et ayant changé d'alimentation ont une fréquence de cancer du sein très proche de celle des américaines et des européennes. Dans le cadre occidental, dire que l'on prend une thérapeutique naturelle "phytothérapie" pour le traitement de la ménopause est une aberration car les pilules, des substituts qui ne sont pas des médicaments, sont micro-dosés et non calibrés donc inefficaces pour le but recherché. Il s'agit d'une tromperie industrielle promotionnée à l'aide d'un habile marketing.

On parle ici de compléments alimentaires ?
Non, c'est très ambigu. On joue la carte de la ménopause naturelle, avec des slogans comme "*Traitez naturellement votre ménopause*" parus en publicité et dans les publications médicales généralistes. Peut-être que parmi les amies de votre mère, certaines en ont pris, pourtant c'est une tromperie ! Ce ne serait pas une tromperie s'il y avait une qualité de purification et de calibrage de niveau pharmacologique de la molécule active : la génistéine (issue du soja) que l'on retrouve dans ces gélules. En fait, on retrouve la même qualité d'extrait que dans un pot de crème dessert, sous le nom "agent gélifiant" ou "agent de texture", c'est-à-dire que c'est du soja non purifié. Mangez une crème dessert et vous obtiendrez les mêmes résultats, ça vous coûtera 50 fois moins cher au minimum. Voilà pourquoi je dis que c'est une tromperie.

Si l'on parle de médicament, il faut des critères de pureté et faire la démonstration de l'effet. Si l'on parle de complément alimentaire, de substitutif naturel à un traitement hormonal classique, il faut savoir que ce type de traitement naturel ne vous évitera pas un cancer mais pourra compenser la déperdition œstrogénique post-ménopause. Nous sommes ici dans un discours marketing et non pas dans un discours médical.

SANTÉ ET ALIMENTATION

Je suis en train de me battre à l'heure actuelle car on vit depuis presque une centaine d'années avec l'idée qu'il y a quelque chose dans le noyau des cellules. Il y a eu la découverte de l'ADN puis, la découverte des gènes et leur implication dans le cancer (par mutation...) par la perturbation d'une fonctionnalité particulière dans le noyau des cellules. Cependant, cet aspect causal que tout se résume aux génomes et à ses perturbations, ne prend pas en compte un aspect fondamental, qui est que les cellules ne sont pas des unités isolées mais elles communiquent entre elles à tous les niveaux. Elles sont soumises à des régulations par leur microenvironnement.

Gilles, nous avons tous les deux un certain âge et nous avons un nombre de cellules qui ont des mutations mais nous n'avons pas de tumeurs. Pourquoi ? Parce que la tumeur ne vient que lorsqu'il y a eu un dévoiement du microenvironnement tissulaire par les cellules mutées. Cela veut dire qu'elles récupèrent des mécanismes physiologiques de la réparation tissulaire à leur profit, c'est pour cela qu'elles recréent et détruisent tout ce qui est autour. Elles activent des protéases, elles créent une néoangiogenèse et de ce fait elles peuvent migrer hors de leur tissu d'origine, dans un contexte étranger que l'on appelle des métastases. Mais attention, il ne s'agit pas de mécanisme de cancer mais de détournement des mécanismes de ces réparations physiologiques du microenvironnement tissulaire post-traumatique. Donc, si vous avez des tissus hyper bien différenciés, alors rien ne bouge, mais si vous déstructurez l'environnement alors là, quelques cellules seulement vont créer des perturbations majeures !

Je vous donne un exemple, mais n'en faites pas une lecture politique. Vous regardez dans tous les villages du Québec, de France, ou n'importe où ailleurs, il y a toujours eu le "*fada*" comme on dit dans le midi, le fou du village, mais tout le monde le connaissait, tout le monde l'acceptait, le surveillait, il était donc neutralisé. Accentuons l'exemple, et ne prenez pas des fadas, mais prenez des petits cons, et mettez-les dans des cités complètement déstructurées, complètement inhumaines. Ils vont vite foutre le bordel ! Tout ça parce que personne ne les contrôle, c'est déstructuré, personne ne peut compter sur l'autre, il n'y a pas de solidarité, c'est chacun pour soi et c'est tout ! Dans le corps, c'est la même chose, c'est-à-dire que si vous avez des tissus super bien organisés parce que vous avez les vitamines et tous les nutriments grâce à une bonne alimentation, alors votre corps reste compact. Vous avez des cellules mutées, mais le microenvironnement les maintient quiescentes et il n'y a pas de raison que ceci ne soit pas à long terme si on maintient haut le taux de différenciation du microenvironnement.

L'alimentation joue donc un rôle essentiel dans ce maintien ?
Une alimentation adéquate peut prévenir un cancer sur trois, ralentir ou accélérer en cas de déséquilibre, un cancer sur deux. Trouvez-moi un médicament qui fait mieux ?

Qu'en est-il de l'alimentation de nos enfants ?
Regardez aux États-Unis, au Canada, ce qu'on donne à manger aux enfants de 3 à 12 ans. Vous avez un taux d'obésité de 12% dû uniquement au grignotage. Il y a la prévention certes, mais il y a aussi et surtout la qualité des produits que nous consommons. La période de l'enfance est en effet déterminante, mais quel que soit votre âge, l'alimentation peut accélérer ou ralentir un cancer sur deux.

Un cancer sur deux !
Il faut comprendre que le corps humain est un système en vase clos, donc si vous mangez trop et si la porte de sortie n'est pas assez grande, vous allez prendre du poids. Vous pouvez manger ce que vous voulez mais si vous prenez du poids alors c'est que vous ne faites pas assez d'exercices. Si une personne vous dit *"je ne comprends pas, je fais de l'exercice et je prends du poids"*, c'est qu'il y a un problème. On doit consommer des aliments énergétiques en fonction de ses dépenses. Si l'on se dépense et que l'on prend du poids, c'est que soit on mange trop ou alors c'est que l'on ingère trop de mauvais aliments comme les sucres, alcools, viandes rouges, les produits raffinés. La solution c'est d'arrêter une consommation qui vous conduit droit dans le mur. Il faut que vous changiez votre alimentation.

Entrevue réalisée en 2012 à Aubagne (FR).

*génétique : code, écriture biologique codée pour tous les constituants des êtres vivants au niveau de l'ADN.
**épigénétique :emballage de l'ADN qui trouble la lecture du code génétique.
(1) "*Les biberons contenant du Bisphénol A (BPA) ne sont pas toxiques*", a affirmé mercredi 10 juin 2009 la ministre de la Santé Roselyne Bachelot devant l'Assemblé nationale. L'Agence française de sécurité sanitaire des aliments (AFSSA) a conclu dans un avis rendu le 24 octobre, à "*l'innocuité de ces conditionnements même en cas de chauffage*", a indiqué la ministre - (2) www.reach.lu

"Si tu achètes de la nourriture low cost aujourd'hui, tu en payeras le prix fort pour ta santé demain".
Billy Sheehan - Mr BIG (USA)

PAS CHER PAS BON

En cuisine, le goût c'est important, surtout à notre époque où la survie alimentaire a fait place à la surabondance de l'offre. Les rayons alimentaires de nos supermarchés sont rarement vides. Avec l'approvisionnement mondial, le calibrage des fruits et légumes, les milliers de nouveaux produits transformés aux packagings attrayants, les rayonnages se parent de couleurs rutilantes et de promotions tarifaires alléchantes.

Les américains se glorifient d'avoir une nourriture bon marché. Au Québec, comme en France, nous ne sommes pas en reste. Les chaînes discount devraient se cantonner aux produits domestiques car dans l'alimentaire, ce qui est "pas cher" est rarement "bon". Bon, au sens de la qualité nutritionnelle. Bon, pour notre santé. On pourra toujours se justifier en disant qu'on trouve du Bio à des prix équivalents, peut-être, mais c'est encore trop rarement le cas.

Un aliment Bio reste plus cher qu'un aliment qui a été produit industriellement. L'industrialisation a fait baisser les prix des denrées alimentaires, de par la productivité accrue avec l'emploi d'armes chimiques néfastes à notre santé mais aussi grâce aux subventions qui proviennent de nos impôts. Car un prix bas est un prix subventionné. Des subventions que touchent les grosses exploitations industrielles pour assurer les bas prix du marché mondialiste et pour maintenir l'emploi dans le 1er secteur de l'économie française. L'agriculture biologique et les petites exploitations familiales sont les parents pauvres de cette politique subventionniste*. Un système établi, mis à mal par les experts agronomes conscientisés qui tirent la sonnette d'alarme.

Vous imaginez bien qu'un poulet à prix discount est un animal qui a été engraissé avec une nourriture remplie de pesticides, des grains de maïs et de soja transgéniques. De la viande dite maigre bourrée d'oméga 6 inflammatoires, d'antibiotiques et de vaccins, mais aussi d'hormones pour les pays les plus libertaires. Un poulet qui a grossi dans un hangar industriel, enfermé avec des milliers d'autres poulets, tous identiques, plus ou moins malades, dont les survivants achèveront leur vie de 41 jours au mieux, égorgés dans un abattoir et encore conscients pour les moins chanceux.

Un rôti de porc à bas prix provient également d'un animal qui a été engraissé par tous les résidus industriels dont personne ne veut car on peut faire manger à un porc tout ce qui ne le tue pas. Une seule cuillère de cette mixture donnerait une courante foudroyante au plus vaillant d'entre-nous. Non, cette viande de porc ne ressemble en rien à la qualité nutritionnelle d'une viande provenant d'un cochon élevé dans les fermes familiales de nos aïeux. Pourtant, si l'on veut bien s'en donner la peine, nous pouvons nous nourrir sainement avec le même budget. Mais sous quelques conditions :

Prendre du temps : Pour s'informer, pour trouver ses sources d'approvisionnement, pour faire ses achats, rarement à un seul et même endroit. Cuisiner soi-même ses repas et ses en-cas.

S'organiser : Il faut planifier au mieux pour ne pas gaspiller, pour ne pas jeter de la nourriture.

Revoir son mode alimentaire : Car effectivement si l'on continue à consommer des produits industriels, des plats préparés, des sodas, de la viande, de la volaille ou du poisson provenant de filière biologique, le budget sera sûrement bien plus élevé.

Être capable d'acheter en priorité les aliments nécessaires, diminuer la consommation de produits carnés, limiter les friandises, les restaurants et l'alcool est un sacré challenge. Mais tout à un prix. Un prix, pas forcément monétaire.

* Les subventions bénéficient en très grande partie aux grands propriétaires terriens tandis que la majorité des agriculteurs perçoivent de petites sommes. "Les principaux bénéficiaires de la PAC sont les 469.704 agriculteurs qui ont perçu 9,8 milliards d'€. Ces chiffres concernent l'ensemble des aides liées à la PAC, 32 % des agriculteurs ont reçu moins de 5.000 € d'aides, soit 2,4 % des aides".
- Sources http://agriculture.gouv.fr

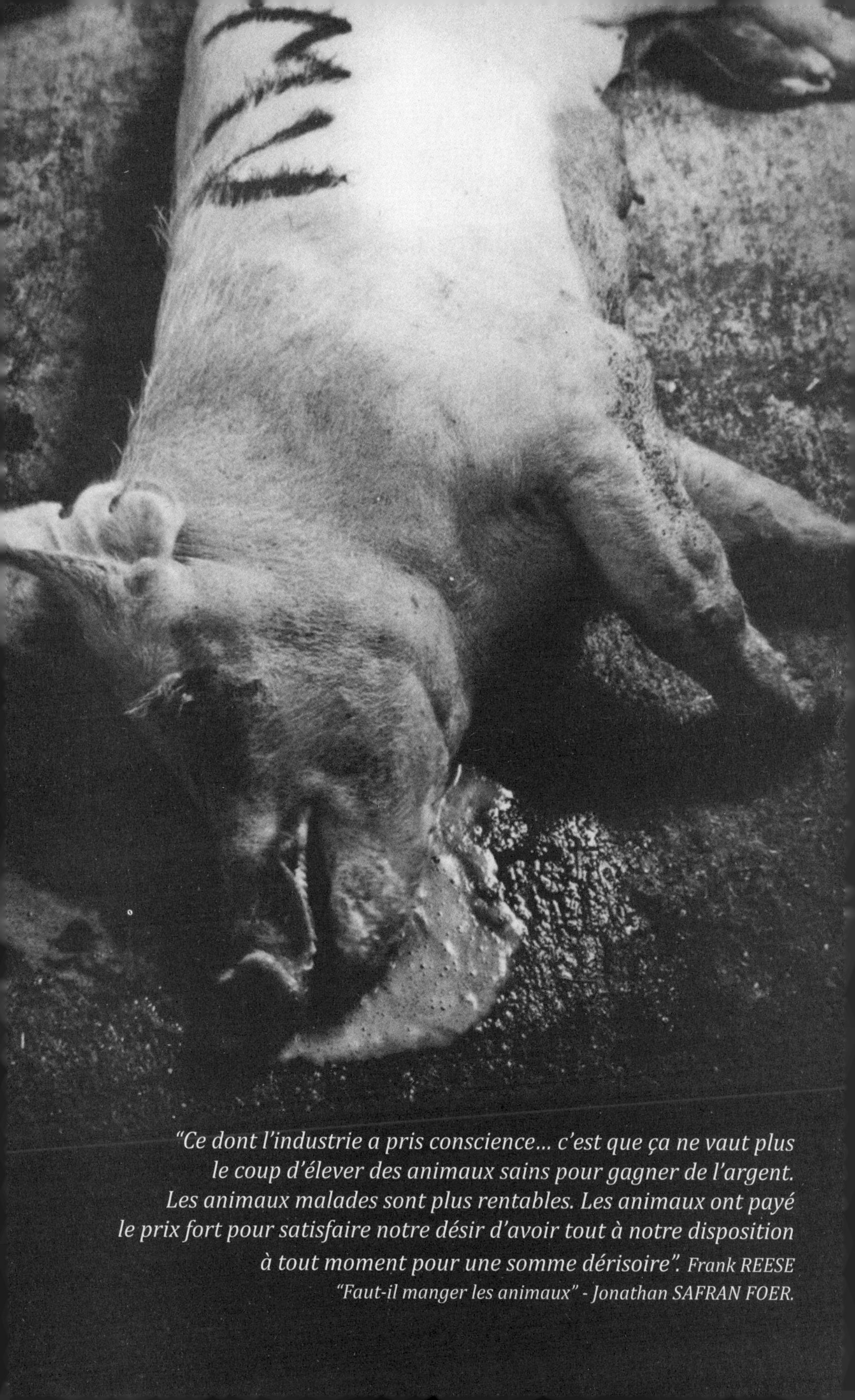

"Ce dont l'industrie a pris conscience... c'est que ça ne vaut plus le coup d'élever des animaux sains pour gagner de l'argent. Les animaux malades sont plus rentables. Les animaux ont payé le prix fort pour satisfaire notre désir d'avoir tout à notre disposition à tout moment pour une somme dérisoire". Frank REESE

"Faut-il manger les animaux" - Jonathan SAFRAN FOER.

LA DISPARITION DES FERMES

En France, une ferme disparaît toutes les 20 minutes[1].
Professeur Pierre-Marie Martin : Avoir une ferme, c'est du travail 24h/24h et pas de vacances. C'est un travail de tous les jours, de tous les instants. Vous ne pouvez pas dire, je prends mon week-end, je ne vais pas traire les vaches, qu'elles se débrouillent !

Vous connaissez bien sûr le Crédit Agricole ? C'est une banque qui ne vit que sur l'endettement des paysans. Pour rester performant il faut le dernier tracteur mais aussi l'emballeuse, la semeuse et si vous ne les avez pas, vous passez pour un imbécile, mais heureusement le Crédit Agricole est là. Je ne suis pas en train de dire que nous devons rester aux chevaux de trait et aux charrettes, mais durant des milliers d'années l'être humain a travaillé, a réalisé des choses dans des conditions pas toujours fantastiques. Aujourd'hui, les cultivateurs sont usés, fatigués. Ils travaillent comme des fous et ils ne sont pas respectés, pas valorisés. Ils sont exploités.

C'est la problématique du fermier québécois chez qui je m'approvisionne en œufs Bio. Il élève des poules qui pondent des œufs de grande qualité nutritionnelle, chargés en oméga 3 plutôt qu'en oméga 6 grâce à un ajout de graines de lin et de graines de chanvre dans leur moulée. Il est seul, il n'a pas une grosse production. Il a beaucoup de mal à vendre ses œufs au juste prix.
Nous devons nous battre pour la reconnaissance de ce travail. Mettre en place un syndicat, un réseau d'union de producteurs, un réseau d'information du consommateur. Il faut se battre avec des arguments objectifs, des analyses de leurs produits les valorisant.

Il y a des déséquilibres profonds car les petits producteurs biologiques comme lui, ne reçoivent pas de subvention ou très peu. Plus une exploitation est grosse, plus le producteur reçoit de subventions(2).

Exactement. Nous devons aussi nous battre contre ça. Lorsqu'on dit "*indignez-vous*", alors battez-vous, réagissez ! Les consommateurs ne doivent pas rester indifférents. S'ils continuent à remplir leur chariot dans les supermarchés comme ils le font, il ne faudra pas qu'ils viennent se plaindre le jour où ils auront un cancer du sein, de la prostate ou du colon.

Les consommateurs ne sont peut-être pas au courant ?
Vous pensez qu'ils ne sont pas au courant ? Ils le sont car ils choisissent. Ils n'entendent simplement que les faux arguments contre le biologique, "*C'est cher, c'est compliqué, est-ce vraiment efficace* ?".

Je pense qu'il y aura toujours des personnes pour défendre le Bio et pour dire stop à cette mainmise industrielle. Au départ on était peu, mais nous sommes de plus en plus nombreux. Nous avons des outils pertinents à notre disposition, la comparaison est l'un d'eux. Voici mes produits, voici l'analyse objective et scientifique de mes produits. Allez dans un supermarché et prenez deux produits identiques, un Bio et un autre industriel. Notez bien les prix et faites analyser ces deux produits. Ensuite comparez les résultats et vous verrez qu'il n'y a pas photo entre les produits industriels et les produits biologiques.

(1) entre 1988 et 2003, source AGRESTE
(2) "Les principaux bénéficiaires de la PAC sont les 469.704 agriculteurs qui ont perçu 9,8 milliards d'€. Ces chiffres concernent l'ensemble des aides liées à la PAC, 32 % des agriculteurs ont reçu moins de 5.000 € d'aides, soit 2,4 % des aides". - Sources http://agriculture.gouv.fr

"Le supermarché est le symbole du haut niveau de vie des sociétés développées actuelles. Au mépris des distances et des saisons, des produits agricoles alimentent en permanence ses rayons. Un miracle rendu possible grâce à une agriculture qui préserve la qualité et la fraîcheur des produits jusque dans votre assiette".

Miracles From Agriculture
Documentaire U.S. Department of Agriculture - 1960

FIRST CLASS POUR LE BIO

Modifiant nos réflexes de consommation depuis l'aube des années 60, le supermarché est devenu aujourd'hui le centre névralgique des achats alimentaires avec 70% du marché. En France, 5 groupements de distributeurs contrôlent la vente de plus de 90% des produits de grande consommation. "*Aujourd'hui, la France est le pays européen qui compte la plus forte concentration de grandes surfaces au mètre carré avec 10.692 grandes surfaces alimentaires en 2008*"[1]. "*Plus de 80% des français s'y rendent régulièrement*"[2].

Lorsque je me rends occasionnellement dans les supermarchés pour mes achats de produits domestiques, j'en profite pour examiner l'offre des produits alimentaires biologiques. Le Bio est très tendance. Les rayonnages sont en progression constante. Les industriels s'emparent du marché car celui-ci est lucratif. La demande progresse fortement chaque année ce qui fait que "*les ventes du Bio sont passées de 2,1 milliards d'euros en 2007 à 3,75 milliards en 2011. Mais cela reste un marché de niche qui ne représente que 2,3% du marché alimentaire total. En France, on importe environ 30% de produits biologiques pour répondre à la demande des consommateurs*"[3].

Que ce soit des produits biologiques transformés, des plats préparés salés ou sucrés dont je ne vois pas l'intérêt car j'ai les mêmes réticences que pour leurs homologues non biologiques. Ce n'est pas tant la qualité des matières premières qui est en cause, mais l'équilibre nutritionnel du produit final.

Mais c'est le rayon frais, avec les fruits et légumes Bio qui me rend perplexe. Avec la mondialisation, la saisonnalité a disparu. On peut trouver toutes sortes de fruits et légumes Bio, des tomates, des poivrons, des courgettes, des fraises, des pommes, des mangues… toute l'année. Des produits biologiques qui peuvent venir d'autres pays voire d'un autre continent car la norme Bio ne garantit en aucun cas la provenance locale.

Il faut savoir que les petites fermes agricoles traditionnelles locales n'ont pas accès à ce marché de la grande distribution car elles sont non compétitives par rapport à l'agriculture mondialiste. Les centrales d'achats des grands groupes achètent au meilleur prix sur les marchés internationaux pour préserver leur marge bénéficiaire, toujours dans cette logique du profit maximum. La tomate est un des exemples de légumes que l'on trouve sur les étals de nos supermarchés toute l'année, grâce à l'agriculture intensive sous serres, à grands renforts de produits chimiques avec les engrais et les pesticides. De mars à novembre, ce sont des tomates de Belgique, de Hollande, de France, de Turquie, de Pologne, d'octobre à juin, des tomates d'Espagne, du Maroc, d'Italie ou des Canaries(4).

Il y a des contre-exemples avec des produits locaux que l'on peut trouver en grande distribution. Je me rends régulièrement à Clisson dans l'ouest de la France pour interviewer des musiciens au Hellfest, un des plus importants festivals de musique métal en Europe. J'ai rencontré le directeur du supermarché d'une célèbre enseigne à proximité du festival qui était fier de me montrer les produits locaux qu'il proposait à ses clients. Des fromages, du vin, des œufs… Une excellente initiative malheureusement pondérée par le code 3 des œufs provenant d'un élevage local, certes, mais d'un élevage qui reste sur un mode de production industriel. Des poules entassées par milliers dans des hangars fermés, nourries à base de grains bourrés de pesticides et autres farines animales.

Je n'aime pas donner mon argent à des intermédiaires de distribution et à des compagnies agricoles étrangères. Encore aujourd'hui, il arrive que je me fasse piéger en achetant des légumes comme ces poivrons en provenance de Belgique achetés dans un magasin biologique d'une petite ville du Québec.

Si l'on veut donner une chance de survie à nos paysans qui ont choisi une agriculture biologique par conviction, rarement par vénalité, on se doit d'acheter les fruits et légumes sur les marchés locaux, là où les paysans vendent leur production sans intermédiaire, dans les fermes locales ou dans des circuits de distribution associatifs comme par exemple l'AMAP en France[5] ou Le Panier Paysan au Québec.

(1) Brève histoire de la Grande distribution en France : http://base.d-p-h.info/
(2) www.TF1.fr - Economie - 17 septembre 2012
(3) http://www.agencebio.org/
(4) http://www.selection-rungis.com/
(5) http://www.reseau-amap.org

L'AGRICULTURE BIOLOGIQUE

En France, nous avons l'immense chance d'avoir des marchés paysans dans toutes nos villes et villages. Cela permet aux citoyens d'acheter directement aux paysans locaux.
Professeur Pierre-Marie Martin : Acheter local vous permet de voir le producteur, de discuter avec lui, d'avoir une traçabilité. Les choses bougent. Quelque chose de très important se développe. Vous avez toute la chimie verte, c'est-à-dire la chimie qui ne fait appel ni au pétrole ni au charbon. On réalise qu'il y a d'autres méthodes que les pesticides pour lutter contre les maladies et les insectes sur nos plantes. Aujourd'hui, il y a des méthodes et des travaux réalisés sur des plantes de surface, capables d'ingérer certaines molécules et d'accélérer une dépollution partielle. Parfois, mélanger les variétés de plantes dans un jardin, un potager ou un champ, permet des résultats plus que satisfaisants. Il est prouvé que la présence de deux plantes côte à côte protège de certains parasites comme les pucerons par exemple. C'est un savoir-faire que les agriculteurs et les jardiniers savaient autrefois, mais qu'on a oublié car aujourd'hui on a une solution de facilité avec les pesticides qui font tout le boulot.

Favoriser l'agriculture biologique, c'est encourager les petites exploitations, les agriculteurs locaux. Êtes-vous favorable à ce type d'agriculture ?
L'agriculture biologique, c'est remettre l'agriculture à une échelle humaine. Aujourd'hui, le travail de centaine de générations de paysans se voit anéanti par l'industrie qui fournit aux exploitants le tracteur, les pesticides, les engrais et les semences.

Et les OGM ?*
Il est important de comprendre ce que sont les OGM. On les

valorise et on nous les présente comme la solution révolutionnaire qui permettra de nourrir toute la planète. Commençons par démontrer ce qu'est un OGM et quels en sont les dangers ! Il faut savoir que les semences que l'on nous vend, sont dotées d'un gène de résistance aux antibiotiques et aux pesticides. Ce gène est incorporé directement dans une cellule végétale. Nous avons entre les mains des plantes stériles. Le danger est que cette stérilité de la plante n'empêche aucunement la pollinisation. Vous pouvez donc retrouver des gènes de résistance aux antibiotiques sur des plantes qui n'ont pas été traitées.

Pensez-vous que les puissants lobbies de l'agroalimentaire empêchent la diffusion des messages d'alerte ?
Oui, mais indirectement, car vous ne verrez jamais des industriels, sauf Monsanto, se battre frontalement. Par contre, ils vous feront des présentations élogieuses, positives, ils joueront sur leur non-responsabilité. Pour eux, si un consommateur choisit tel produit, il doit en assumer les risques et les conséquences. Ne perdez jamais de vue que les industriels n'ont pas pour obligation la santé du consommateur.

Pensez-vous que les industriels soient au courant de ces dangers ?
Bien sûr qu'ils le sont ! Les industriels ne sont pas dans l'obligation de vous transmettre quoique ce soit car il ne s'agit pas de médicaments, tout au plus des POPs dont font partie les PEEs. À ce jour il n'y a qu'un seul organisme international de surveillance et de classification de risque mais uniquement dans le domaine du cancer. Ce vide n'est pas compensé par les agences sanitaires et ce malgré les messages d'alerte des scientifiques, des organismes de recherches académiques (INSERM, NIH...) qui sont nombreux et de plus en plus convergents.

Il y a environ 35.000 molécules chimiques dans notre environnement et chaque jour c'est exponentiel. Le centre international de recherche contre le cancer (OMS-CIRC à Lyon) en a évalué 2.000 et classé seulement 600. Les chercheurs de ce centre international unique doivent faire la preuve que telle molécule est carcinogène pour l'homme, carcinogène pour l'animal, carcinogène pour l'animal et l'homme. Ils doivent prouver que la molécule est totalement sans danger.

Vous voulez dire qu'il y a plus de 32.000 molécules qui ne sont pas testées ?
Oui, car les industriels ne sont pas dans l'obligation de fournir ces preuves. L'amendement européen REACH est fantastique mais il a engendré des délocalisations et des productions à l'étranger.

Les pesticides qui sont interdits en Europe, peut-on les retrouver sur les fruits et légumes provenant d'autres pays ?
Tout ce qui est interdit en Europe et aux États-Unis, vous le retrouvez en Amérique du sud, en Afrique ou au Moyen-Orient. Prenons par exemple les petits haricots verts qui accompagnent notre gigot de Noël. Vous pensez qu'ils viennent d'où ces haricots verts en plein hiver ? Ils viennent d'Afrique australe avec en cadeau tous les pesticides que vous voulez.

* Organismes Génétiquement Modifiés.

"L'alimentation peut accélérer ou ralentir un cancer sur deux".

Professeur Pierre-Marie MARTIN

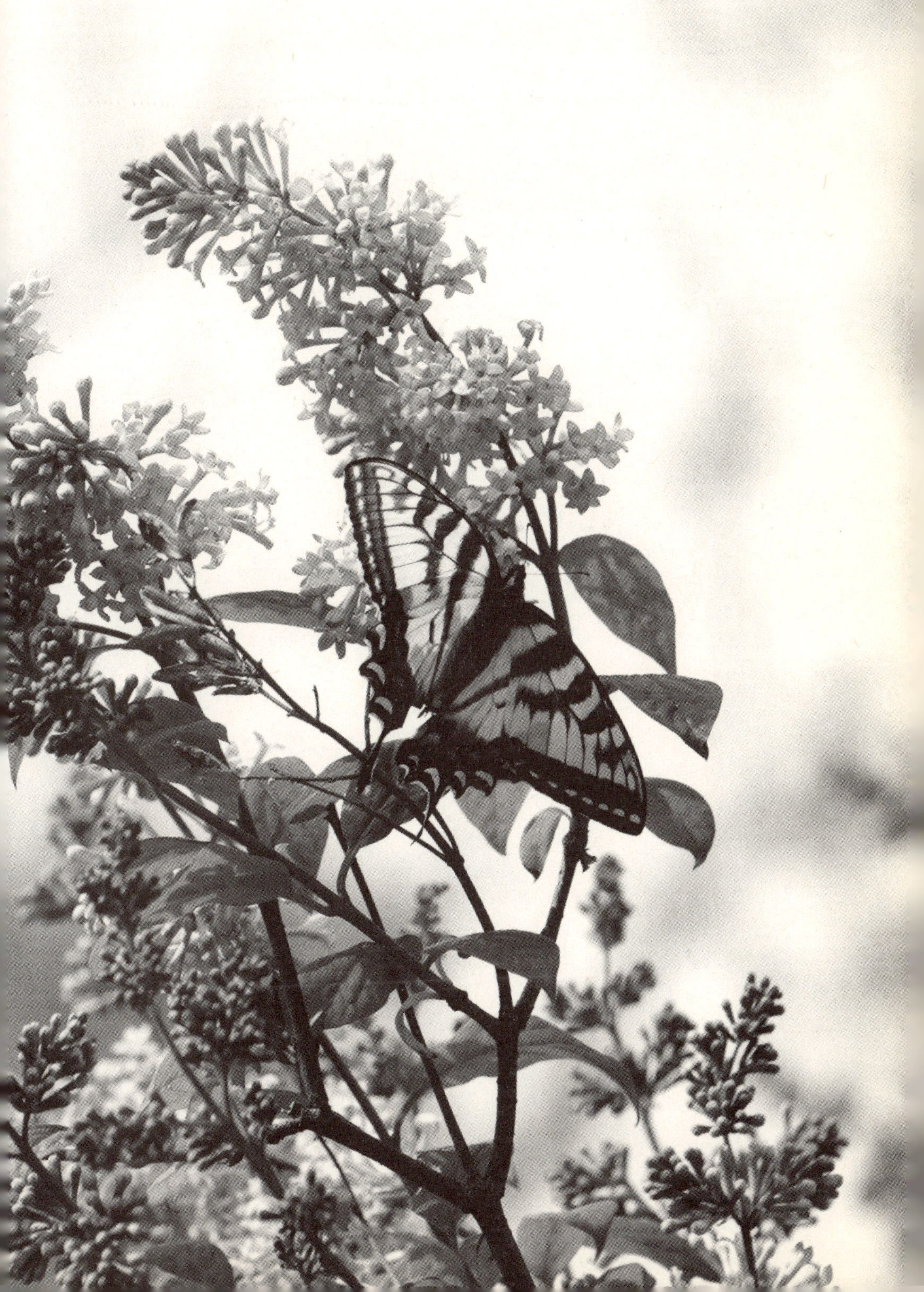

DES PESTICIDES DANS LE LAIT

Lors de l'allaitement, la mère transmet à son enfant les perturbateurs endocriniens stockés dans le tissu graisseux de son sein, qu'en est-il des vaches et de la production de lait ?
Professeur Pierre-Marie Martin : Nous avons réalisé des travaux sur la filière lait, car nous rencontrons la même problématique chez les vaches. Nous sommes devant un silence des plus hypocrite. Allez dans la filière lait de l'INRA (l'Institut National de la Recherche Agronomique) et demandez-leur des informations au sujet du taux de pesticides dans le lait. J'y ai eu accès, mais j'ai signé des papiers de confidentialité, je ne peux donc pas en faire état. Ces mesures existent mais sont confidentielles et non diffusées.

Pouvez-vous quand même nous en dire un peu plus ?
L'exposition du bétail est la même que celle pour l'homme. Si effectivement, après plusieurs années, la pâture a été interdite à proximité des incinérateurs du fait de la présence de dioxines dans le lait, il en est de même pour l'exposition humaine car il y a des zones qui sont fortement polluées, et d'autres qui le sont moins. Il existe des analyses non diffusées qui ont été réalisées sur la présence de pesticides dans le lait. Les seuls endroits où l'on a trouvé le moins de pesticides, c'est dans le lait de montagne, mais même là, il y en avait encore. Le problème des produits organiques permanents (POPs) dans lesquels on retrouve les perturbateurs endocriniens environnementaux (PEE) comme les pesticides, c'est qu'ils montent dans l'atmosphère et qu'ils se concentrent dans les nuages. Leur retour sur la surface terrestre est donc fonction des conditions météorologiques (vent, dépression, pluie, brouillard...). Alors que vous travaillez dans des cultures labellisées biologiques, vous pouvez récupérer, indépendamment de toutes vos précau-

tions écologiques, les pesticides des autres exploitations agricoles qui sont à des kilomètres aux alentours.

Comment peut-on se prémunir contre une contamination par le lait ?
Idéalement, il faudrait que les producteurs et les industries laitières fassent faire une analyse de leur lait et qu'ils affichent le taux de pesticides présents. Mais les industriels ne feront jamais ces analyses, ils préfèrent garder le silence. "*Buvez du lait, le bioactif ça vous fait du bien...*". Posons-nous la question de savoir si ces publicités privilégient la santé humaine ou bien le marketing et le profit ?

"*Les produits laitiers, nos amis pour la vie*".
(Sourire).

"Regarde la publicité. Aujourd'hui, la nourriture est devenue un amusement. Les enfants en veulent car la pub leur a plu. La pub est rigolote, tout le monde connaît la pub et chante la chanson, donc forcément les enfants ont envie d'y goûter".
Shurik'n - IAM (FR)

MAD MEN

Les produits alimentaires sont devenus aujourd'hui de simples produits de consommation courante. À grands renforts de publicité, le marché est inondé chaque année de nouveaux produits alimentaires. Des produits transformés, bien évidemment. Plus de 20.000 par an aux USA dont la moitié sont des boissons, des snacks et des bonbons. Additifs, exhausteurs de goûts, substances chimiques, le tout mis sur le marché par des industriels avec la bénédiction des agences gouvernementales de sécurité sanitaire. Tout va bien.

Lorsque les publicitaires des années 60 vantaient les mérites de la cigarette, ils participaient involontairement à l'intoxication des générations futures. C'était les débuts des agences de publicité, prémices des grands groupes mondiaux que nous connaissons aujourd'hui, filmées avec talent dans la série américaine "Mad Men". Aujourd'hui, ces agences de publicité et de marketing sont très présentes dans le secteur de l'agroalimentaire. Y aurait-il un lien de cause à effet ?

On sait aujourd'hui que la fumée de cigarette contient de nombreuses substances toxiques, dont au moins une soixantaine sont reconnues comme cancérigènes, provoquant chaque année la mort d'environ quatre millions de personnes dans le monde. Alors pourquoi sont-elles encore en vente libre ? *"La santé ne fait pas partie des obligations des industriels !"* nous assène le professeur Pierre-Marie Martin. L'état taxe 81% du prix de vente des cigarettes[(1)] pour un total de 13,8 milliards d'euros en 2011[(2)].

On a interdit la publicité pour les cigarettes. C'est une bonne chose, mais le mal est déjà fait. Les additifs ajoutés au tabac, destinés à accélérer le phénomène de dépendance, ont eu le temps de faire leur effet sur plusieurs générations. On conseille aux femmes enceintes d'arrêter la cigarette, mais rarement d'arrêter de consommer du Coca-Cola et de ne pas faire chauffer leur Tupperware dans le micro-ondes pour ne citer que ces deux exemples-là.

Les canettes de soda sont revêtues à l'intérieur d'un plastique pouvant libérer du Bisphénol A, et l'absence d'information concernant le terme générique "extraits végétaux" est inquiétant. Et en plus, il y aurait des pesticides dans les sodas ! On apprend que "*la cour suprême en Inde a porté en justice les compagnies Coca-Cola et PepsiCo après avoir décelé un niveau de résidus de pesticides 24 fois plus élevé que le niveau jugé acceptable au plan international*"(3). Quatre états des USA ont d'ores et déjà interdit ces boissons dans les établissements scolaires et les administrations.

En ce qui concerne les dangers du plastique dans notre alimentation, la situation fait frémir les chercheurs comme le professeur Pierre-Marie Martin, qui ont mis en avant le danger des perturbateurs endocriniens, notamment pour les femmes enceintes qui vont contaminer involontairement leur enfant avant même leur naissance.

Depuis le début des années 70, l'histoire de la cigarette a été jalonnée de scandales mettant en exergue les conflits d'intérêt de scientifiques dont les études étaient financées par l'industrie du tabac pour publier des travaux rassurants. Aujourd'hui c'est la même stratégie qui s'applique aux produits que nous mangeons. L'industrie agroalimentaire finance des "experts" pour publier des études qui se veulent rassurantes. Et même si ce n'est pas le cas, la confusion que cela provoque dans nos esprits trouble notre jugement. C'est la stratégie du doute.

Les divers scandales que nous connaissons dans l'agroalimentaire devraient nous titiller et nous faire penser à l'exemple de la cigarette.

Mad Men - série américaine créée par Matthew Weiner - (1) www.francetvinfo.fr (où va l'argent des taxes sur les cigarettes) - (2) www.andlil.com (l'économie du tabac) - (3) Les 100 meilleurs aliments pour votre santé et pour la planète - docteur L.Chevalier "le monde diplomatique" 9/8/2006 - Pesticides in soft drinks - www.mondediplomatique.fr

"Le mensonge nuit gravement à la santé".

LA STRATEGIE DU DOUTE

Les agences gouvernementales de santé publique évaluent les risques sanitaires et nutritionnels. Peut-on avoir confiance en leurs décisions ?

Professeur Pierre-Marie Martin : Il y a deux aspects. Il est vrai que les agences sanitaires ont réduit de façon très importante les risques liés aux contaminations microbiennes et bactériologiques. Par contre, tous les risques associés à un emploi immodéré de produits et molécules chimiques ne sont pas pris en compte à l'heure actuelle. Par ailleurs, ces agences peuvent être l'objet de manipulations de la part des lobbies industriels. Regardez ce qui vient de se passer récemment avec la démission de la présidente du conseil d'administration de l'Agence Européenne de Sécurité des Aliments (AESA), Diana Banati*.

Peut-on dire aujourd'hui que nous sommes protégés par les décisions que prennent ces agences ?

Non, car c'est à nous en tant que citoyens de faire la preuve d'une éventuelle toxicité. C'est à nous de faire remonter l'information pour qu'elle soit éventuellement étudiée.

Professeur, vous qui avez fait de nombreuses recherches tout au long de votre carrière, comment se fait-il qu'il y ait une multitude d'études souvent très contradictoires sur un même sujet ?

La stratégie des compagnies industrielles, c'est la stratégie du doute. Lorsqu'un chercheur annonce qu'il y a un problème sur tel ou tel produit, immédiatement vous avez la compagnie concernée qui fait appel à un professeur X qui lui, va donner un avis différent en se basant sur l'absence de preuve dans la littérature scientifique. Souvent, on retrouve ces preuves chez les souris, mais comme la dose diffère pour l'homme et la souris, elle n'est pas prise en compte. La recherche publie des résultats qui sont automatiquement court-circuités par les compagnies industrielles.

Est-ce que les aliments naturels intéressent les industriels malgré le fait qu'ils ne peuvent pas les breveter ?
Bien entendu que ça les intéresse, ils ont même créé le mot "Alicament". L'alimentation méditerranéenne, celle que je défends, est l'une des meilleures avec l'alimentation traditionnelle japonaise. Dans les années 50, l'alimentation méditerranéenne était plus riche en poisson, en fibre, en huile d'olive. Mais aujourd'hui avec la mondialisation, la création des hypermarchés, l'alimentation dite méditerranéenne a perdu de sa qualité. Vous pouvez toujours faire des plats à base d'aliments méditerranéens mais aujourd'hui ces aliments ne sont pas réellement méditerranéens car ils n'ont pas été cultivés comme par le passé.

De plus, les plats préparés industriels sont conditionnés dans des barquettes plastique pour pouvoir les réchauffer au micro-ondes.
Oui. Nous faisons tout faux. On utilise aussi un beau film plastique pour que le plat ne laisse pas d'odeurs dans le réfrigérateur. Faites un test. Demandez aux gens comment ils lavent leur frigo. Le frigo est un milieu clos, s'il y a des miettes, des moisissures c'est la catastrophe. Mais la catastrophe elle n'est pas là. La catastrophe c'est la lingette nettoyante remplie de pesticides que vous allez utiliser, des pesticides qui se déposeront sur les parois de votre réfrigérateur et ensuite sur vos aliments, une fois la porte fermée.

* Diana Banati est accusée de conflits d'intérêt depuis plusieurs années. En septembre 2010, l'euro député José Bové dénonçait la participation de Diana Banati au conseil d'administration de l'Ilsi, une organisation rassemblant des industriels de la pharmacie, de la chimie, de la cosmétique et de l'agroalimentaire dont Monsanto, Basf, Bayer... Diana Banati étant la présidente du conseil d'administration de l'Autorité Européenne pour la Sécurité des Aliments en charge d'évaluer les risques liés aux OGM, on peut parler ici de conflits d'intérêts extrêmement importants.

"Je trouve que la manière dont les vaches sont élevées pour l'industrie laitière est très immorale, même dans l'industrie laitière Bio. Ils poussent toujours les animaux à avoir de plus en plus de rendement, ils leur donnent ces trucs qui passent dans le lait, les antibiotiques et tout le reste... Je trouve que c'est très pernicieux. J'ai choisi de ne pas en consommer".

Nick Beggs - STEVEN WILSON (GB)

BUVEZ DU LAIT

J'avais une douzaine d'années quand j'accompagnais ma mère chercher notre lait dans une petite ferme voisine. Nous partions tôt, le dimanche matin. Nous apportions avec nous des bouteilles en verre, rangées dans une vieille caisse de bois. Je me souviens de l'odeur du fumier qui régnait dans l'étable. Cela ne me dérangeait pas. J'y étais habitué. C'était la vie à la campagne. L'odeur de la nature.

La fermière nous servait le lait en le transvasant depuis de grosses jarres en fer blanc. C'était la traite du matin. C'est un souvenir fort. Un jour, ma mère m'annonça que nous ne pourrions plus chercher de lait frais à la ferme. La fermière ne pouvait pas payer une patente à l'état pour avoir l'autorisation de vendre son lait, c'était au milieu des années 80. Quelques années plus tard, la ferme avait disparu. À l'époque je ne m'étais pas questionné davantage. On avait toujours du lait dans le réfrigérateur. Du lait pasteurisé, dans des bouteilles en plastique, acheté au supermarché. Fin d'une époque.

La vente de lait cru est toujours légale en France sous réserve d'une autorisation, mais la réglementation diffère selon les pays. Interdite dans certains états des USA et au Canada où tout le lait vendu dans le commerce est pasteurisé depuis 1991 pour des motifs de sécurité alimentaire. Un fermier canadien ne peut donc pas vendre son lait directement à un particulier. Le lait produit est regroupé dans des coopératives locales. Il n'y a pas de possibilité de choisir la provenance de son lait. Mais à quoi bon puisqu'on en trouve partout.

Aujourd'hui, tout comme les œufs, le lait que nous consommons n'est plus le lait que buvaient nos parents. L'industrie laitière a considérablement muté depuis les années après-guerre.

Les petites fermes locales, familiales, se sont transformées en usines laitières où la tradition n'est plus de mise. L'industrie laitière est devenue aujourd'hui un secteur d'activité très important de l'industrie agroalimentaire. Certes, en France et au Québec, nous sommes encore loin des exploitations américaines où il n'est pas étonnant de rencontrer des fermes de 6.000 vaches sur un même site !

"*Demandez aux producteurs de lait de mesurer le taux de pesticides qu'ils ont dans leur lait*" nous suggère le professeur Pierre-Marie Martin.

Quand la règle est l'équation "quantité/volume/rentabilité", on ne s'étonnera pas de voir la dérive que prennent tour à tour les différents secteurs de l'alimentation, avec l'utilisation massive de maïs OGM, avec les recours pharmacologiques, les antibiotiques et les hormones, la maltraitance animale avec des animaux cloisonnés et enchaînés. Rajoutez le fait qu'une vache ne peut produire de lait qu'à condition de donner naissance à un veau. Il faut les inséminer artificiellement, gestation après gestation. On sépare le veau de sa mère dès sa naissance pour l'exploiter sur le marché de la viande en le rendant anémique pour garder la blancheur de sa chair. Si vous considérez tous ces points, vous aurez un portrait un peu moins glamour du verre de lait que nous vendent les multinationales, aidées en cela par l'imagerie promue dans les films américains avec le verre de lait à table.

L'enjeu financier est tellement énorme que les recommandations gouvernementales ne sont pas une source fiable. "*En France les recommandations officielles qui nous dictent de consommer au moins 3 produits laitiers par jour sont établies par un comité d'experts de santé. Ce comité est composé d'une trentaine de personnes dont au moins 19 sont directement affiliées à l'industrie laitière (Danone, Nestlé, etc.). Il n'y a aucune transparence, les recommandations officielles sur les laitages n'ont donc aucun crédit*"*. Alors, posons-nous la question de l'intérêt d'en consommer autant.

* http://www.dur-a-avaler.com - 10 minutes pour convaincre sur les dangers des produits laitiers

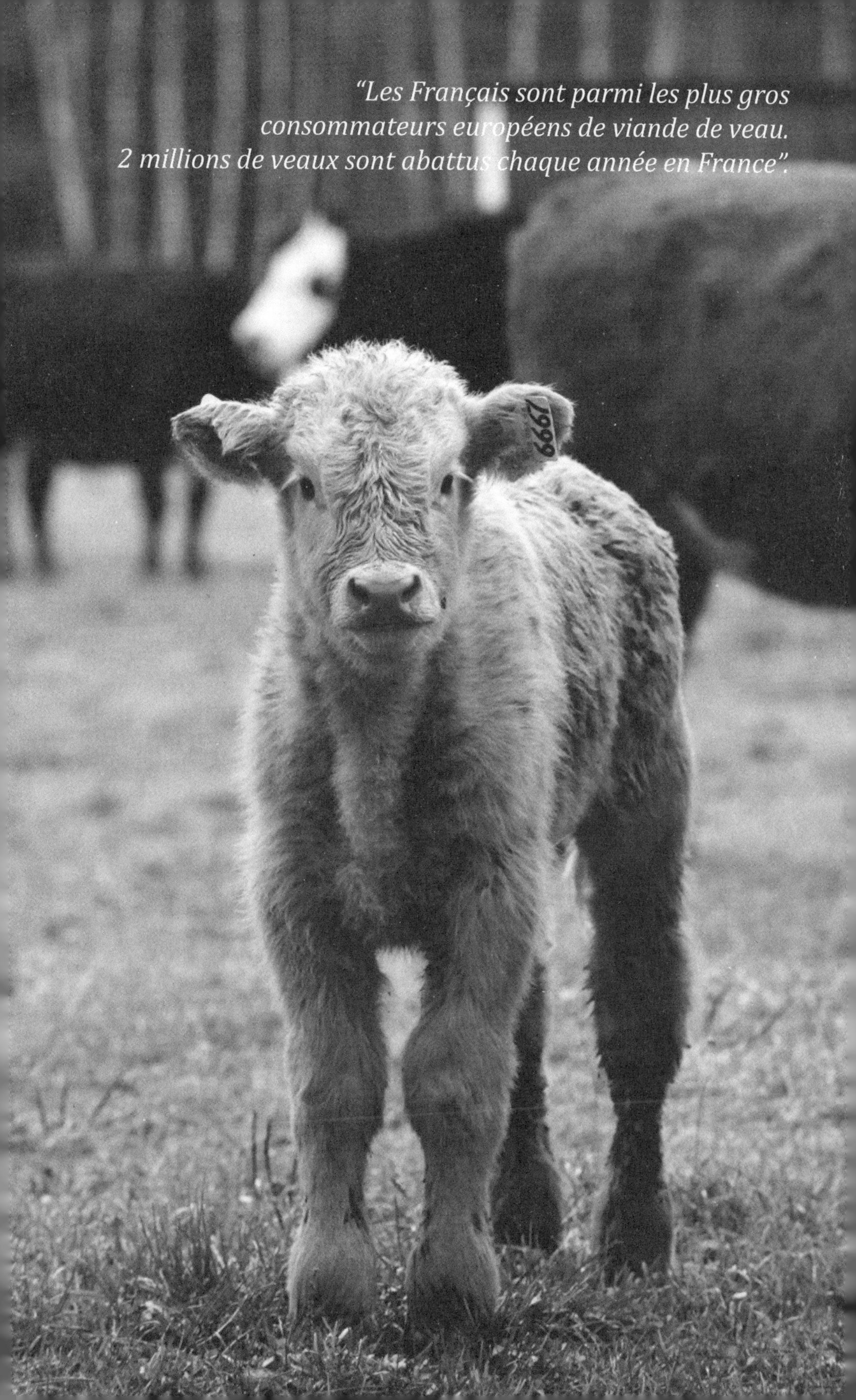
“Les Français sont parmi les plus gros
consommateurs européens de viande de veau.
2 millions de veaux sont abattus chaque année en France”.

Quand une vache ne peut pas lécher son veau pour le maintenir inodore, le nourrir ni rester à son contact jour et nuit, elle est en proie à une détresse mentale et physiologique que seule, sans doute, une femme ayant perdu son enfant à la naissance est capable de vraiment comprendre".

"Le cochon qui chantait à la lune" Jeffrey Moussaieff Masson

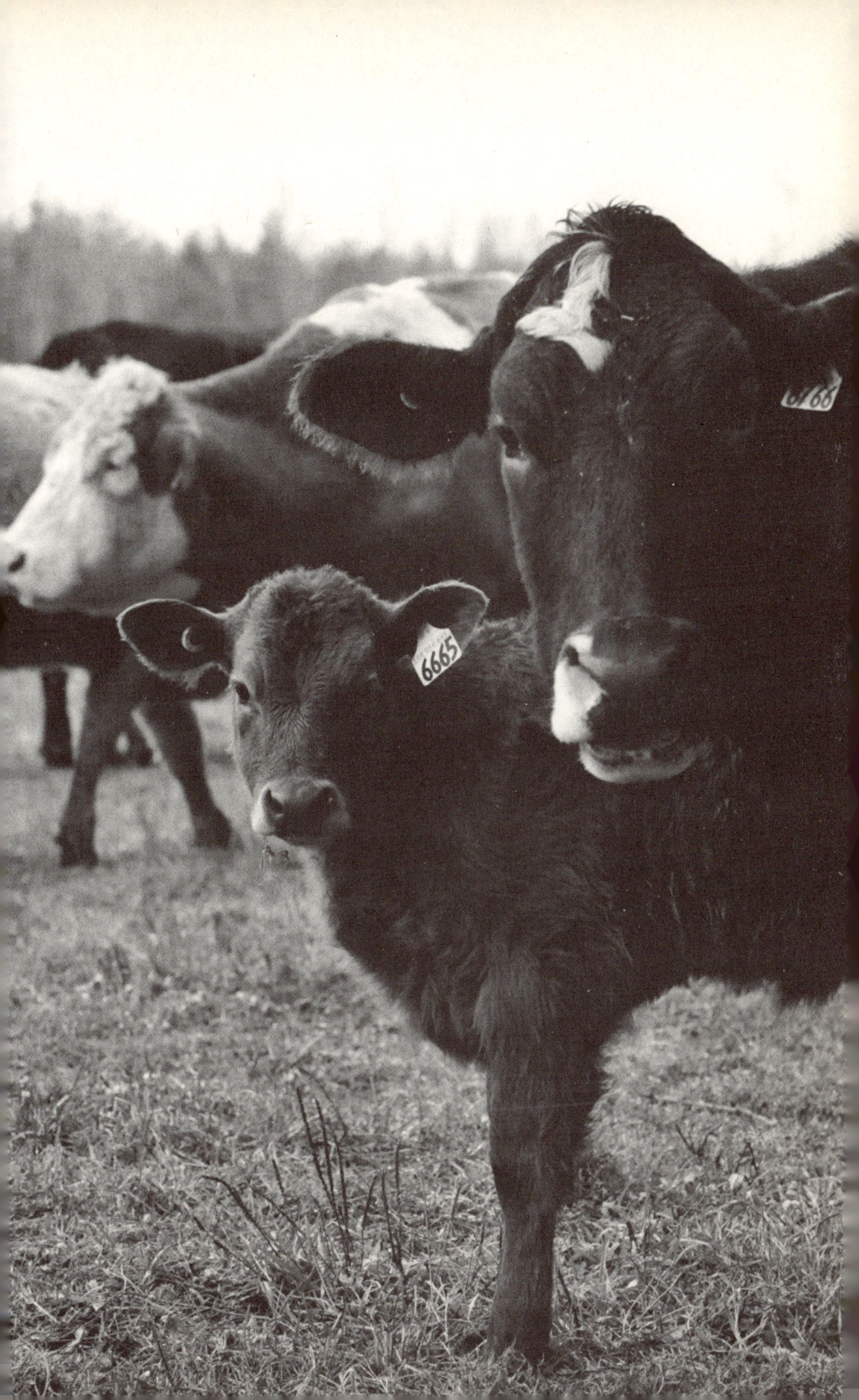
6665

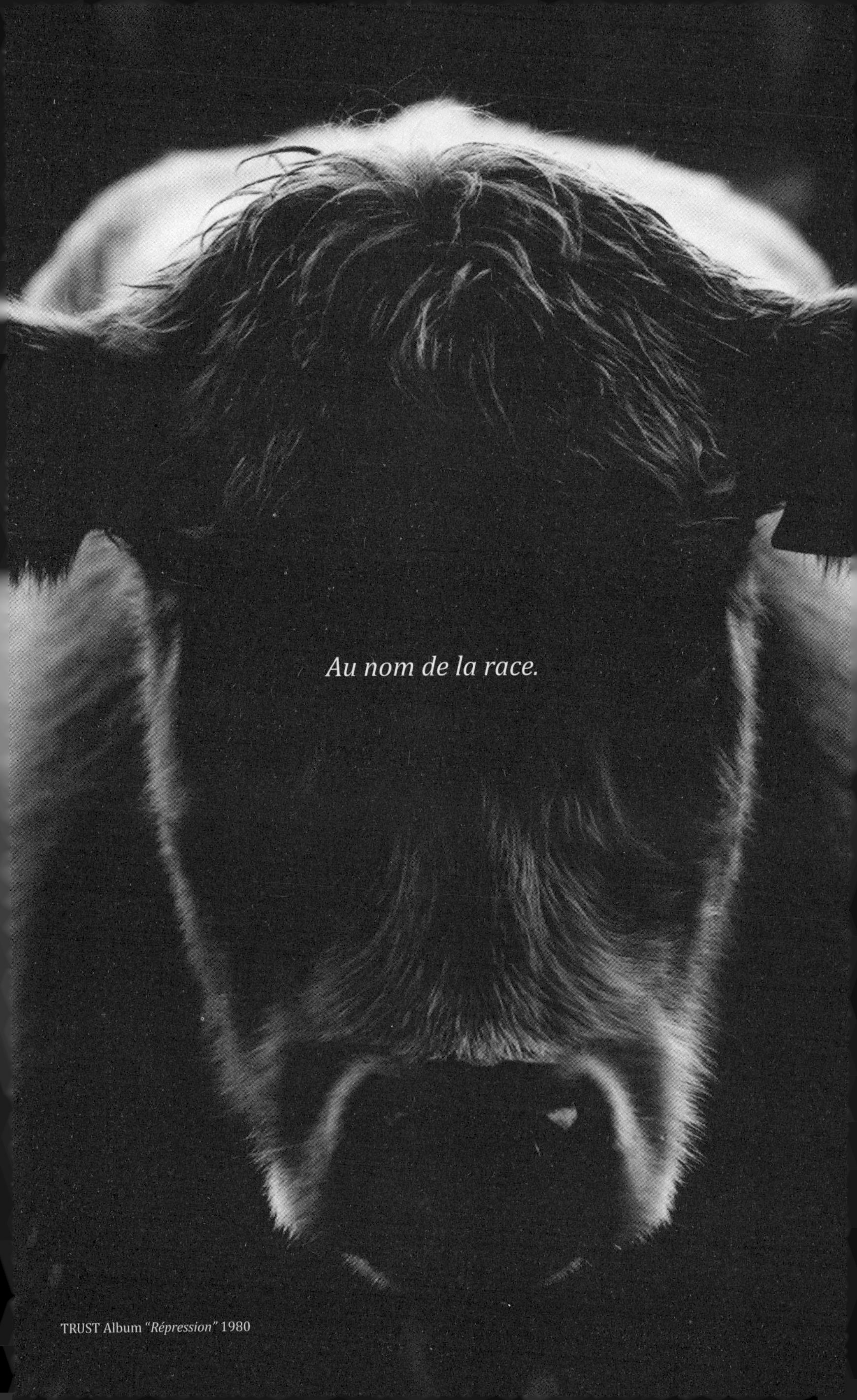

Au nom de la race.

TRUST Album *"Répression"* 1980

MACHINES A LAIT

Pour fournir du lait, la vache doit donner naissance à un petit veau. La durée de gestation de la vache est sensiblement la même que pour nous, les humains. 9 mois.

De nos jours, la vie d'une vache à lait, c'est une vie passée à produire du lait non stop. Les vaches sont inséminées artificiellement dès l'âge de 15 mois. Du sperme congelé, provenant d'un taureau vigoureux, sélectionné dans le cheptel international par des sociétés spécialisées. Du sperme collecté deux fois par semaine à l'electro-éjaculateur ou au vagin artificiel pour obtenir 300 à 500 doses par éjaculation. Des doses vendues sur catalogue par des techniciens, qui donneront des petits veaux avec comme héritage, une partie du patrimoine génétique de leur papa. 200.000 doses de sperme du taureau Savard, le taureau suisse Red Holstein le plus populaire, ont été vendues de part le monde[1]. Au nom de la race. Après avoir mis bas, les vaches seront de nouveau inséminées 2 à 3 mois après la naissance du veau. Rentabilité oblige. Une vie à donner des veaux. Une vie à donner du lait.

Il est établi que les vaches ont un lien maternel très fort avec leur petit. J'ai rencontré des éleveurs qui m'ont parlé des hurlements que poussait la vache lorsqu'on la séparait de son veau. Des hurlements de désespoir qui pouvaient durer plusieurs semaines. "*L'évolution a préparé la vache à se comporter d'une certaine manière vis-à-vis de son petit. Tout est conçu pour protéger le veau, qui est vulnérable. Les vaches dissimulent leurs petits, et ces derniers n'ont pratiquement pas d'odeur pendant les jours qui suivent leur naissance, ce qui réduit le risque d'attirer des prédateurs. Quand une vache ne peut pas lécher son veau (pour le maintenir inodore), le nourrir ni rester à son contact jour et nuit, elle est en proie à une détresse mentale et physiologique que seule, sans doute, une femme ayant perdu son enfant à la naissance est capable de vraiment comprendre*" peut-on lire dans le livre de Jeffrey Moussaieff Masson sur la vie émotionnelle des animaux de ferme[2].

Pas de chance pour les vaches, leur veau leur sera enlevé 2 à 3 jours après la naissance. Isolé dans un box en plastique, sans contact avec les autres veaux, il recevra pour sa croissance un substitut de lait industriel jusqu'à l'âge de 6 mois, le lait de la vache étant réquisitionné pour notre consommation. Lait et produits laitiers, sans oublier les innombrables produits transformés dans lesquels on retrouve du lait ou du beurre.

Les veaux mâles partiront dans le circuit de la viande où ils seront rendus anémiques pour que leur chair reste bien blanche. Ils seront abattus à l'âge de 6 mois. Des bébés. Les veaux "femelles" quant à eux, seront destinés à remplacer le cheptel des vaches laitières. Ils souffriront plus longtemps. Exploitées pendant 5 à 6 ans ces vaches finiront en steaks hachés sous la dénomination de vache de réforme ou de vache laitière pour les moins abîmées d'entres-elles. La durée de vie normale d'une vache est 20 ans. Mais ce temps-là est révolu. Aujourd'hui on ne va pas s'encombrer d'une vache qui ne produit pas ses 10.000 litres de lait par an. Quand même !

Alors ne rêvons pas. Les vaches que nous voyons brouter dans les prés sont des exceptions. "*Au Québec, 92% des 382.000 vaches laitières sont parquées dans des étables, attachées dans des stalles si étroites qu'elles ne peuvent pas se retourner*"[3]. Des vaches épuisées, qui en fin de course prendront la direction des abattoirs. Savez-vous d'où provient votre steak ? Vache à viande, vache à lait, vache de réforme ? En France, c'est indiqué sur l'étiquette.

Vous reprendrez bien un verre de lait ?

(1) Le sperme de taureau suisse connaît un grand succès et s'exporte comme jamais – www.rts.ch - 2 octobre 2012
(2) Le cochon qui chantait à la lune - Jeffrey Moussaieff Masson
(3) Vaches à Lait – Élise Desaulniers

TALK TO ME

Durant l'écriture de ce livre, j'ai conversé avec bon nombre d'entre-vous sur les réseaux sociaux. Vous m'avez interpellé, chacun à votre manière sur des problématiques liées à notre alimentation.

Conversation avec Fred.

"Gilles,
J'ai regardé les liens que tu m'avais envoyés et j'ai le cul entre deux chaises ! L'hygiène de vie avec une nourriture saine et végétarienne c'est sûrement très bénéfique (je n'ai jamais essayé), mais d'un autre côté, comme tout bon français, j'adore le poulet, la daube, et les plats traditionnels qui sont un véritable plaisir gustatif et culturel ! Mais ça donne à réfléchir. Notamment sur le système de bouffe à grande échelle contre lequel tu te bats (légitimement et avec noblesse). Par contre, je me demande si tu es végétarien à cause du massacre dans les abattoirs (ça peut se comprendre) ou simplement si tu n'aimes pas qu'on tue les animaux même "à l'ancienne" pour se nourrir. Des gens disent que toute forme de viande est toxique pour l'être humain et qu'on n'en a pas besoin pour survivre. C'est une conception des choses que je respecte mais c'est contraire à mes traditions culturelles et la bouffe c'est un des derniers plaisirs qu'il me reste dans mon quotidien assez laborieux. Donc voilà, je ne sais pas quelle est la solution à tout ça. Il y a matière à réflexion".

Bonjour Fred,
Je comprends ton interrogation. Pour commencer, je n'emploierai pas le terme végétarien car je suis contre le fait de classer les gens par rapport à leur choix alimentaire. Ces classifications attisent les

incompréhensions et sont sujets de discordes. Je mange ce qui est bon pour ma santé. À l'approche de la cinquantaine, c'est mon objectif. Avoir un physique fort, en santé et un mental avec des neurones actifs. La nourriture fait partie de mes principales priorités. Il est donc normal que je me donne de la peine, que je prenne du temps pour faire mes achats alimentaires et pour cuisiner. Je le fais pour moi et pour ma famille. Ceci est mon propre choix. Je conçois que chacun ait ses propres priorités. Notre temps quotidien n'étant pas extensible, nous agissons tous selon nos priorités dans les 24 heures qui nous sont imparties.

J'aborderai ce sujet sensible de la consommation d'animaux dans mon livre. Ce sera un des thèmes centraux. Quant aux gens qui disent que "*toute forme de viande est toxique pour l'être humain*", ceci est un cliché que je ne cautionne pas. Ces propos ont été exagérés ou déformés. C'est l'utilisation de telles généralités qui nous mettent dans le doute volontairement, car on ne veut pas que le grand public en sache trop par rapport à la nourriture. Par contre il est vrai que la viande n'est pas indispensable pour notre santé. On peut très bien s'en passer.

La consommation exponentielle de viande à partir des années 60 nous a conduit à une exploitation du monde animal et plus grave encore, à une toxicité de la viande due à l'utilisation d'antibiotiques, de vaccins et d'hormones de croissance. Tout ça en plus d'une alimentation modifiée, à base de maïs et de soja transgéniques pour des raisons de coûts qui font que les qualités nutritionnelles de la viande d'aujourd'hui sont bien différentes de celles d'hier. Je ne parlerai pas des conditions d'élevage que l'on peut qualifier de concentrationnaires.

La recherche du profit maximum a franchi les limites du raisonnable au détriment des intérêts de notre santé. Tout cela avec la complicité des agences gouvernementales de santé publique et de nos politiques pour privilégier les puissantes industries de l'agroalimentaire. Bref, ça pue.

Donc je ne mange plus de viande pour ces raisons-là, mais aussi parce que je n'ai pas été capable de me rendre dans un abattoir qui abat des bœufs, tout comme je ne suis pas capable de tuer un orignal à la chasse. Mais en cas de force majeure, pour subvenir à mes besoins et pour nourrir ma famille, oui, je le ferai. En tout cas, j'essayerai.

Aujourd'hui, mes plats préférés sont ceux qui sont sans sources animales, lait y compris. D'ailleurs je ne comprends pas très bien le concept du végétarisme puisque les végétariens consomment des laitages. Quand on connaît le processus de production de lait, on est en droit de se poser certaines questions à ce sujet. Quant aux hormones femelles que l'on trouve dans le lait, personne n'en parle. On trait les vaches deux fois par jour alors qu'elles sont en pleine gestation. En plus des hormones, il y a des pesticides dans le lait mais ces études ne sont pas publiées car elles feraient du tord à cette puissante industrie.

Quant aux traditions culinaires, au goût, à la gourmandise, je te répondrai que je résiste. Si j'étais né dans le Périgord, mangerai-je toujours du foie gras par tradition, par plaisir gustatif ? Non, je ne crois pas. En tout cas, pas avec ce que je sais aujourd'hui sur l'engraissement des oies et des canards. Le foie gras est par ailleurs, un bon exemple des dérives de l'industrie et de la mondialisation. Produire industriellement du foie gras pour l'exporter dans le monde entier, en exploitant des animaux sans aucun respect de la vie, ça non, je ne cautionne pas. Tout comme les publicités qui banalisent le foie gras, autrefois considéré comme un met exceptionnel et synonyme de repas festif pour nos familles, en le vulgarisant jusqu'au point de le retrouver dans les hamburgers de chez Quick, le temps des fêtes de fin d'année.

Jusqu'à l'âge de 40 ans, j'étais un gros mangeur de viande et de volaille. Pas toujours labélisées, si tu vois ce que je veux dire… Alors loin de moi l'idée de te dire que manger de la viande ce n'est pas bon pour ta santé. Si tu en manges rarement et que c'est une

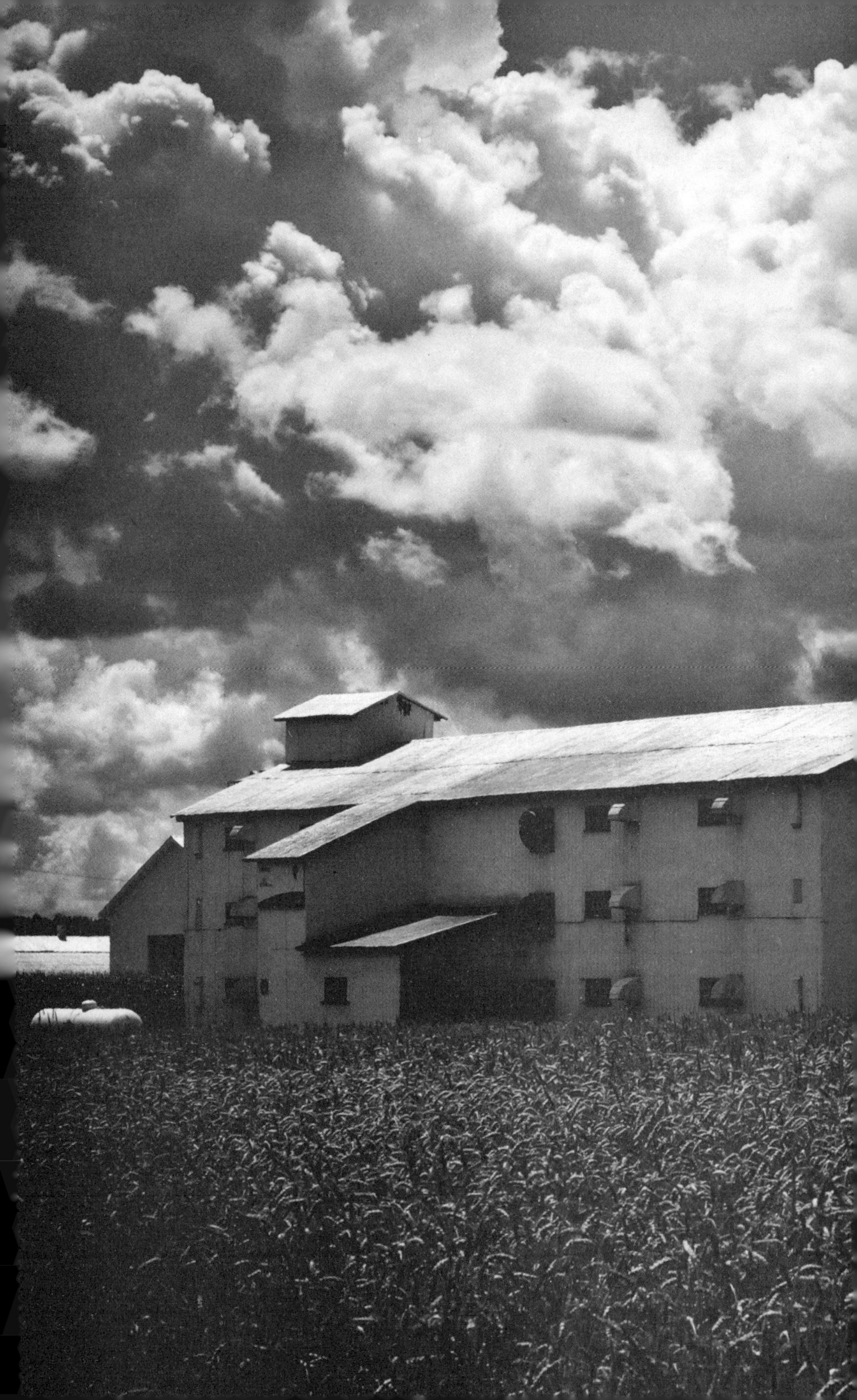

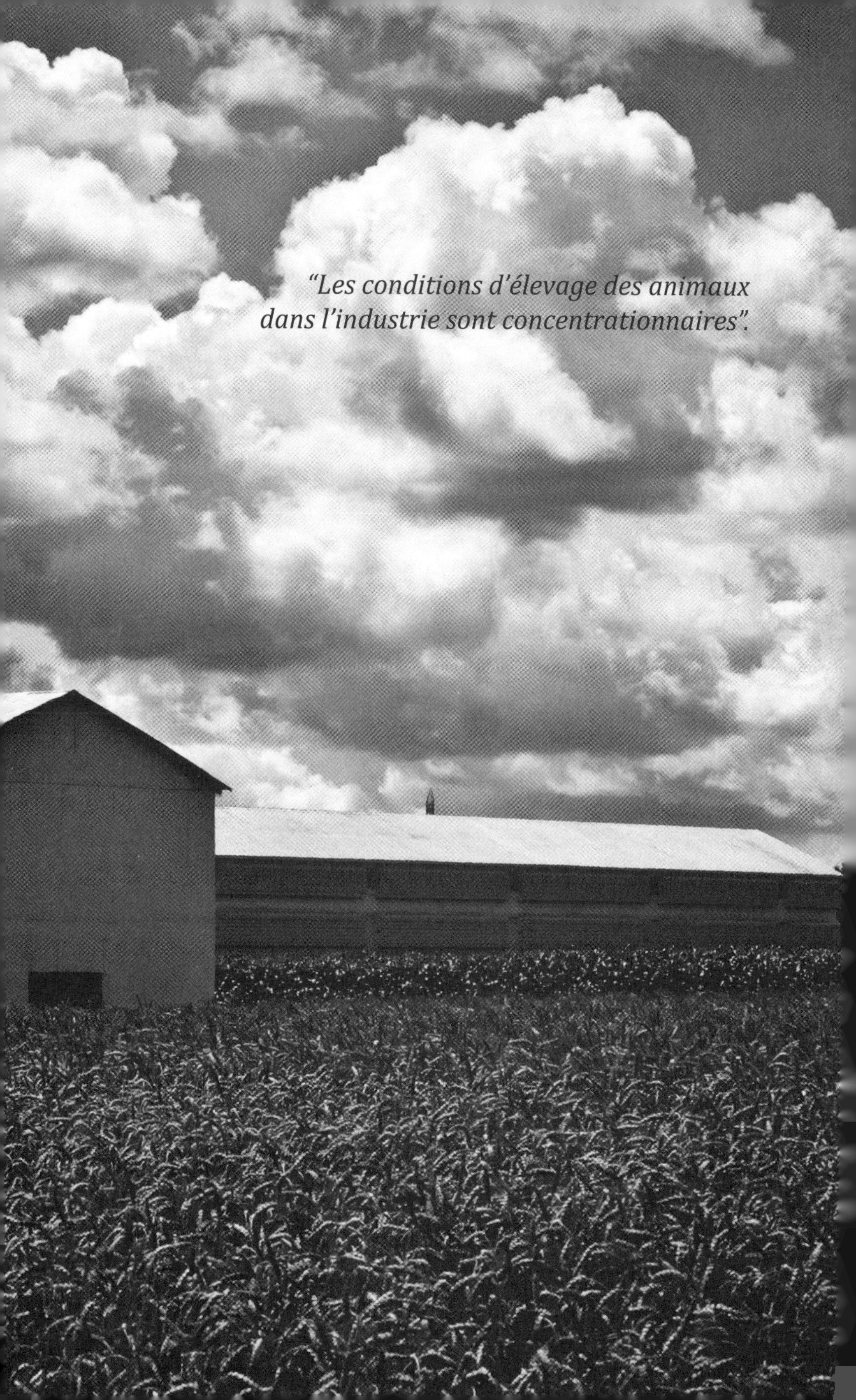
*“Les conditions d’élevage des animaux
dans l’industrie sont concentrationnaires”.*

viande provenant d'une ferme biologique, avec un animal qui a mangé du fourrage ou une moulée biologique, qui a été élevé dans un cadre traditionnel et non pas dans des hangars industriels de concentration, que le porc que tu manges en tranche de jambon ou en saucisson n'a pas souffert dans son transport jusqu'à l'abattoir, qu'il n'a pas entendu les hurlements de ses semblables, qu'il n'a pas senti l'odeur du sang, l'odeur de la mort... alors que je te dirais que cette viande là n'est pas nocive, mais qu'elle n'est pas indispensable à ta bonne santé physique. Après c'est un problème de conscience et de responsabilité. Aujourd'hui en France, on tue 3 millions d'animaux par jour dans nos abattoirs.
3 millions par jour !

Mon ami facebookien, tu ne m'en voudras pas pour cette conclusion quelque peu à charge. Je te remercie pour ton message.

Prends soin de toi.

"*Talk to me*" KISS Album "*Unmasked*" 1980

Le monde a un problème avec le végétarisme.
C'est toujours la même question
"Tu manges juste de la salade ?"
Rob The Witch - NECRONOMICON (CAN)

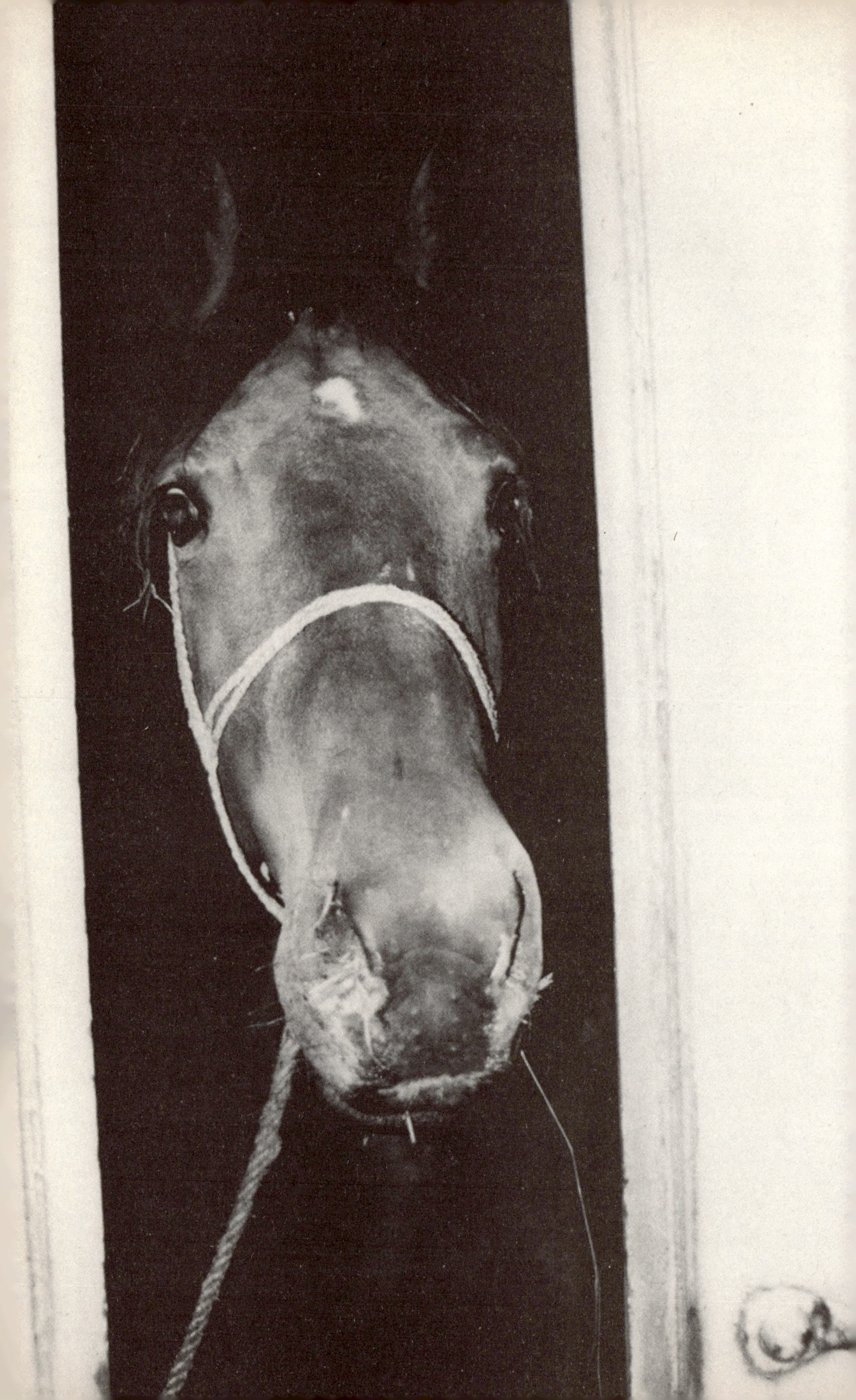

HORSEGATE

Il ne se passe pas longtemps sans qu'un nouveau scandale alimentaire ne surgisse. Ces accidents sanitaires devraient contribuer à nous faire réfléchir quant à nos habitudes alimentaires.

Début 2013, on a beaucoup parlé de la viande de cheval dans les lasagnes Findus. On s'est offusqué de la présence de viande de cheval à la place de la viande de bœuf. On nous a rétorqué que c'est quand même moins pire que le scandale de la vache folle. "*Manger de la viande de cheval ne tue pas*". Dans les années 70, il y avait presque autant de boucheries chevalines que de boucheries spécialisées dans le bœuf. Certes. Mais il y a 40 ans, nous ne mangions pas autant de viande qu'aujourd'hui. La viande restait un produit cher. La viande était synonyme de richesse. Un luxe que l'on s'octroyait pour les grandes occasions. La viande était également de bien meilleure qualité nutritionnelle car le maïs et le soja transgénique n'avaient pas encore fait leur apparition dans l'alimentation des bovins. Les vaches et les bœufs étaient nourris de fourrage et ils étaient élevés dans les près, en plein air.

Effectivement, de la viande de cheval au lieu de la viande de bœuf, ce n'est pas un accident sanitaire mais une tromperie mettant à jour le circuit incroyable de nos aliments à travers la planète ! La France est loin d'être le seul pays touché par cette fraude alimentaire. Une vingtaine de pays ont été éclaboussés depuis le début de l'affaire de la viande de cheval et il ne s'agit que de la partie visible de l'iceberg.

C'est un inspecteur sanitaire irlandais qui a levé le lièvre, un jour de septembre 2012, en constatant par hasard, un problème d'étiquetage sur un stock de viande surgelée. Il faut savoir que dans les îles britanniques, l'hippophagie est tabou. Suite à ce scandale mondial, on parle là-bas de véritable "Horsegate" qui a mis en évidence le circuit international de l'approvisionnement de la viande.

Aujourd'hui, la pression sur les prix qu'exercent les industriels de l'agroalimentaire, toujours à la recherche du profit maximum, pousse les traders à trouver les matières alimentaires les moins chères du marché, favorisés en cela par la mondialisation et le libre échange. De la viande hachée donc, achetée en Roumanie, commandité par la société française Spanghero pour le compte de l'usine luxembourgeoise de Comigel, sous-traitant de Findus, via un ordre d'achat à un trader chypriote, relayé par un trader aux Pays-Bas pour arriver jusqu'aux canassons roumains à bas prix. Une chatte n'y retrouverait pas ses petits. La viande est devenue une marchandise comme une autre. On va l'acheter, là où elle est la moins chère.

Cette viande de cheval désossée et congelée en Roumanie va donc débouler dans les rayons surgelés des supermarchés de l'Europe entière, sous différentes marques et emballages. En effet, Comigel est le N°1 français des plats surgelés à marque de distributeur. Ses clients sont Auchan, Casino, Carrefour, Monoprix, Picard, Système U et Cora. Des distributeurs qui commercialisent leur propre marque. Comigel produit également des plats destinés à la restauration collective avec les restaurants scolaires, les hôpitaux, etc. Nous voilà rassurés.

Une logique mondialiste qui met à jour l'aberration du système d'approvisionnement des ingrédients que l'on retrouve dans nos assiettes. Les produits alimentaires sont devenus de vulgaires marchandises laissant la porte ouverte à des pratiques peu glorieuses. N'oublions pas que *"notre santé n'est pas la priorité des industriels"* comme nous l'affirme le Professeur Pierre-Marie Martin. La priorité des industriels est, rappelons-le, le profit maximum.

La Roumanie devenue le plus gros fournisseur de viande de cheval en Europe car avant son entrée dans le marché Européen en 2007, chaque roumain avait son propre cheval. La complexité de la réglementation européenne concernant le traitement des déchets animaux et la commercialisation des automobiles à bas prix Dacia Logan fabriquées par Renault, ont favorisé la mise au rencart de ce moyen de locomotion d'un autre âge. Alors direction l'abattoir pour les chevaux roumains ! Mais comme la demande en viande chevaline est de moins en moins forte, "*40% des ménages se déclarent vivement opposé à cette consommation*", alors il faut bien quelques manipulations pour nous en faire avaler quand même.

Ce scandale, qui fusille la réputation de Findus, éclabousse d'autres marques prestigieuses et des distributeurs qui nous vendent du prêt à manger. Le magazine français indépendant "60 millions de consommateurs" a épinglé les marques impliquées dans l'affaire de la viande de cheval. Auchan, Casino, Carrefour, Cora, Grand Jury, Monoprix, Système U, Lidl, Garbit, Hereford, Panzani, Ikea, Nestlé, Findus, Picard, Thiriet, Toupargel Surgelés*.

Tout ça pour vendre plus, pour vendre moins cher, tout en préservant des marges bénéficiaires de plus en plus importantes pour tous les intervenants de la chaîne de l'agroalimentaire, toujours à la recherche du profit maximal.

* Viande de cheval : la liste des produits incriminés - www.60millions-mag.com - 02 avril 2013

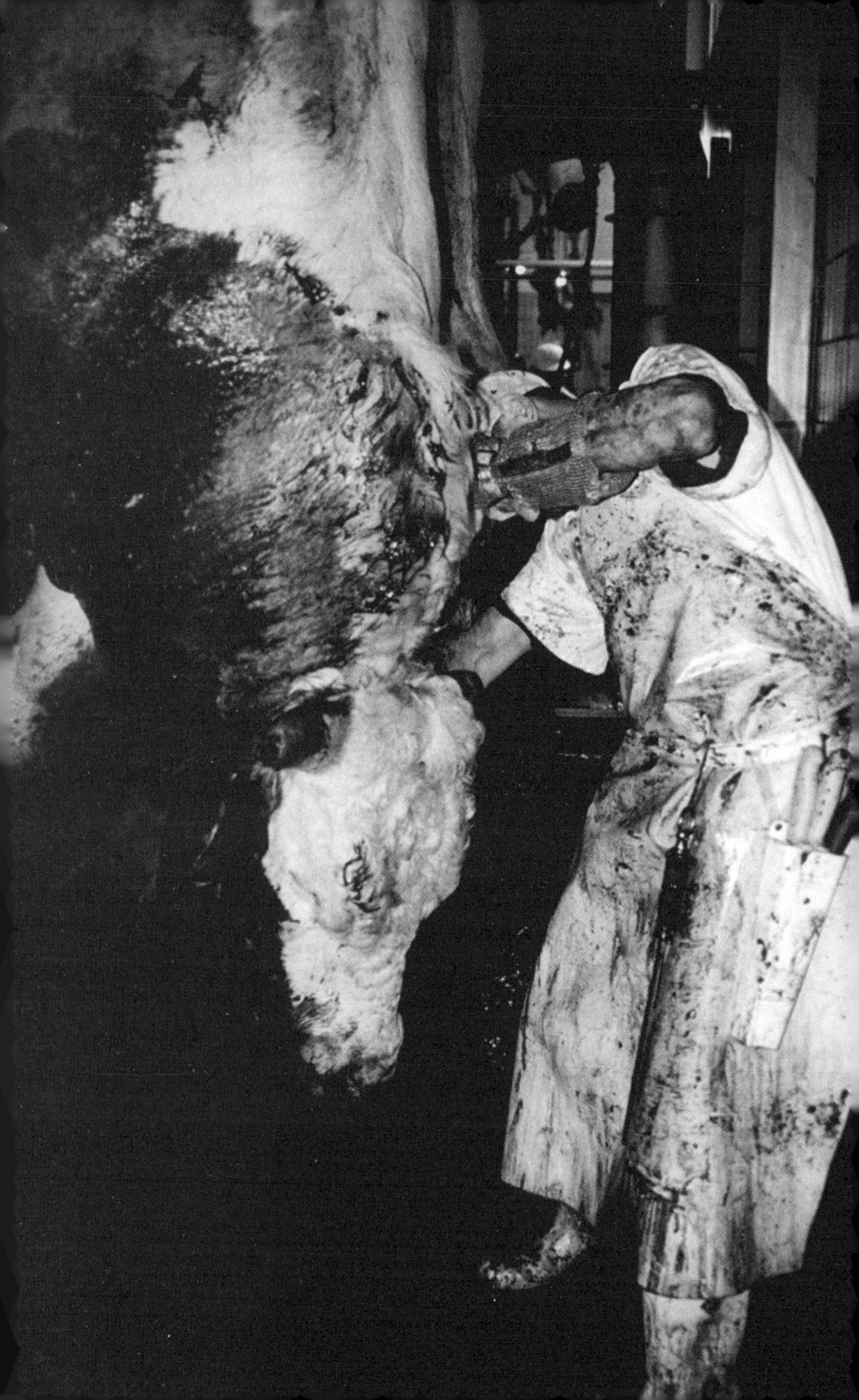

LE TUEUR N'ATTENDAIT PAS

Jean-Luc Daub : Le tueur n'attendait pas la fin de la saignée pour découper les pattes et la tête. Habituellement lorsqu'on égorge un animal, on attend la fin de la saignée, ce qui donne la mort effective de celui-ci. Mais ici le tueur n'attendait pas, il égorgeait puis découpait aussitôt les pattes et la tête. Nous avons des preuves, ils ont réussi à filmer ça.

Ce genre de reportage se fait bien sûr en caméra cachée. Toi, Jean-Luc, tu n'as pas pu filmer pendant tes visites.
Non, et c'est dommage car si j'avais filmé tout ce que j'ai vu, nous serions face à de vrais scandales si les images avaient été diffusées… Pour mes enquêtes, je me présentais officiellement, je ne pouvais pas venir en plus avec une caméra sur l'épaule.

C'est ce que tu vas nous expliquer...

Je te remercie de nous avoir confié ces photos que tu as prises lors de tes enquêtes pour illustrer notre entrevue. C'est important que les lecteurs voient ce qui se passe au quotidien dans les abattoirs français.

"Ma journée commençait dans le sang,
j'arrivais dans les abattoirs vers 4 heures du matin.
Ça sentait les viscères, le sang.
Il y avait des cris, des bruits métalliques,
des bruits de crochets, de machines".

Jean-Luc DAUB

JEAN LUC DAUB

Jean-Luc, merci beaucoup de nous accueillir chez toi, en Alsace.
C'est un grand plaisir.

Nous sommes venus de Montréal pour te rencontrer car tu es une des rares personnes à avoir vu ce qui se passe réellement dans les abattoirs. J'ai lu ton livre qui a été pour moi, un vrai coup de poing. J'ai rarement lu un descriptif aussi précis de ce qui se passe dans les abattoirs car c'est un milieu très fermé. Toi, tu y as enquêté pendant 15 ans en toute légalité car tu travaillais bénévolement pour des associations de protection animale. Les abattoirs avaient obligation de te recevoir.
Ils pensaient avoir l'obligation de me recevoir puisque l'association était reconnue dans le milieu depuis les années 60 et qu'elle travaillait en collaboration avec le ministère de l'agriculture, mais ils avaient toujours l'occasion de me dire non et de me refuser l'entrée, mais c'était très rare.

J'ai visité des abattoirs mais je n'ai pas ton antériorité. C'est une expérience très dure, et toi, tu as fait ça pendant 15 ans ! Quelles étaient tes motivations à l'époque où tu as commencé tes enquêtes ? Qu'est-ce qui a motivé ta démarche ? Une démarche bénévole qui plus est.
J'étais délégué à la SPA de Strasbourg. Je m'occupais des chiens et des chats en journée et le soir j'allais voir les déchargements d'animaux à l'abattoir de Strasbourg. C'est là-bas que je me suis aperçu que certains animaux arrivaient assoiffés, on les frappait pour les décharger, on leur tordait la queue pour les faire avancer, on leur donnait des coups de fourche. J'ai trouvé ça injuste, cruel. Je prenais des photos, j'essayais de faire des enquêtes, puis une

dame qui connaissait une association qui siégeait à Paris et qui s'occupait des animaux d'abattoir leur a soumis ma candidature. C'est comme cela que tout a commencé.

La SPA ne s'occupe pas des animaux d'élevage ?
Non, leur spécificité c'est les chiens et les chats.

Fais-tu la différence entre les animaux de compagnie et ceux qu'on élève pour leur chair ?
Il y a une différence. Il y a des liens affectifs évidents avec les chiens et les chats, c'est cette différence que font la plupart des gens, mais moi je ne la fais pas. On peut élever un cochon aussi bien qu'un chien.

J'ai lu dans ton livre, qu'adolescent, tu as vécu un traumatisme par rapport à deux cochons qui étaient tes animaux de compagnie.
Oui. J'avais deux amis qui étaient deux truies, Schnouky et Plouky. Je les ai élevées comme des chiens, je m'en occupais comme des animaux domestiques. Je mangeais avec elles, je jouais avec elles, quand je les appelais elles venaient vers moi.

Tu avais quel âge ?
14 ans.

Qu'est-il arrivé à ces truies ?
Un jour, mon beau-père a fait venir un boucher et les deux truies ont été abattues dans la cour. Moi, je n'ai rien pu faire pour les sauver, j'étais trop jeune, je ne savais pas.

Tu as assisté à l'abattage ?
Oui, j'ai assisté à l'abattage de l'une et l'autre, non, je n'ai pas regardé.

Ça t'a marqué ?
Ce qui m'a surtout marqué, c'est que lorsque j'ai traversé la cour, les truies m'ont suivi et c'est moi qui ai refermé la porte derrière elles. Je les ai laissées à leur triste sort. C'est ça qui m'a marqué. C'est un souvenir pénible lorsque j'y pense...

Tu ne pouvais rien faire, tu n'avais que 14 ans.
Je ne pouvais rien faire, je n'étais qu'un gamin. Je ne pouvais rien faire. J'ai subi, comme mes deux truies ont subi l'abattage.

Est-ce que le fait d'aller enquêter dans les abattoirs est une sorte de rédemption par rapport à cet événement ?
Je pense qu'il y a quelque chose, j'ai certainement voulu essayer de sauver d'autres animaux car je n'ai pas pu le faire adolescent.

LA RÈGLE D'OR

Dans les abattoirs, il y a une règle que l'on appelle "la Règle d'Or", qui dit que "Tout animal qui entre dans un abattoir, n'en ressort pas vivant".
C'est une règle, c'est même une loi. Un texte de loi le dit très clairement. "*Tout animal rentrant dans un abattoir, n'en ressort pas vivant*", il n'a pas le droit d'en ressortir vivant.

Alors ton objectif était plus, de témoigner que de sauver des animaux ?
Je n'ai pu en sauver aucun.

Peux-tu me décrire les différentes méthodes d'abattage ?
Pour les bovins, la loi exige qu'on les étourdisse. C'est une règle, on doit le faire avant de les égorger. Les bovins sont étourdis à l'aide d'un pistolet Matador. C'est une tige perforante, qui perfore le crâne.

Ça tire une balle ?
Non, il y a une cartouche pour la détonation, mais en fait c'est une tige perforante. Une tige qui sort et qui rentre dans le crâne de l'animal jusqu'au cerveau.

D'où le nom "Matador".
Exactement. L'animal tombe aussitôt, il s'écroule.

Ça le tue ?
Non, ça ne le tue pas tout de suite, il est plongé dans un état

d'inconscience, mais il ne pourra jamais se relever. Même s'il n'est pas saigné, il finira par mourir.

Ensuite, il est suspendu puis saigné ?
Il est suspendu par une patte et il est saigné. L'objectif est de réduire le temps entre l'étourdissement au pistolet Matador et la saignée. Il faut que cela soit rapide.

Comment ça se passe pour les cochons ?
Pour les cochons, il y a plusieurs méthodes, mais la méthode la plus répandue est l'électrochoc derrière les oreilles, avec une pince électrique. Un électrochoc de courte durée, l'animal tombe et il est suspendu puis égorgé. Il existe aussi des fosses à CO_2, des fosses à gaz carbonique. Les cochons descendent avec une nacelle dans une fosse, au fond de cette fosse il n'y a plus d'air, il n'y a que du gaz, donc ils s'endorment, ils meurent. Je précise que les cochons sont terrorisés pendant la descente de la nacelle, pour respirer ils cherchent l'air qui est remplacé par du gaz, ils suffoquent...

Pour les moutons ?
Pour les moutons, c'est le même principe que pour les cochons, on utilise la pince électrique.

Les abattoirs sont-ils spécialisés par espèce ?
Certains abattoirs sont polyvalents et abattent toutes sortes d'animaux, certains se sont spécialisés dans l'abattage d'une seule espèce : cochon, bovin ou volaille. Pour les bovins, il faut savoir qu'il existe une autre méthode d'abattage qui est l'abattage rituel pour les communautés musulmanes et les communautés juives. Les abattoirs dans ces cas précis disposent d'une dérogation, ils ne sont pas obligés d'utiliser le matériel d'étourdissement, ils égorgent l'animal vivant.

Il faut savoir que depuis 1964, il existe un décret qui rend obligatoire l'étourdissement de l'animal, mais comme tu le précises il y a une dérogation pour les abattages rituels casher, halal et aussi pour la corrida.

LES INFRACTIONS

Qu'as-tu constaté pendant ces 15 années de visite dans les abattoirs français ? Est-ce que la réglementation est bien appliquée ?
Concernant la réglementation, je me suis aperçu qu'elle n'était pas toujours appliquée et ce malgré la présence des vétérinaires qui sont sur place pour la faire appliquer.

Il y a un service vétérinaire dans tous les abattoirs ?
Oui, c'est la loi.

Je suppose que les vétérinaires doivent être caution de ce qui se passe dans les abattoirs. Leur présence est-elle efficace ?
Les vétérinaires ont deux missions principales : la salubrité et l'hygiène alimentaire avec l'inspection des carcasses, mais aussi la protection animale. Mais celle-ci est trop souvent négligée par les services vétérinaires qui mettent leur priorité sur l'hygiène alimentaire.

Pour quelles raisons ?
On leur demande d'être beaucoup plus présents sur la partie "après abattage", pour l'inspection des carcasses. Dans les abattoirs où cela se passe très mal, si les services vétérinaires sont trop oppressants, les clients peuvent partir ailleurs, là où il y a plus de laxisme.

Il existe donc une contrainte économique dans les abattoirs ?
Oh que oui ! Les services vétérinaires n'ont donc pas intérêt à être trop embêtants sinon cela perturbe l'activité économique.

Quelles sont les infractions les plus courantes que tu as pu constater ?
La mauvaise utilisation de la pince électrique.

Les gens sont-ils formés pour ça ?
Il y a une loi qui dit que les gens doivent être formés, mais ils ne le sont pas tous. Lorsque je demandais où ils avaient été formés, la réponse était souvent "*j'ai appris sur le tas*".

"Dans le milieu les animaux ne sont pas reconnus comme étant des êtres vivants mais comme des carcasses de viande".

Jean-Luc DAUB

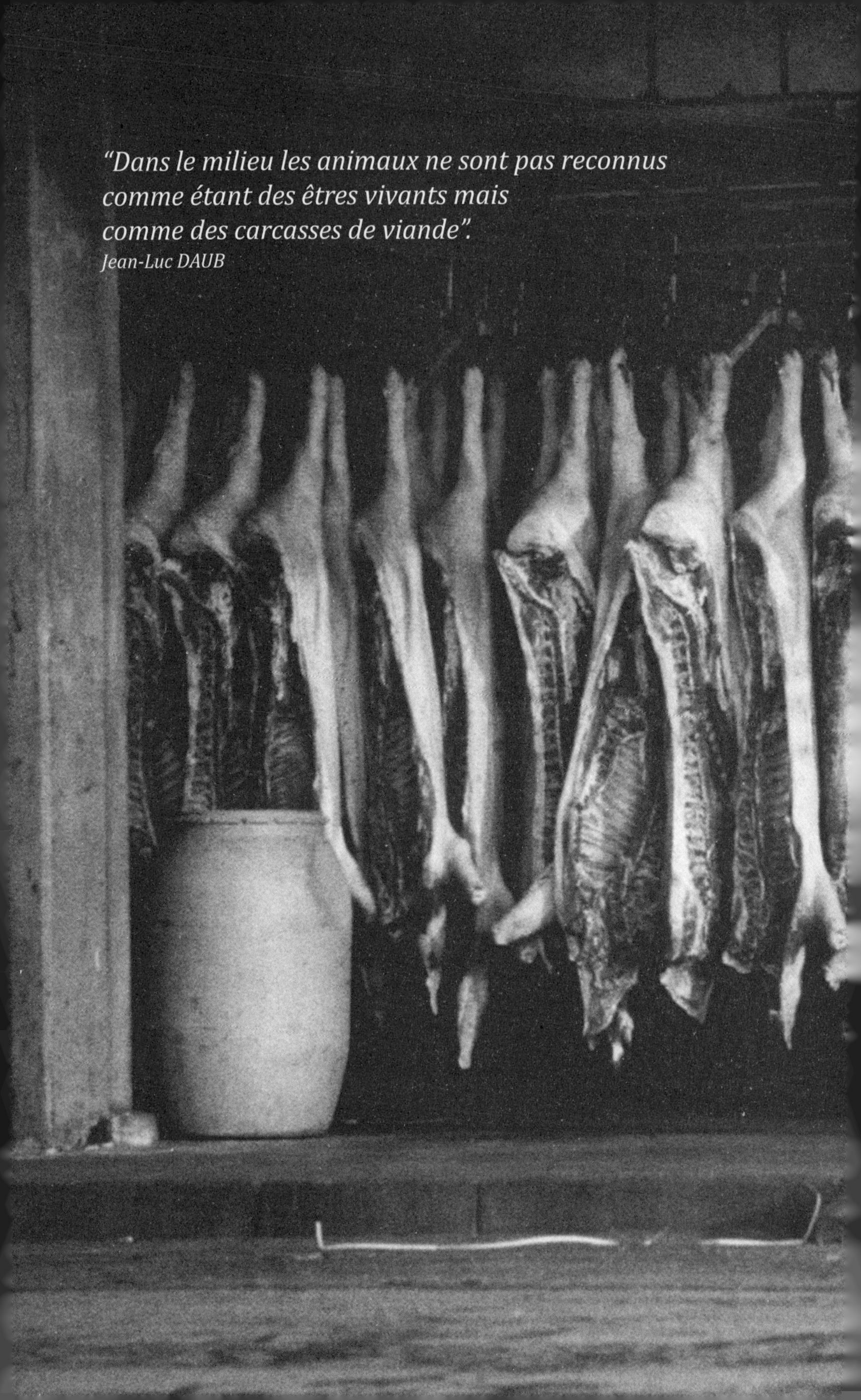

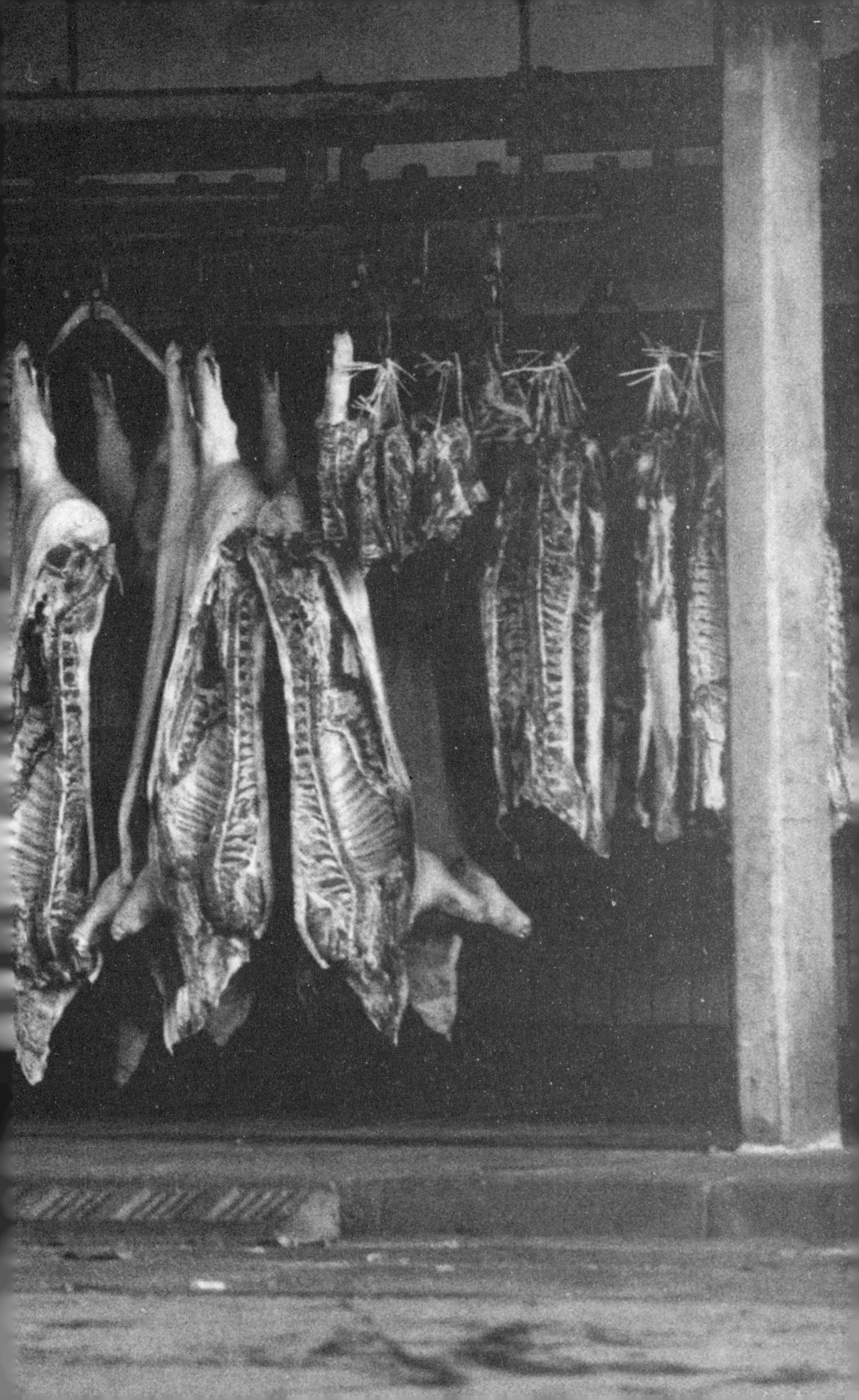

Tu cites un nombre incalculable d'infractions dans ton livre.
Oui. Il y a aussi la suspension des animaux par les pattes alors qu'ils sont encore vivants, ce qui est formellement interdit.

Ils ne sont pas étourdis ?
Non, ils ne passent pas par l'étourdissement. Ils sont suspendus et égorgés vivants, ce qui est interdit. Normalement les animaux sont "contentionnés". Il existe des pièges pour les immobiliser afin qu'ils ne partent pas dans tous les sens, mais il est plus rapide de ne pas les utiliser.

C'est le gros box métallique dans lequel le bœuf rentre et ne pourra plus bouger ?
Ça c'est le box utilisé pour l'abattage rituel.

Il existe des boxes de contention pour l'endormissement ?
Il existe des pièges, des boxes de contention mais beaucoup moins compliqués que les boxes prévus pour l'abattage rituel et bien moins stressants pour les animaux.

Le box prévu pour l'abattage rituel va effectuer une rotation sur le côté ?
Oui, il va faire une demi-rotation pour présenter la gorge de l'animal au sacrificateur.

Le sacrificateur, c'est la personne en charge de l'abattage rituel ?
Oui. Il existe un sacrificateur pour la communauté juive et un sacrificateur pour la communauté musulmane.

As-tu assisté à des abattages rituels ?
Souvent, très souvent. C'est d'autant plus horrible, que même le personnel dans les abattoirs n'aime pas lorsque c'est le jour de l'abattage rituel. Ils disent que c'est de la boucherie.

L'ABATTAGE EN PLEINE CONSCIENCE

J'ai lu des statistiques de 2008 qui indiquaient que l'abattage rituel représentait plus de 30% de l'activité des abattoirs français. La progression est constante pour des raisons économiques. J'aimerais que tu nous expliques pour quelles raisons les abattoirs développent l'abattage rituel au détriment de l'abattage avec étourdissement.
Effectivement, l'abattage rituel se pratique de plus en plus dans les abattoirs. Aujourd'hui, beaucoup d'animaux destinés à la consommation classique sont abattus de façon rituelle pour des raisons économiques. Prenons l'exemple du mouton. S'il est abattu en rituel, il va pouvoir alimenter les boucheries halal avec ses boyaux pour faire des merguez mais sa viande peut très bien partir dans le circuit classique alors qu'il aura été abattu de façon rituelle. C'est la même chose avec les bovins. Il faut savoir que les musulmans n'achètent qu'une partie du bovin, donc on préfère abattre l'animal en rituel pour pouvoir vendre le reste de la viande dans le circuit classique. Dans les abattoirs rien ne se perd.

C'est important de le dire car il n'y a pas d'étiquetage spécifique pour nous indiquer comment l'animal a été abattu. Si on mange de la viande que l'on a achetée dans un circuit traditionnel, il y a des chances pour que l'animal ait été abattu de façon rituelle.
Il faut savoir que l'abattoir qui emploie un sacrificateur, doit occuper son salarié. Mais il n'y a pas tout le temps de l'abattage rituel. Ce salarié est payé, il doit abattre des animaux, mais les sacrificateurs refusent d'utiliser le matériel d'étourdissement, alors ils abattront de façon rituelle des animaux destinés à la consommation classique.

En Allemagne, pour l'abattage rituel, l'étourdissement des animaux est autorisé alors que ce n'est pas le cas en France.
Non, pas en France. Il y a peut-être quelques abattoirs qui le pratiquent, mais sans que cela soit divulgué sinon les consommateurs musulmans ou juifs ne voudraient pas de cette viande.

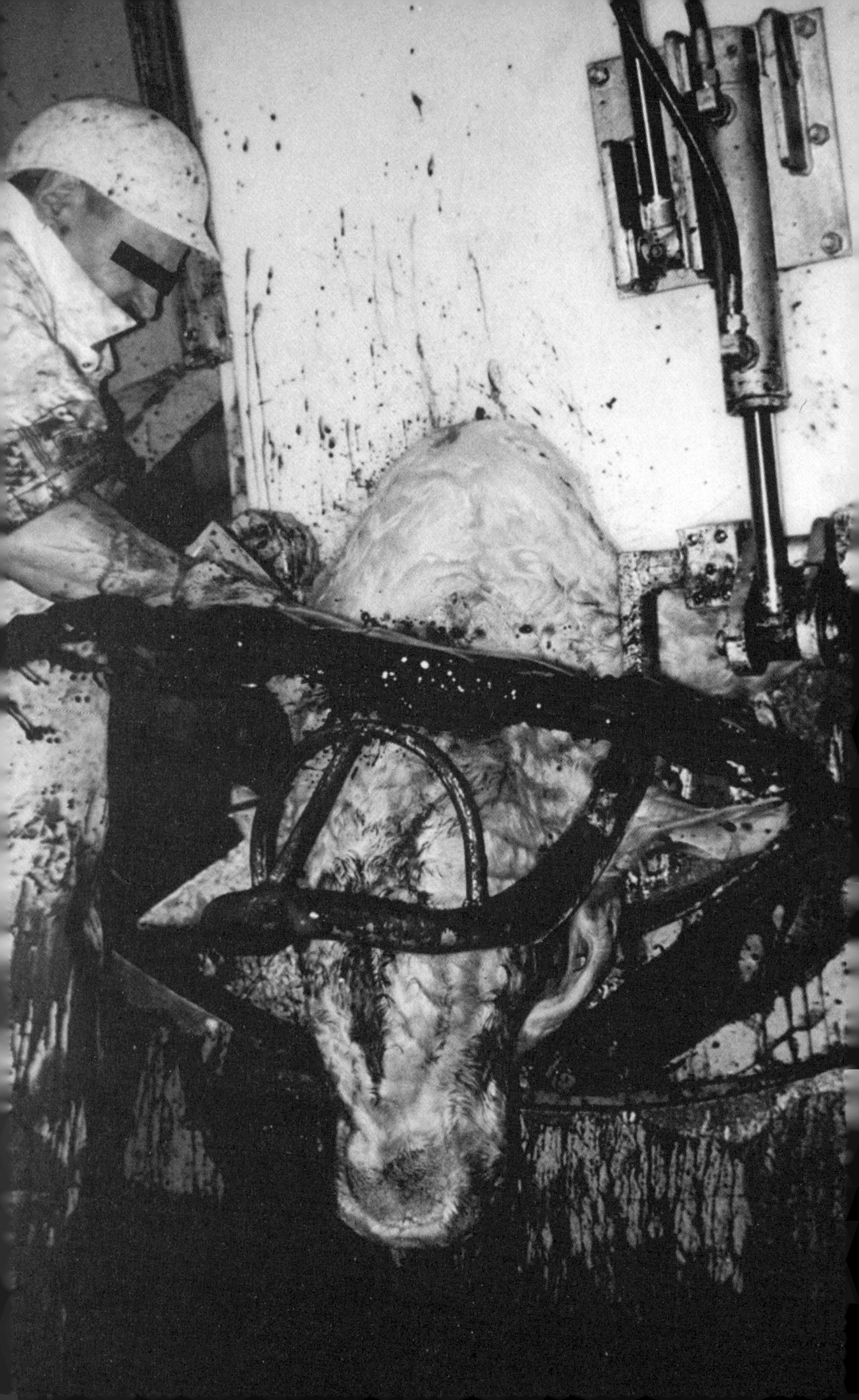

Par contre, il est important de souligner que le recteur de la grande mosquée de Paris a donné son aval. Il accepte le principe de l'étourdissement des animaux si cela ne les tue pas. On pourrait donc le faire en France, mais on ne le fait pas.

LES MARCHÉS À BESTIAUX

Tu as visité des marchés à bestiaux, mais avant de raconter ce qui t'est arrivé, le jour où tu as failli finir étranglé, dis-nous ce qu'est un marché à bestiaux ?
Un marché à bestiaux est un lieu où transitent en général des bovins, parfois des moutons. C'est un lieu où sont négociés des animaux, c'est un lieu de vente. Les bovins sont présentés, il y a plusieurs acheteurs et l'animal part au plus offrant. Ensuite les animaux sont dispatchés, ils partent vers d'autres élevages, d'autres abattoirs, ce sont des lieux de transition.

Tu as visité un marché à bestiaux, à une époque assez tendue, c'était pendant la crise de la vache folle, il y avait beaucoup de pression. Peux-tu revenir sur cet événement si cela n'est pas trop douloureux pour toi ?
C'est presque anecdotique. J'ai visité plusieurs marchés à bestiaux, et en effet j'en ai visité un en particulier lors de la crise de la vache folle. On était en pleine frénésie, en plein tapage médiatique aussi, alors quand je venais visiter un marché à bestiaux on se demandait ce que je venais faire, ce que je venais observer, si je n'allais pas voir des choses qui n'auraient pas dû être. Tout le monde était méfiant. Oui, effectivement j'ai vu des choses que je n'aurais pas dû voir. J'ai vu des animaux qui n'auraient pas dû transiter sur les marchés, des animaux blessés, malades, avec une suspicion de maladie de vache folle.

Là aussi les services vétérinaires ferment les yeux ?
Les services vétérinaires ne viennent pas toujours sur les marchés à bestiaux car c'est trop dangereux. On se fait mal accueillir.

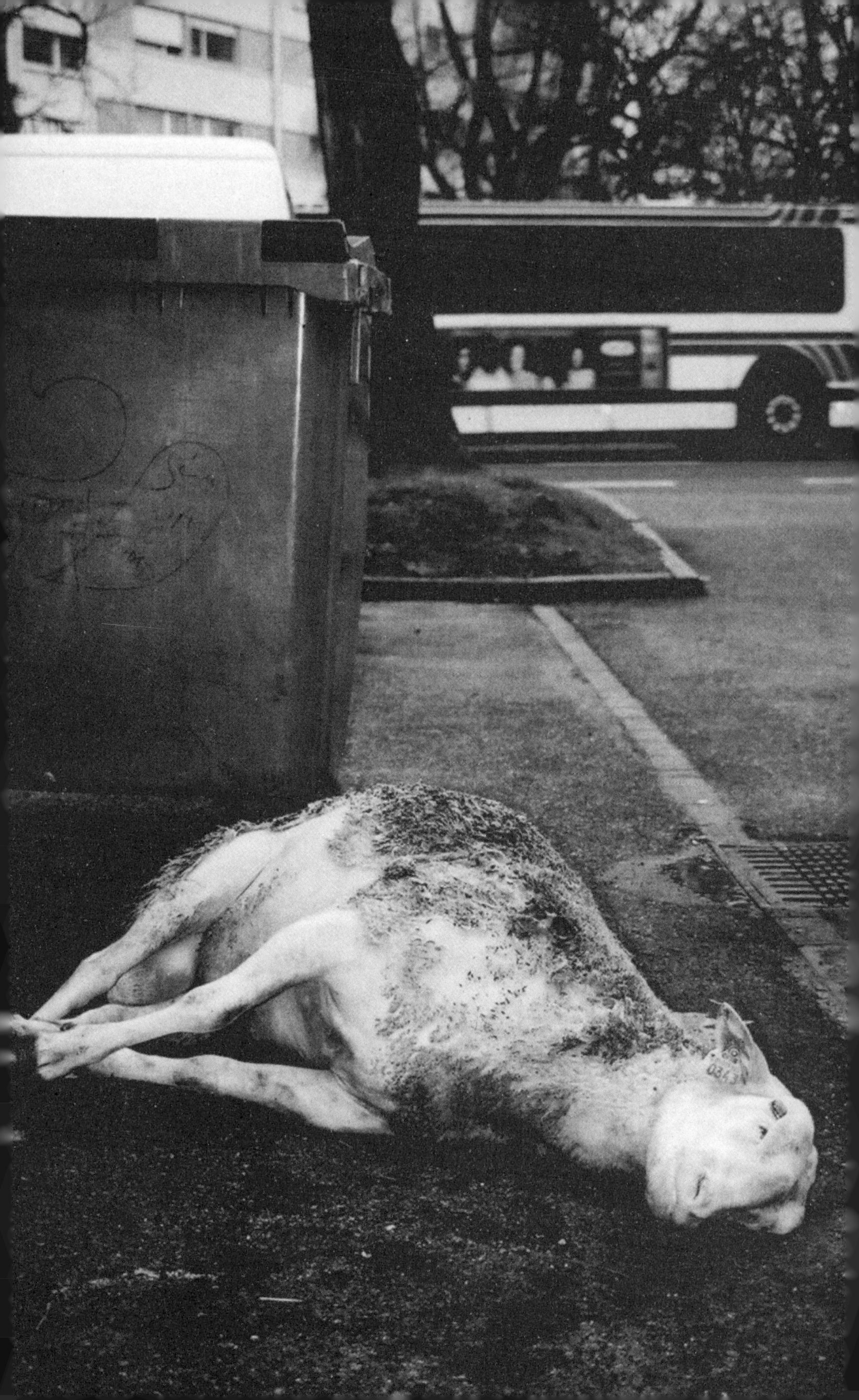

Lorsque les services vétérinaires venaient faire leur travail sur les marchés et qu'ils s'intéressaient à une bête, aussitôt ils étaient entourés de marchands, de négociants qui venaient avec leur bâton. Ils demandaient s'il y avait un problème. Pendant ce temps, des personnes allaient même crever les pneus de leur voiture sur le parking. Devant ce comportement menaçant, les services vétérinaires faisaient demi-tour et de fil en aiguille, ils ne venaient plus contrôler les animaux sur les marchés à bestiaux.

Mais toi tu y allais ?
Oui. J'y allais tout seul, dans un nid de guêpes, un peu inconscient. Je me suis fait agresser deux fois.

Pourtant, lors d'une de ces agressions, tu étais accompagné d'un représentant municipal.
Oui, j'étais accompagné du conseiller municipal qui était responsable de ce marché. Il n'a ni empêché l'agression, ni cherché à me secourir et bien évidemment il n'a pas appelé les gendarmes.

J'ai lu aussi qu'une personne des services vétérinaires avait été enfermée dans un box avec un taureau.
Oui, un technicien vétérinaire a été enfermé avec un taureau. Il faut savoir que sur les marchés à bestiaux, à cette époque, il y avait beaucoup de tentatives d'intimidation pour faire en sorte que les activités se passent sans regards extérieurs. Si certaines choses n'étaient pas très avouables, elles se passaient et personne ne les voyait.

Pourquoi cette pression ? On dirait qu'on ne veut pas nous montrer certaines choses. Paul McCartney dit cette phrase "Si les abattoirs avaient des vitres, plus personne ne mangerait de la viande".
Un abattage c'est choquant, et récemment une journaliste qui m'avait demandé des informations pour infiltrer le milieu des abattoirs, m'a rappelé pour me parler de sa difficulté à pénétrer dans ce genre d'endroit. Ce ne fut que des refus, on ne voulait rien lui dire, rien lui laisser voir. Il n'y a pas vraiment de transparence...

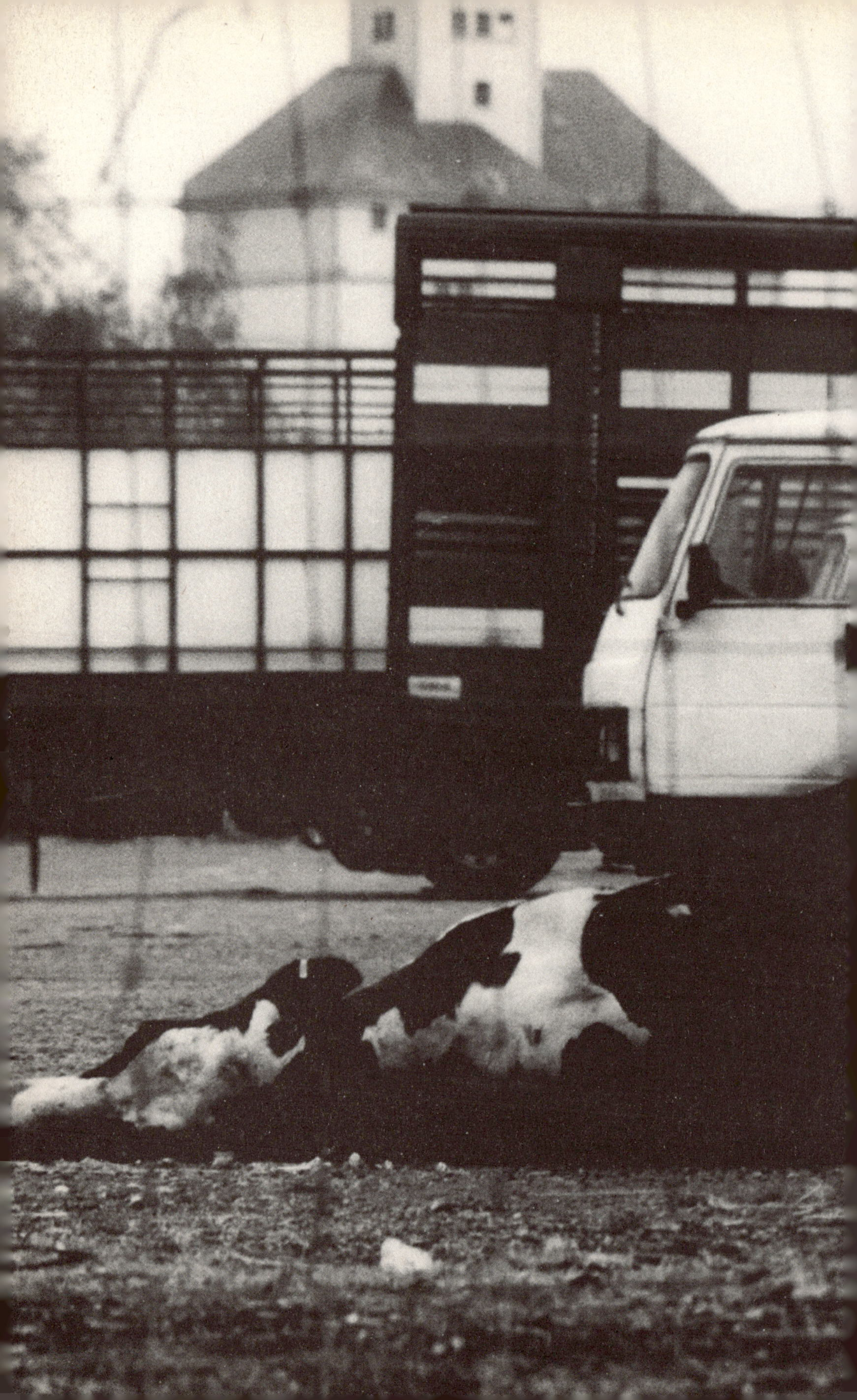

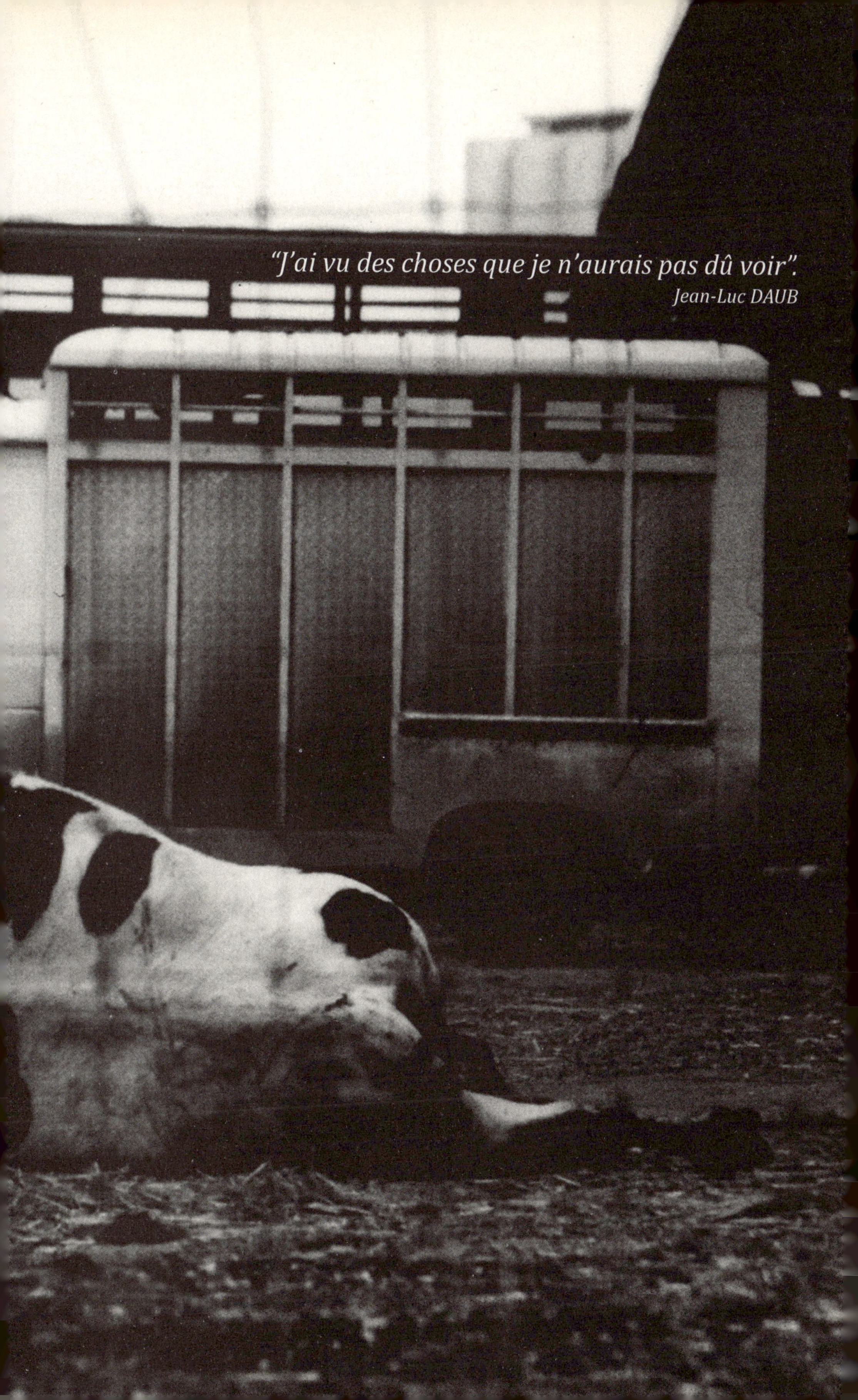

"J'ai vu des choses que je n'aurais pas dû voir".

Jean-Luc DAUB

C'est une véritable omerta ! C'est en cela que ton témoignage est très précieux, on ne pourra pas dire que cela arrive ponctuellement, car tu me confirmes que durant ces 15 années, à chacune de tes visites, tu relevais des infractions à la législation.
Oui, à chacune de mes visites dans les abattoirs, je relevais une infraction, quelque chose qui se passait mal.

CES BÊTES QU'ON ABAT

Il y a une photo sur ton livre, une photo qui me parle beaucoup, sur laquelle on voit deux hommes, on devine que c'est dans un abattoir, et on y voit une truie en fin de vie, elle est par terre, on dirait qu'elle est en train de supplier. C'est toi qui a pris cette photo, est-ce que tu peux m'en raconter l'histoire ?
Cette truie est arrivée dans un camion rempli de porcs charcutiers. C'était la seule truie entourée de porcs de près de 120 kilos. Elle était à l'arrière du camion car chargée en dernier. Le chauffeur l'a déchargée en la jetant en bas du camion, elle est tombée de haut, elle est restée sur le quai, elle ne pouvait pas marcher, elle ne pouvait pas bouger. Le chauffeur a déchargé tous les autres cochons à l'aide d'une pile électrique, les cochons sautaient tous les uns derrière les autres à l'extérieur du camion et ils lui sautaient dessus. Ils lui ont tous massacré le dos. Les employés ont ensuite voulu la chercher avec un petit tractopelle pour l'amener à l'intérieur de l'abattoir, le plus proche possible du poste d'abattage. Je m'y suis opposé, d'ailleurs la loi me donne raison, il est interdit de véhiculer des animaux de telle façon. J'ai donc demandé à ce qu'on l'abatte sur place. Un des bouchers est venu avec un pistolet Matador, qu'on utilise normalement pour les bovins, mais pas pour les porcs. Il lui a perforé le crâne avec le pistolet, mais ça n'a pas eu l'effet que cela aurait dû avoir, elle n'est pas tombée inconsciente, ça l'a juste blessée, la truie s'est relevée, elle hurlait. Le second boucher est venu, il a essayé de la saigner, mais il a raté la saignée car elle bougeait. Elle a essayé de se déplacer en roulant

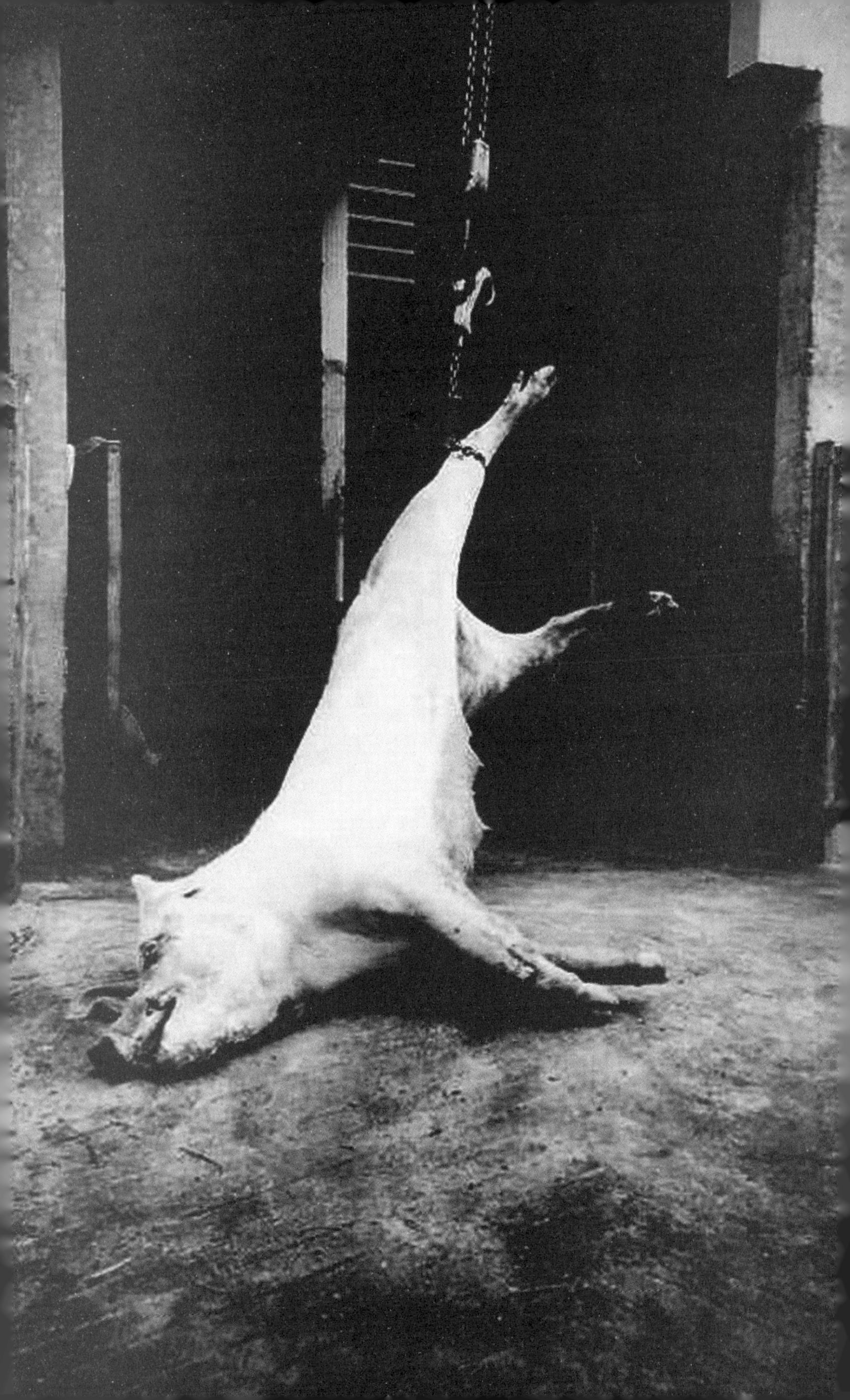

jusque dans la cour, là les bouchers lui ont couru après, ils l'ont saignée encore une fois, c'était... c'est une truie qui a beaucoup souffert.

Tu as d'autres exemples qui t'ont marqué comme celui-ci ?
Oui, j'ai beaucoup d'exemples comme ça. Encore une autre truie dans un autre abattoir en Bretagne, elle aussi était tombée d'un camion, mais avant mon arrivée. Je pense qu'ils ont dû la tirer à l'aide d'un câble électrique à même le béton, car elle était éraflée sur le ventre. Cette truie, elle était... elle me faisait pitié, elle regardait où elle était, elle cherchait, elle pouvait juste relever la tête mais pas le corps, elle ne pouvait pas marcher. Alors j'ai eu l'idée de lui donner à boire. J'ai pris un tuyau d'eau, je lui ai mis dans la gueule et elle a bu, elle a bu... J'étais étonné. Elle ne me connaissait pas mais elle était confiante, elle avait soif, très soif, elle buvait, elle buvait. J'avais vu que j'avais été observé par des bouchers, donc j'ai arrêté, j'ai rangé le tuyau. Ils sont venus pour l'abattre, mais là aussi, ils ont raté l'abattage. Ils l'ont fait à l'aide d'un pistolet Matador, ils lui ont fait plusieurs trous dans le crâne avant de pouvoir vraiment la saigner. Je dois t'avouer que d'évoquer cette histoire me met les larmes aux yeux...

Est-ce que les coches et les cochons crient ?
Ils hurlent beaucoup, ils crient, ils sont très sensibles. Dès qu'ils arrivent à l'abattoir, ils ont très peur.

Ils sentent qu'ils vont à la mort ?
Je ne sais pas s'ils sentent qu'ils vont à la mort, mais ils sentent que là où ils sont, ce n'est pas bien, qu'il se passe quelque chose d'anormal, que c'est un endroit à fuir mais ils ne peuvent pas fuir. C'est comme dans le couloir de la mort, lorsqu'on fait avancer les cochons les uns derrière les autres avec une pile électrique, celui de devant, plus il avance, plus il recule. Il a le réflexe de reculer, il ne veut pas avancer, il ne sait pas ce qu'il y a devant, mais il ne veut pas y aller. Pour le faire avancer on lui envoie des coups de décharges électriques. Alors les cochons crient, ils hurlent. Les employés ont des casques, mais pas moi.

Tu as raconté dans ton livre que tu as assisté à beaucoup de ratés, que des animaux se faisaient égorger encore vivants même lors de l'abattage classique avec étourdissement. Pour l'abattage rituel du mouton, ça se passe comment ?
Les moutons sont égorgés en pleine conscience. Souvent on suspend les moutons par les pattes, ce qui est interdit, on les suspend vivants, on peut avoir toute une chaîne de moutons vivants, en train de s'agiter, de se débattre. L'employé les prend et les saigne les uns après les autres. Il arrive que les moutons, une fois saignés, relèvent la tête et regardent ce qui se passe, ils cherchent, et petit à petit leur regard s'éteint et ils perdent conscience.

Ta journée commençait dans le sang.
Oui, ma journée commençait dans le sang, j'arrivais dans les abattoirs vers 4-5 heures du matin. Ça sentait les viscères, le sang. Il y avait des cris, des bruits métalliques, des bruits de crochets, de machines.

Il faut dire qu'il y a beaucoup de bruit dans les abattoirs, les gens portent des casques de protection auditive. J'ai lu que la puissance du cri d'un cochon peut atteindre 130 dB. C'est presque le seuil de la douleur.
J'avais mal aux oreilles, je n'avais pas de casque lorsque je visitais les abattoirs, c'était insupportable. Mais moi, je n'étais que de passage. Il était bien plus insupportable de voir ces cochons être abattus que de penser à mes oreilles.

As-tu pu parler avec les gens qui travaillent là-bas ?
J'ai de temps en temps parlé avec des bouchers, des tueurs, des bouviers, des porchers. Souvent, on a tenté de m'intimider en passant avec un couteau près de moi, en faisant semblant de déraper, en m'aspergeant avec un tuyau d'eau. Je n'étais pas le bienvenu, il n'y avait pas vraiment de conversation.

Il y a un turn-over important dans les abattoirs ?
Oui, il y a un turn-over important, surtout au poste de tuerie à la bouverie et à la porcherie. Les gens ne restent pas, ceux qui

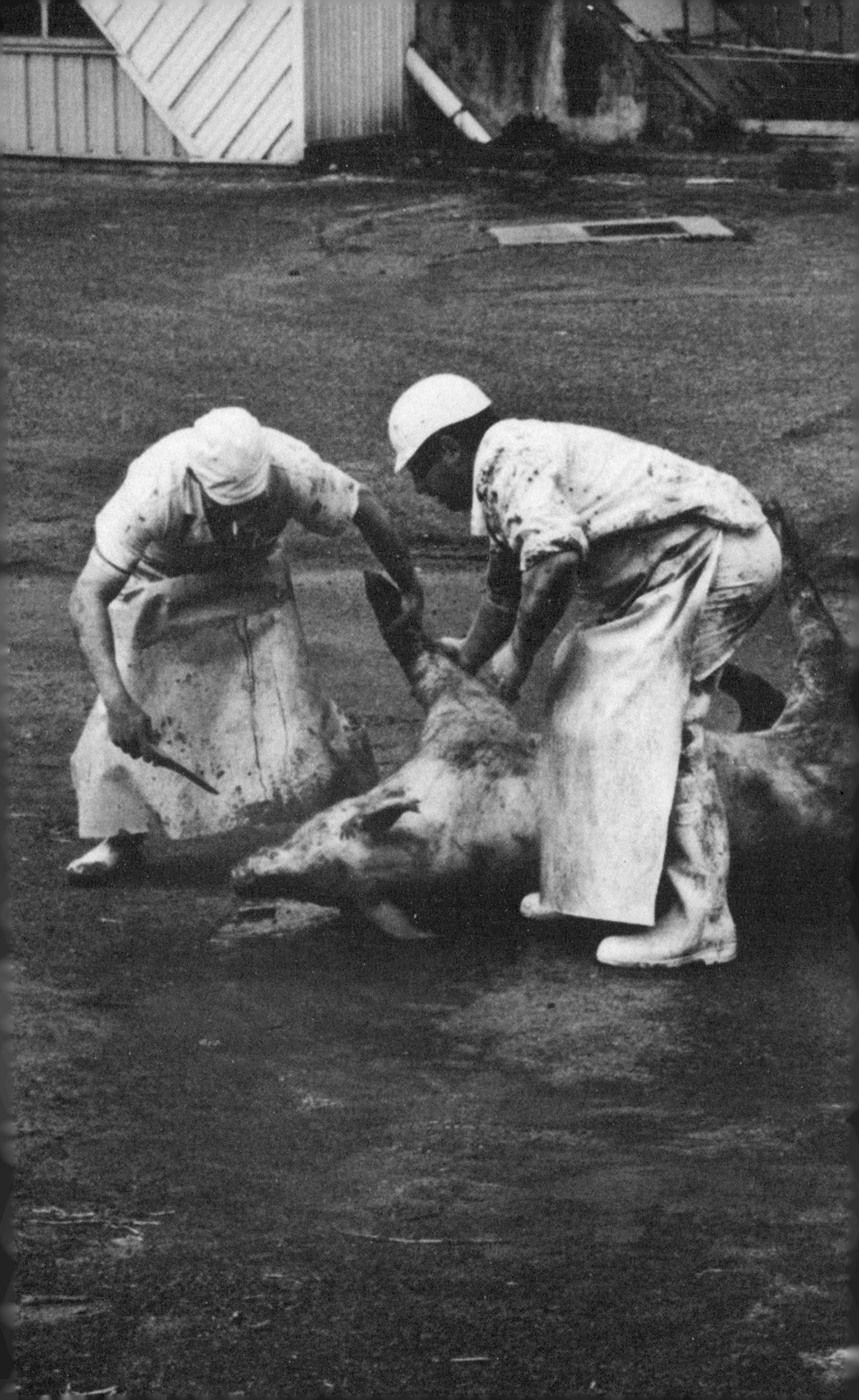

"... c'est une truie qui a beaucoup souffert".

Jean-Luc DAUB.

restent, ont des mines défaites, ils sont tristes. Il m'est arrivé d'en voir alcoolisés, pour supporter car le travail est très difficile.

Tu racontes aussi le cas d'un taureau, une belle bête.
J'y pense souvent... C'était au petit matin dans un abattoir, il faisait encore noir et je suis allé visiter la bouverie où l'on décharge les bovins. Il y avait ce taureau, immense, impressionnant, une force de la nature. Il cherchait comment sortir de son enclos, il était paniqué, il ne voulait pas rester là. Il a vu un petit espace entre les barreaux, un espace un peu plus grand que les autres et il pensait pouvoir passer. Il s'est mis à quatre pattes, il a essayé de passer la tête et les cornes mais il ne passait pas. Il avait l'air désespéré, il ne voulait pas rester là, il voulait sortir. C'est une image que je revois souvent parce qu'on lisait toute sa détresse dans ses yeux. Et je n'ai rien pu faire. Je ne l'ai pas sauvé... C'est très dur pour moi.

Mais tu ne pouvais pas le sauver. La loi le dit, les animaux qui entrent dans les abattoirs sont condamnés. Fais-tu des cauchemars ?
Oui, j'en fais régulièrement. J'ai toujours ce sentiment d'impuissance, de ne pas pouvoir les sauver. J'ai pu améliorer les conditions d'abattage, j'ai pu mettre fin à des infractions, punir par la loi certaines personnes mais je n'ai jamais pu sauver un seul des animaux que j'ai vus, qui étaient dans la détresse. Dans mes cauchemars, je suis impuissant.

Jean-Luc, je vais te dire pourquoi tu n'es pas impuissant... Tu n'es pas impuissant parce que tu as écrit un livre et ça, c'est ton témoignage. Tu as fait ta part.

LE BOUC

Dans ton livre, il y a aussi une histoire étonnante, celle d'un bouc qui trahit la cause animale. Raconte-moi l'histoire de ce bouc que tu as trouvé un jour dans un abattoir. Quel était son rôle ?
J'avais pris une semaine entière pour visiter tous les abattoirs d'un même département et arrivé le vendredi, je visite le dernier

abattoir. Je me présente au directeur qui m'attendait, très sympathique, les bras croisés derrière son bureau. Ensuite, il m'a fait visiter les lieux et m'a présenté un bouc dans une étable. Ce bouc servait à conduire les moutons vers le poste d'abattage. On ouvrait la porte de l'enclos du bouc et ensuite la porte de l'enclos des moutons. Le bouc faisait son tour dans l'enclos des moutons, il allait tous les chercher. Je ne sais pas pourquoi, mais les moutons le suivaient, il les amenait jusqu'au poste d'abattage. Une fois le bouc ressortit, l'employé refermait la porte et le bouc repartait dans l'étable manger son foin tranquillement. C'était un traître.

Un traître, mais il accompagnait les moutons au poste d'abattage tout en douceur.
C'est vrai, je n'ai jamais constaté un accompagnement aussi doux car pour amener les moutons au poste d'abattage, ce n'est pas facile. Ils n'ont pas eu de décharges électriques, ils n'ont pas été tirés par les oreilles, ils n'ont pas été tirés par les pattes. C'est particulier, car en général aucun animal ne reste dans un abattoir plus de deux jours. Ce bouc, il y restera toute sa vie.

RIEN NE SE PERD

Tu nous as dit que tu avais travaillé à la SPA, toujours en tant que bénévole. Tu relates le cas des vaches, poulets et cochons malades mais aussi des chats et chiens morts sur la route ou euthanasiés que l'on retrouve dans les farines animales et dans les croquettes pour chiens et chats.
Depuis la crise de la vache folle, on a vu que ça soulevait de graves soucis de santé et donc aujourd'hui c'est sensé être interdit (*la Commission Européenne a décidé de réintroduire les farines animales pour nourrir une partie des animaux d'élevage. A partir du 1er juin 2013* - ndlr). Tous les chats et les chiens des SPA, les animaux d'élevage, les animaux de ferme, morts de n'importe quelle mort, que ça soit euthanasie, maladie, même maladie grave, tous partaient à l'équarrissage pour être transformés en farine animale.

Farine animale qui était ensuite recyclée dans la nourriture des animaux d'élevage et des animaux de compagnie.

Dans les abattoirs il y a des containeurs spécifiques pour la viande, les abats, les déchets qui ne sont pas destinés à la consommation humaine.
Rien ne se perd dans les abattoirs, en effet une partie des déchets alimentaires part pour la fabrication des aliments pour chiens et chats.

Qui est Robin ?
Robin, c'était mon chien, un fidèle compagnon. Il me suivait partout, je l'amenais dans tous mes déplacements, partout en France, que ça soit en voiture ou en train, il était toujours avec moi. Il me tenait compagnie au restaurant, à l'hôtel...

Tu l'amenais partout, sauf dans les abattoirs.
Dans les abattoirs c'est interdit, je ne l'amenais pas. D'ailleurs, je garais ma voiture à l'extérieur de l'abattoir car tu n'as pas le droit d'avoir un chien dans une voiture dans un abattoir. Robin, c'était ma boule d'affection.

LA RESPONSABILITÉ DE L'ÉTAT

On a parlé des services vétérinaires qui sont impuissants pour faire appliquer la réglementation dans les abattoirs. Penses-tu que l'État a failli dans le domaine des abattoirs ? Sont-ils au courant de ce qui s'y passe ?
Ils sont sensés être au courant car les agents dans les abattoirs doivent faire remonter au siège départemental, puis au ministère de l'agriculture, tous les dysfonctionnements.

Mais tu disais qu'il y avait très peu de procès-verbaux ?
Oui, il y en a très peu parce que les services vétérinaires ne sont pas encouragés à en faire. Ils subissent des pressions lorsqu'ils en font, mais aussi parce que très souvent les procès-verbaux sont classés sans suite par le procureur.

UN GÉNOCIDE ANIMAL

Il y a de plus en plus de productivité dans les abattoirs, ça doit aller de plus en plus vite. Combien de cochons sont abattus toutes les heures dans un abattoir ?
J'ai vu des abattoirs qui abattaient 700 à 850 cochons à l'heure. Je dis bien à l'heure ! Avec plusieurs postes de saignées car ça va tellement vite. Ce sont des cadences infernales.

Penses-tu que les dysfonctionnements sont liés à ces cadences infernales ?
C'est certain car cela pose des problèmes d'attention lorsqu'une bête ne peut pas marcher et ne peut pas suivre le rythme imposé par l'abattoir. Cela pose un vrai problème, la bête est mal prise en charge.

Tu donnes des chiffres dans l'introduction de ton livre, des chiffres qui m'ont donné la chair de poule. On abat en France, chaque jour, un peu plus de 3 millions d'animaux ! Plus d'un milliard d'animaux sont abattus dans les abattoirs français par an, avec une espèce qui caracole largement en tête et que l'on mange quasiment au quotidien, c'est le poulet. Tu parles aussi des porcs avec 26 millions de porcs tués par an. En tout plus d'un milliard d'animaux sont abattus tous les ans en France. Il faut se rendre compte qu'il y a un vrai génocide animal. On est responsable en tant que consommateur de cet état de fait.

L'ÉLEVAGE INDUSTRIEL

On a parlé de l'abattage, qui peut-être considéré comme une délivrance pour l'animal car ce qu'il se passe dans les élevages industriels dépasse les limites de l'acceptable.
J'ai visité des élevages industriels de poules pondeuses, dans des cages, à plusieurs étages, dans le noir, c'est horrible.

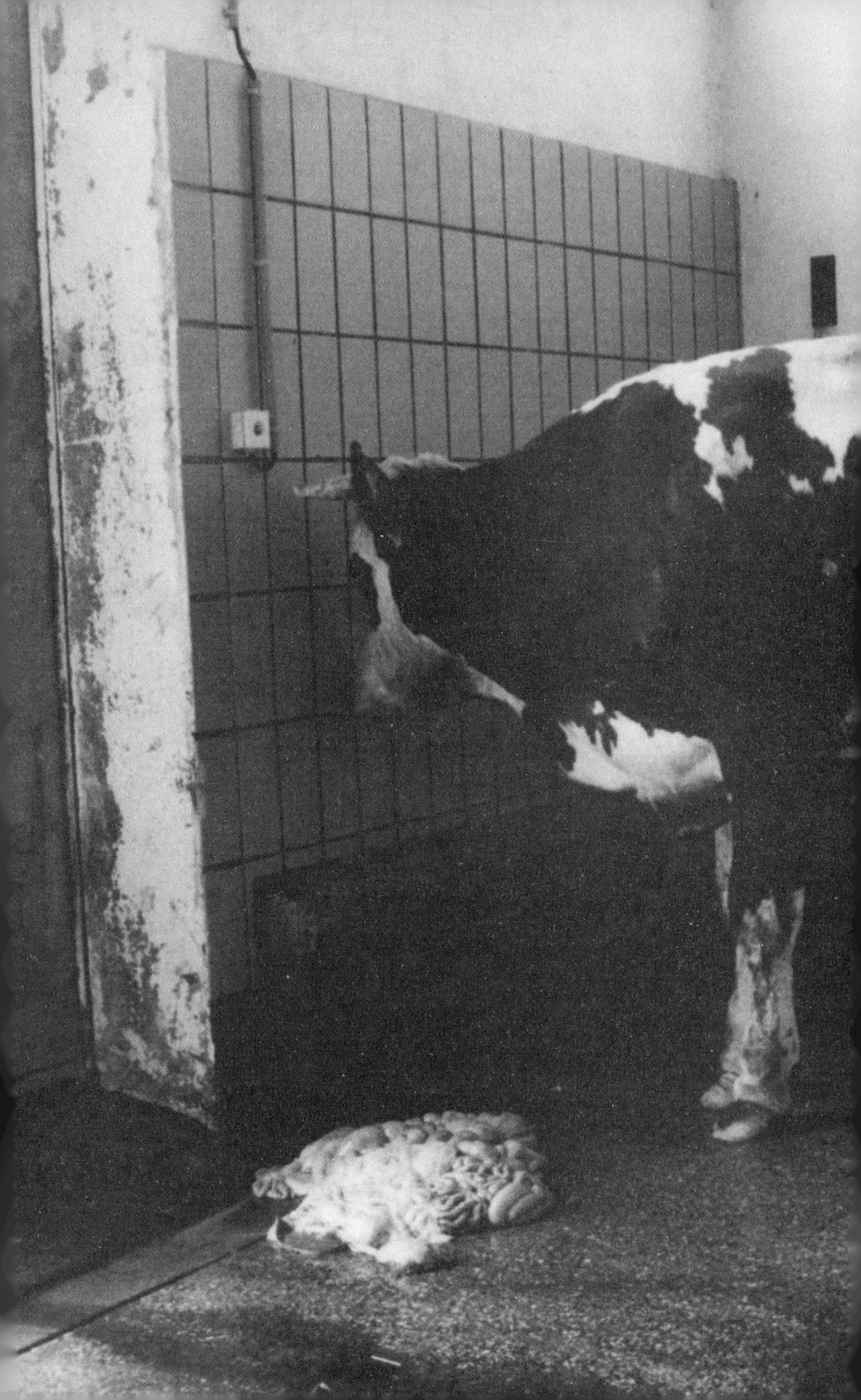

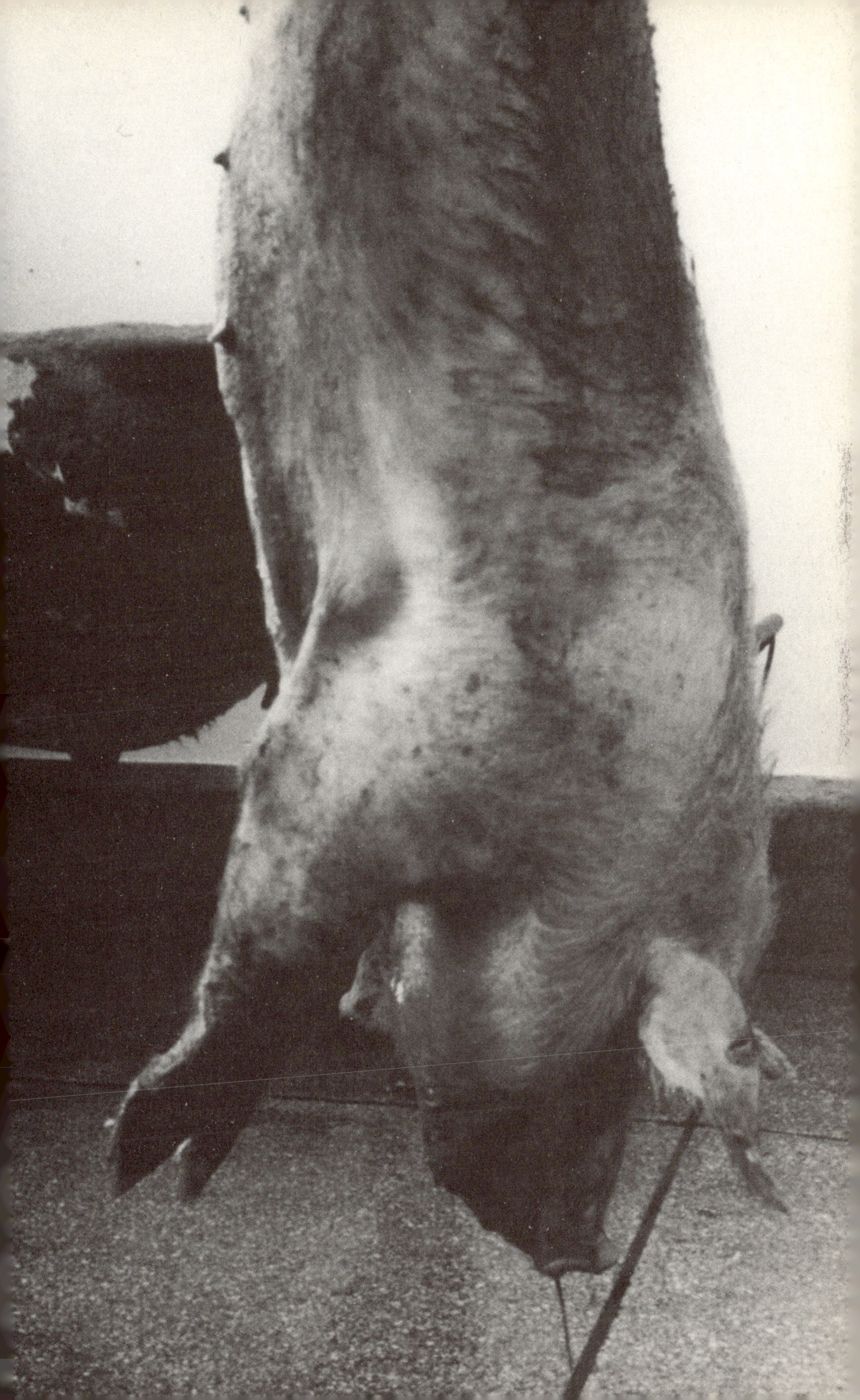

*"Dans 98% des élevages français,
les truies sont dans des stalles métalliques.
Elles ne peuvent ni avancer, ni reculer, ni se retourner.
Elles sont sur du béton, dans le noir,
enfermées dans des bâtiments par centaines".*
Jean-Luc DAUB

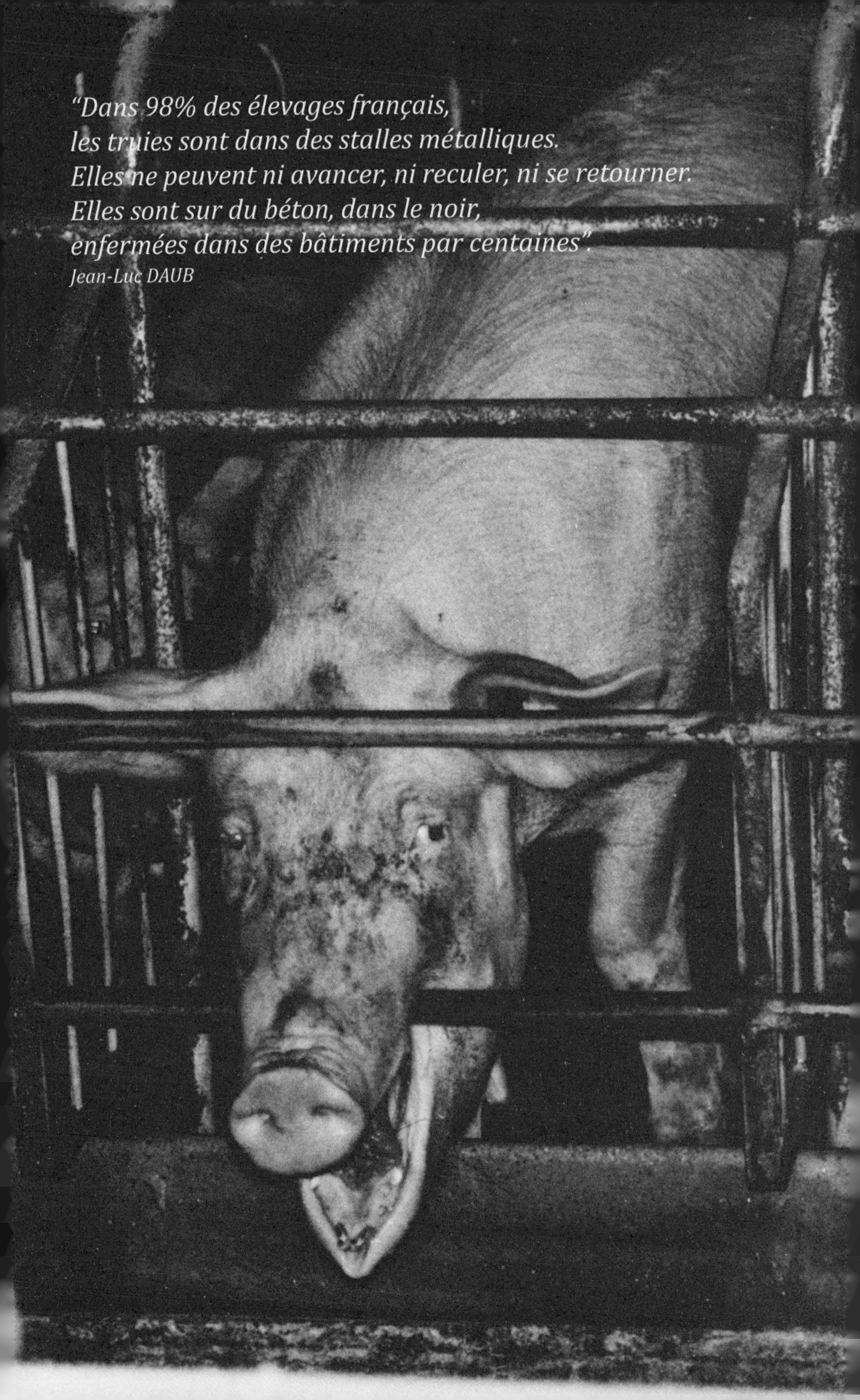

Elles sont dans quel état ces poules ?
Elles sont déplumées. Elles ont les pattes blessées, elles s'agressent car elles sont dans de petites cages à plusieurs, elles n'ont aucune possibilité de gratter le sol, ni de s'isoler. Elles ont besoin de s'isoler et là elles ne peuvent pas. Cela génère des comportements agressifs entre-elles, c'est pour cela qu'on leur coupe le bec lorsqu'elles sont encore des poussins pour éviter les agressions futures. Elles cohabitent parfois avec des cadavres de leur congénère dans les cages...

C'est douloureux pour une poule de se faire couper le bec ?
Oui, c'est très douloureux, beaucoup d'entre-elles meurent. Elles ne s'en remettent pas toutes.

Tu as un affect particulier pour les cochons, tu parles souvent des coches. Est-ce que tu peux nous décrire la vie d'une coche ?
Oui, je les aime. Une coche c'est une truie, la femelle du porc. J'ai visité des élevages de coches. Dans 98% des élevages français, les truies sont dans des stalles métalliques, des cages dans lesquelles elles ne peuvent ni avancer, ni reculer, ni se retourner, elles ne peuvent jamais se gratter, elles ne peuvent jamais fouiner le sol, elles ne peuvent que se coucher et se lever. Elles sont sur du béton, dans le noir, enfermées dans des bâtiments où elles sont des centaines et des centaines. Depuis janvier 2013, de nouvelles normes européennes concernant leur bien-être devraient être appliquées, mais cela ne sera jamais aussi bien que dans un élevage Bio en plein air.

Elles sont inséminées artificiellement ?
Oui. Même les chaleurs sont provoquées artificiellement en faisant passer un robot qui diffuse l'odeur du verrat.

C'est incroyable. On dirait que ces animaux sont considérés comme des machines. Des machines à produire de la viande.
Effectivement. Dans le milieu les animaux ne sont pas reconnus comme étant des êtres vivants mais comme des carcasses de viande. Les coches, elles, ne produisent pas vraiment de la viande,

*"Les cochons qui sortent d'élevages intensifs font pitié,
ils ont mauvaise mine, ils ont l'œil triste.
Ils ont du mal à marcher car ils n'ont jamais eu
la possibilité de le faire".*

Jean-Luc DAUB

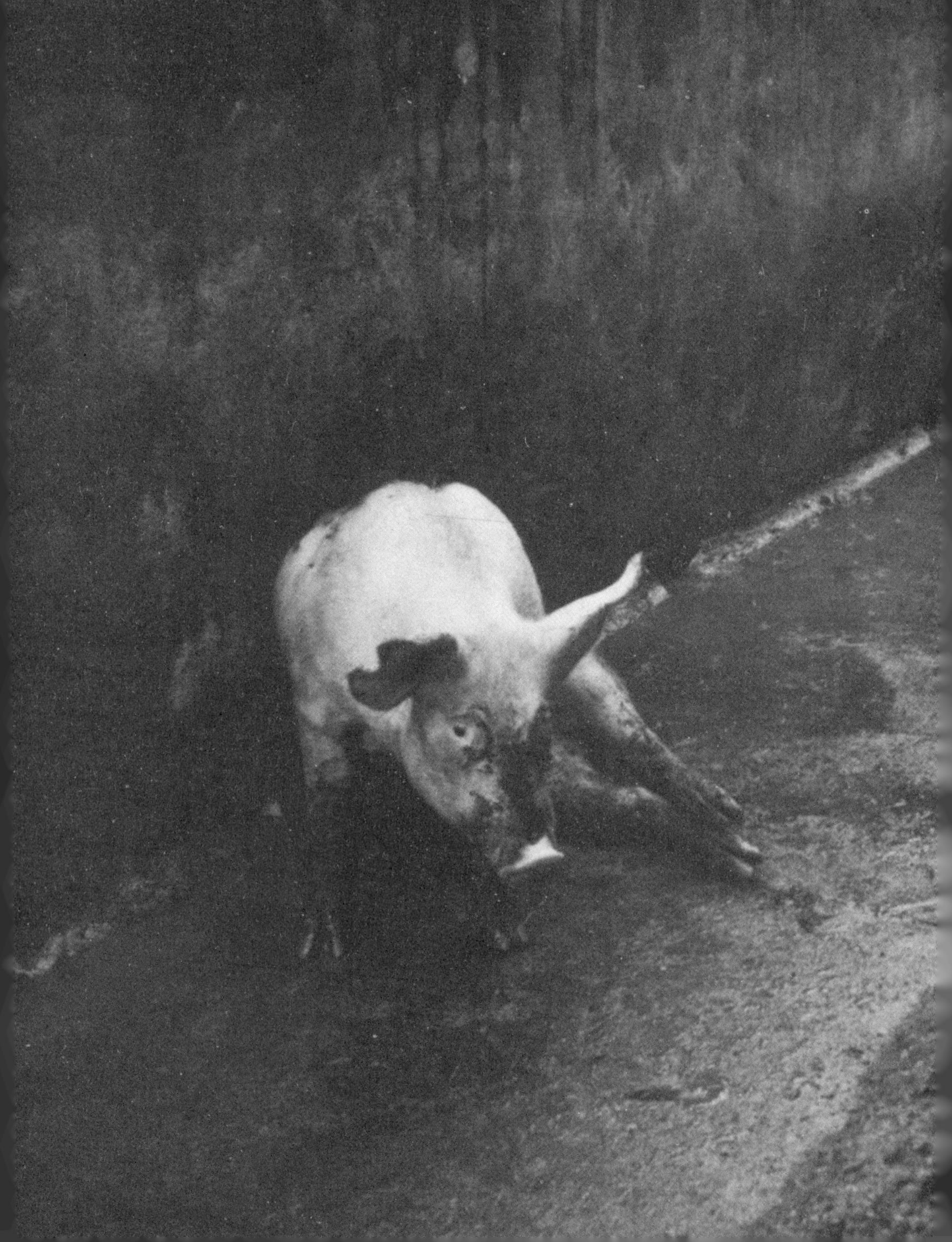

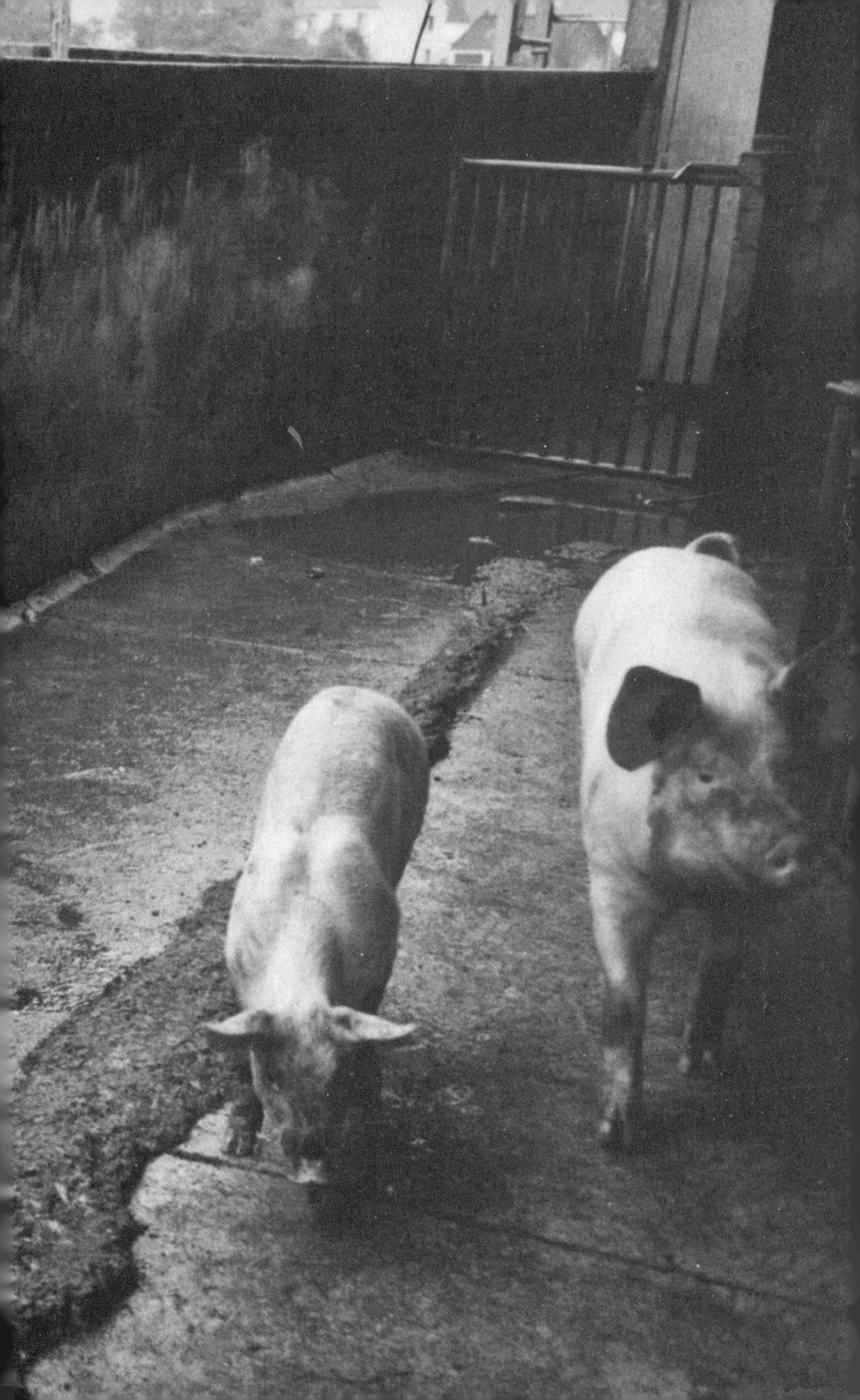

elles produisent des petits, des porcelets qui iront engraisser ensuite les élevages industriels de porcs. En fin de vie, elles sont considérées comme un sous-produit, il arrive même qu'on économise en leur en donnant moins à manger pour une meilleure gestion des frais.

Que fait-on à ces petits porcelets ?
On leur lime les dents à coups de meule, à vif, ça fait très mal. On leur coupe la queue toujours à vif, pour des raisons d'agressivité car ils vivent dans des milieux incompatibles avec leurs besoins. Ils s'ennuient et ils risquent de se dévorer la queue entre eux.

Et que fait-on de leurs testicules ?
On castre les porcelets mâles à vif à l'aide d'un scalpel ou d'un cutter. Le technicien en charge de cette opération porte un casque sur les oreilles car les porcelets crient tellement fort que c'est insupportable. Les porcelets partent ensuite dans des centres d'engraissement. Ils sont dans des cases en béton où ils sont en surnombre, sur un sol ajouré, on parle de caillebotis, afin que les excréments puissent être évacués dans une fosse. Ils sont eux aussi dans le noir, il n'y a pas d'activité. Ils s'agressent car ils sont en surnombre et ils s'ennuient. Il y a plein de cadavres par-ci, par-là. D'autres cadavres attendent dehors pour l'équarrissage. Mais il y a aussi obligation d'améliorer leur habitat. J'ai visité des élevages biologiques, en plein air et ce n'est absolument pas comparable ! L'animal est en bonne santé, l'œil est vif, il peut fouiner, il peut courir, il peut se protéger, il peut rester dehors sous la pluie s'il en a envie.

Il y a une différence fondamentale entre l'élevage biologique et l'élevage industriel et il faut appuyer sur ce point. Les élevages biologiques fournissent en plus à leurs animaux de la nourriture non contaminée par les OGM et les pesticides, ainsi qu'une condition animale qui est plus proche de la nature, plus respectueuse.
Dans un abattoir, je reconnais tout de suite parmi un lot de cochons, ceux qui ont évolué en plein air, on peut les comparer à des sportifs en bonne santé. Alors que les cochons qui sortent

d'élevages intensifs font pitié, ils ont mauvaise mine, ils ont l'œil triste. Ils ont du mal à marcher car ils n'ont jamais appris et ils n'ont jamais eu la possibilité de marcher. Il n'y a aucune comparaison et les consommateurs sont sensibles à ça. Les consommateurs préfèrent les élevages biologiques mais paradoxalement, ils n'achètent pas cette viande qui provient de ces élevages-là.

Parce qu'elle est plus chère ?
Oui, elle est plus chère mais pas beaucoup plus chère.

Il est important de dire que les éleveurs industriels reçoivent des subventions bien plus conséquentes que les éleveurs biologiques. La viande industrielle que l'on achète moins cher, on la paye avec une partie de nos impôts.
(sourire).

Jean-Luc, je te suis très reconnaissant d'avoir accepté de témoigner pour mon livre. Tu m'as fait part de ton sentiment d'impuissance mais je te confirme que ton action pour les animaux sera relayée. Tu as fait un livre remarquable sur le sujet, je ne connais aucun équivalent. Par rapport à tes 15 ans d'enquête dans les abattoirs, j'encourage vivement mes lecteurs à acheter ton livre. Je tiens vraiment à te remercier car tu as fait un véritable travail de mémoire. Ton livre est un témoignage qui marque notre époque.

FAUT-IL MANGER LES ANIMAUX ?

Je vais te poser une dernière question, bien que je me doute de ta réponse. Est-ce que tu manges les animaux ?
Non, je ne mange pas d'animaux (sourire). Je suis végétarien. Cette année je fête mes 20 ans de végétarisme. J'en suis assez fier. Je suis en bonne santé, je fais du sport, je travaille, je dors bien et ce, sans manger la moindre protéine animale.
Et surtout ce que je vois, c'est la lueur d'humanité qui brille dans tes yeux.

Entrevue réalisée en janvier 2013 à Sainte-Marie-des-Mines (FR).
Jean-Luc Daub - *"Ces bêtes que l'on abat – Journal d'un enquêteur dans les abattoirs français 1993 – 2008"* - Édition L'Harmattan

"On passe à l'acte ou on passe son chemin".

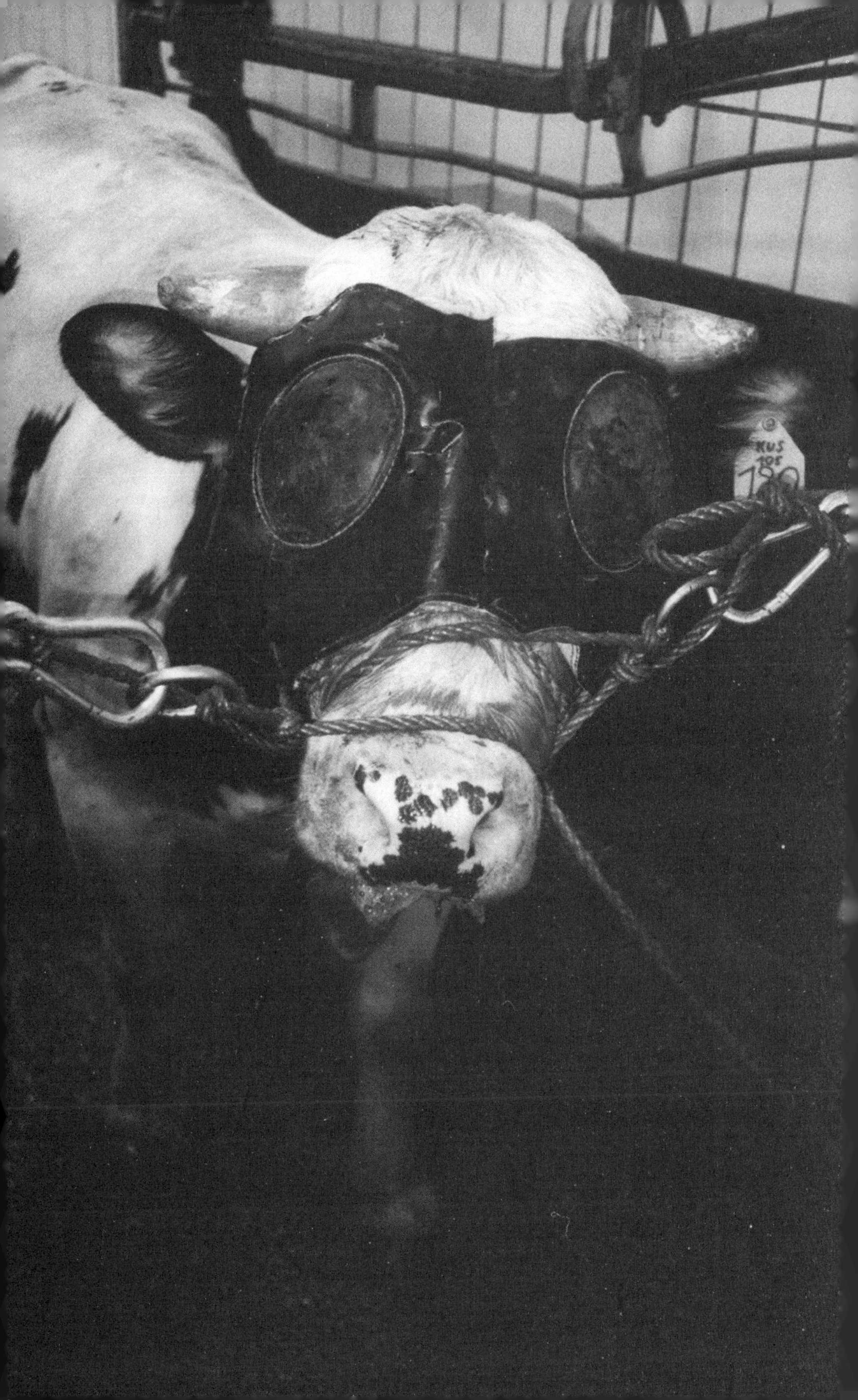

LA VIANDE

Professeur, mangez-vous de la viande ?
Professeur Pierre-Marie Martin : Très peu.

Pour quelles raisons ?
Parce que l'être humain n'est pas fait pour manger de la viande. Ce qui différencie les mâles herbivores des carnivores est la présence dans le tractus génital mâle de petites glandes capables de stocker les spermatozoïdes : les glandes séminales. Ce stockage transitoire est prévu pour résister à des périodes courtes et moyennes de non accès à la nourriture (sècheresse, couverture neigeuse...). Ces vésicules séminales sont le propre des herbivores alors que les carnivores en sont totalement dépourvus car quelque soit l'environnement, ils peuvent toujours trouver un animal plus faible à dévorer. Le tractus génital humain masculin est pourvu de glandes séminales qui sont localisées très prés de la prostate.

L'homme est donc un herbivore ?
L'être humain a été sélectionné comme étant un herbivore à l'origine, un végétarien sur le plan anatomique. Ceci se traduit sur le plan fonctionnel, c'est-à-dire que toutes les enzymes d'assimilation sont adaptées pour le système végétarien. L'être humain est devenu carnivore par la suite. Il faut savoir que l'accélération de l'alimentation carnée à prédominance de viande bovine est une invention post seconde guerre mondiale. Prenez la viande rouge par exemple, dans la première moitié du 20ème siècle, elle était peu accessible. L'ensemble de la population européenne avait des poules, des canards, des lapins, dans le sud on avait les moutons, mais le bœuf était cher avec un rendement faible.

Y-a-t-il une différence entre la viande que nous mangeons aujourd'hui et celle que mangeait nos grands-parents ?

Il est bon de se rappeler que l'élevage traditionnel, c'était avant des animaux en liberté qui mangeaient ce qu'il y avait dans les prés. En ce qui concerne le poulet, aujourd'hui ils sont élevés en batterie et ils mangent ce qu'on leur donne, c'est-à-dire du maïs issu de l'agroalimentaire intensif, grand consommateur d'eau, de pesticides et d'OGM. Le maïs a un taux d'acide gras insaturé, d'oméga 6, des molécules qui vont participer à la fabrication du mauvais cholestérol chez l'homme. Aujourd'hui les poulets et les œufs sont pleins d'oméga 6, car les poules issues des élevages intensifs mangent du maïs transgénique.

99% de la production de viande provient d'élevages intensifs. On retrouve dans notre alimentation, un grand déséquilibre entre les oméga 6 et les oméga 3, dû à la production industrielle depuis la seconde guerre mondiale, au développement des fast-food et à la banalisation de la viande.

Je fais vraiment la différence entre les viandes rouges et les viandes blanches. Dans la viande rouge, la graisse est indissociable de la fibre musculaire. Dans la viande de porc, qui est une viande blanche, vous pouvez enlever la graisse. Le porc n'a pas de fibres graisseuses, c'est pour cela que l'on parle de viande maigre, de viande blanche, sauf si vous en faites des saucisses ou des saucissons. La graisse est le lieu de stockage des perturbateurs endocriniens POPs et des PEES.

C'est également un facteur de maladie cardio-vasculaire.

Les maladies cardio-vasculaires sont plus importantes au Québec et au Canada qu'en France. Lorsque vous allez voir votre cardiologue, la première chose qu'il vous dira si vous avez du cholestérol, c'est de supprimer les œufs, ou de limiter votre consommation à un œuf tous les quinze jours, voire un œuf par mois, mais pas plus. Mais ce que votre cardiologue ne vous dit pas, c'est que si vous mangez des œufs de la filière lin, ils seront enrichis naturellement en oméga 3. Vous pourrez alors en manger autant que vous le souhaitez et au contraire ça vous fera du bien. En Provence, les poules en liberté peuvent manger du pourpier qui a les mêmes propriétés que les graines de lin.

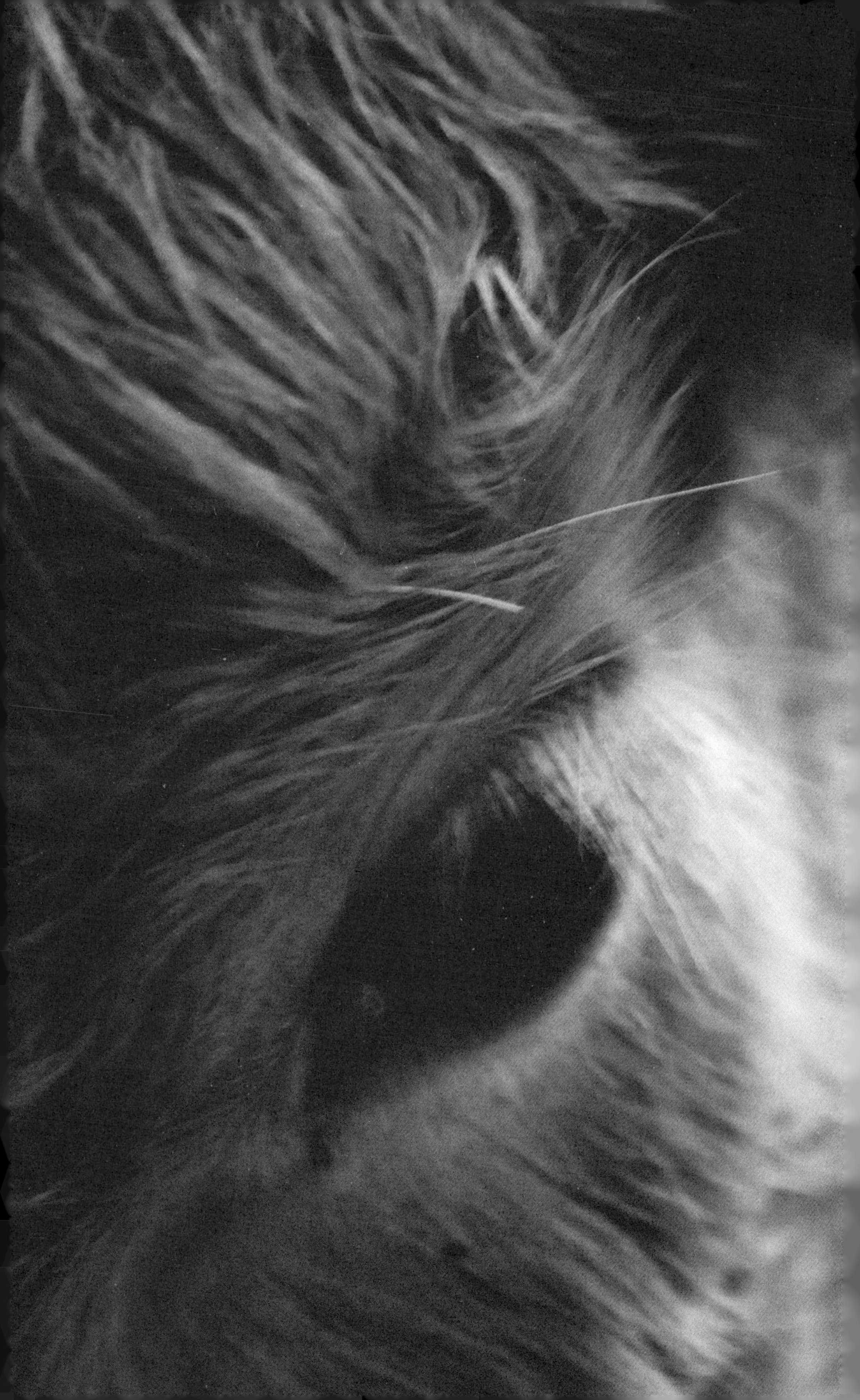

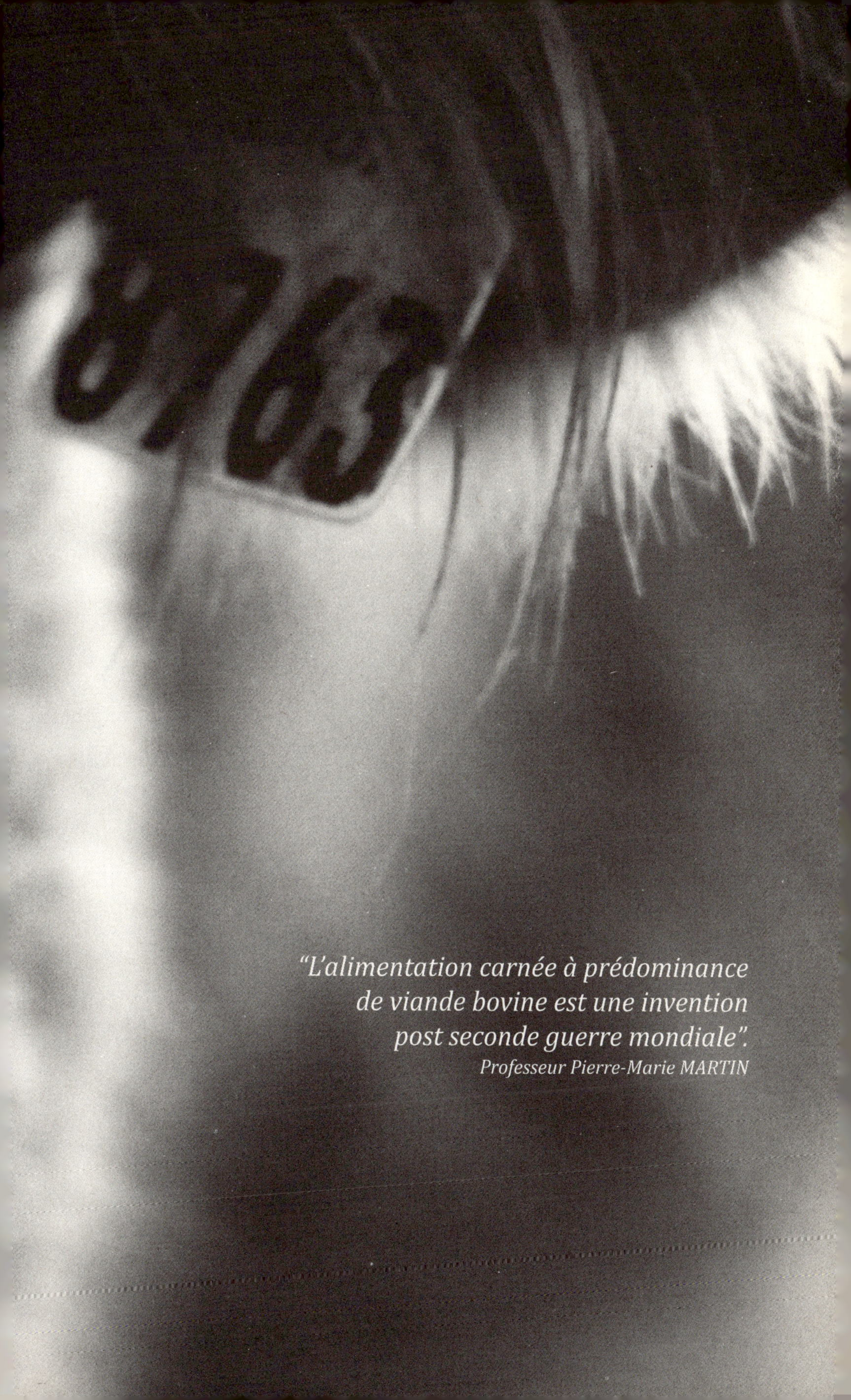

"L'alimentation carnée à prédominance de viande bovine est une invention post seconde guerre mondiale".

Professeur Pierre-Marie MARTIN

"Je suis végétarien parce que je suis né en étant incapable de manger de la viande".
Rob the Witch - NECRONOMICON (CAN)

QUI MANGE UN OEUF MANGE UN BOEUF

Qu'y a-t-il de plus semblable à un œuf, qu'un autre œuf ?

"En France, sur 100 œufs consommés, 95 proviennent de fermes industrielles où 46 millions de poules pondeuses sont élevées pour produire les œufs"(1). Avec 233 œufs par personne consommés en 2010, le français demeure l'un des plus gros consommateurs d'œufs de l'union européenne. 30% de œufs industriels sont utilisés dans les produits alimentaires transformés (pâtes aux œufs frais, pâtisseries, gâteaux, crèmes, flans, etc). La liste est longue. Nous sommes tous concernés.

Nous avons en Europe un code qui permet de savoir de quelle façon nos œufs sont produits :

Code 3 : Les poules sont élevées en cage. Cela représente 80% de la production.
Code 2 : Les poules sont élevées en élevage au sol (un hangar fermé, cloisonné, pas de sortie à l'extérieur). Cela représente 3% de la production.
Code 1 ou Code 0 : Ce sont des élevages avec accès à l'extérieur. Cela représente 17% de la production (3% pour le Bio, 3% pour le label rouge, et 11% pour le plein air).

Ces codes sont précédés de deux lettres pour indiquer la provenance (FR pour France).

Jusqu'à la seconde guerre mondiale, l'œuf est essentiellement produit dans de petites fermes familiales qui possèdent en moyenne 400 poules pondeuses. *"De nos jours aux États-Unis, l'un des plus grands pays producteurs d'œufs au monde, 95% de la production est assurée par 260 élevages industriels, dont 65 ont*

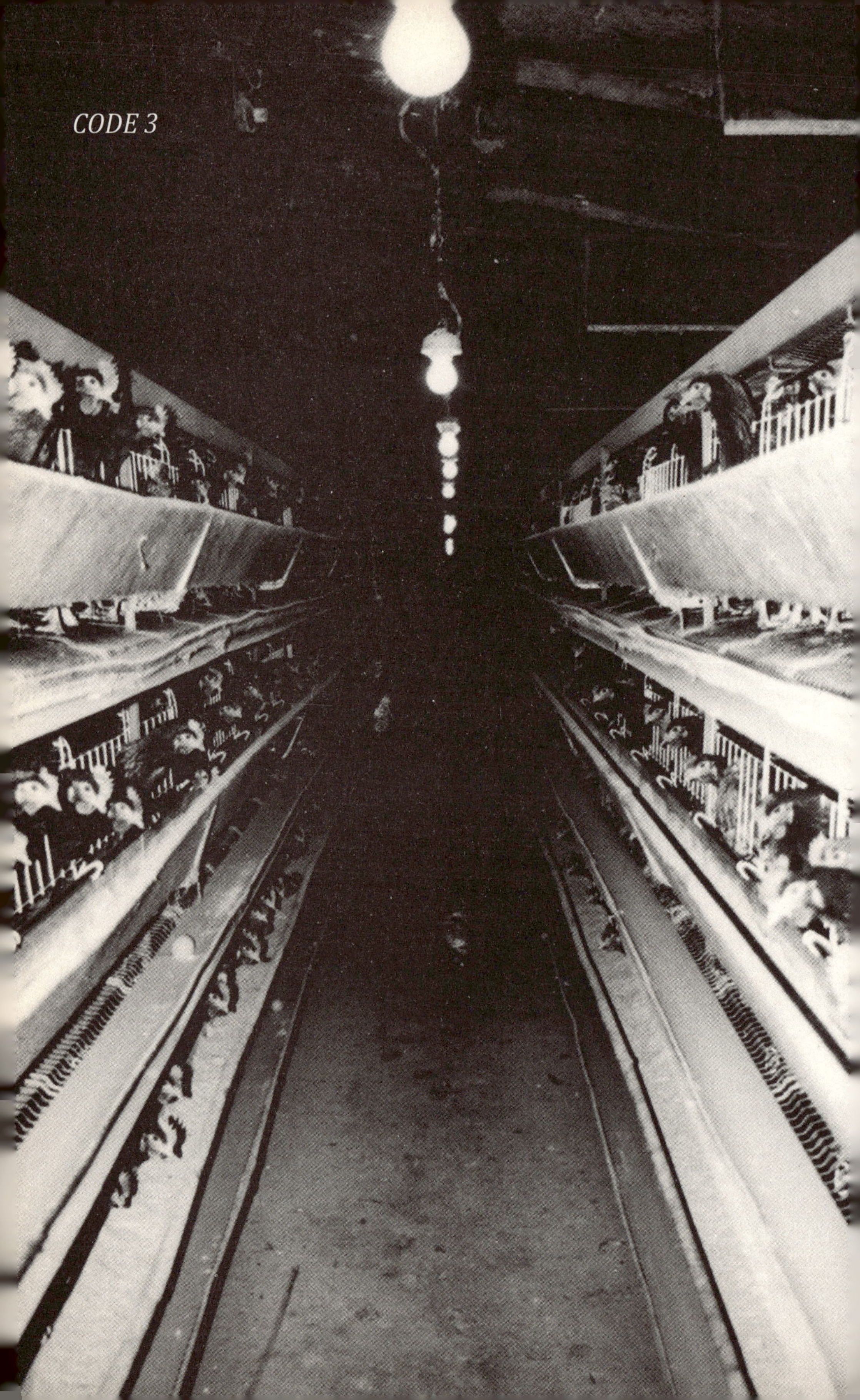
CODE 3

plus d'un million de poules et 9 d'entre eux plus de cinq millions ! Les plus petits élevages industriels comptent un minimum de 30.000 poules"[2]. Sacrée différence avec les poulaillers de nos grands-parents !

Dans ces élevages industriels, les poules sont confinées dans des cages étroites où elles parviennent à peine à se mouvoir. 16 poules/m^2, l'équivalent de la surface d'une feuille A4 par poule ! Elles n'ont accès ni à l'air extérieur, ni à la lumière du jour. Leur cycle de production est entièrement contrôlé par l'éclairage artificiel. Elles peuvent produire jusqu'à 300 œufs par an. Leur durée de vie est de 18 mois environ alors qu'une poule peut pondre jusqu'à 7 à 9 ans en condition naturelle. Lorsqu'elles ne produisent plus, à cause de leur organisme ravagé, elles sont vendues quelques dizaines de centimes d'euros aux abattoirs.

À l'intérieur de ces centres concentrationnaires, d'immenses hangars blancs immaculés, les conditions dans lesquelles elles vivent, dues au nombre élevé d'individus dans un même espace, créent chez elles un état de stress permanent qui a pour effet d'affaiblir leur système immunitaire. Ce dysfonctionnement nécessite de leur administrer des vaccins et des antibiotiques.

Il faut savoir que les antibiotiques administrés aux animaux d'élevage, que ce soit pour les porcs, les bovins, les lapins ou les poules, proviennent des mêmes souches que les antibiotiques utilisés pour nous, les humains, ce qui crée une résistance aux antibiotiques. "*La France détient, en Europe, le record du taux de résistance aux antibiotiques, soit 50% pour la pénicilline et 28% pour la méticilline utilisées respectivement contre le pneumocoque et le staphylocoque doré, qui constituent les principales bactéries à l'origine des infections nosocomiales. De plus, cette résistance aux antibiotiques croît vite*"[3].

"*C'est un des sujets les plus préoccupants en médecine actuellement puisque cette pratique s'est développée très rapidement ces dernières décennies de par le monde et qu'aucune classe nouvelle d'antibio-*

tique n'est attendue dans les prochaines années"[4]. Aux Etats-Unis, 70% de la totalité des antibiotiques produits sont utilisés pour l'élevage industriel[5].

Pour avoir visité des fermes industrielles de poules pondeuses, je peux vous assurer que les conditions d'élevage des poules pour produire des œufs code 3 font partie des pires pratiques de l'élevage industriel. Les conditions sont abominables, c'est un fait, mais qu'en est-il de la qualité nutritionnelle de ces œufs ?

Tout comme pour la viande, le lait, la volaille, le cochon ou les poissons et tout produit issu d'un animal, on retrouve dans l'œuf les qualités nutritionnelles de l'alimentation des poules, la moulée en l'occurrence. La moulée industrielle est composée principalement de maïs et de soja transgéniques. Des OGM donc.

En Amérique du nord comme en France. *"Presque la moitié des protéines consommées par les élevages français viennent d'Amérique du Sud. Problème : il s'agit pour l'essentiel de soja transgénique. La réglementation européenne s'applique et la France n'a pas pris de mesure spécifique contre l'importation. Au 19 janvier 2012, 3 sojas, 25 maïs, 2 colzas, 3 cotons, 1 pomme de terre et 1 betterave sont autorisés à l'importation pour la consommation humaine et/ou animale"*[6].

Les OGM sont parmi nous, directement et indirectement puisqu'ils font partie intégrante de l'alimentation de nos animaux d'élevage pour booster leur croissance et répondre à la sacro-sainte productivité. Pour nourrir le monde entier ? Bien sûr que non. Rien n'est plus mensonger comme le démontre le film "We feed the World" du cinéaste Erwin Wagenhofer, inspiré du livre de Jean Ziegler "L'Empire de la honte".

En outre, le maïs est bourré d'oméga 6, un acide gras polyinsaturé dont la profusion dans notre alimentation industrielle crée un déséquilibre de la balance oméga 3/ oméga 6 néfaste à notre santé comme nous l'explique le professeur Pierre-Marie Martin.

Dans les moulées biologiques, tous les aliments sont issus de l'agriculture biologique. Il n'y a pas d'OGM, les poussins ne reçoivent pas de vaccins, les poules n'ont pas d'antibiotique dans leur moulée contrairement à la moulée des élevages industriels. *"Au Québec, 99% des poulets reçoivent de petites doses d'antibiotiques dans leur moulée, pour prévenir les maladies et maximiser leur croissance"*[7].

L'œuf est composé de protéines d'une très haute valeur biologique. La qualité protéique de l'œuf est telle qu'on l'utilise comme aliment de référence pour évaluer la qualité des autres protéines alimentaires. Ce sont des protéines dites "complètes". Elles contiennent les 8 acides aminés essentiels à l'organisme et ce dans des proportions optimales. Le jaune d'œuf contient deux puissants antioxydants, la lutéine et la zéaxanthine issues de la famille des caroténoïdes. Les œufs biologiques enrichis naturellement en oméga 3 sont produits en ajoutant à la ration alimentaire de la poule des graines de lin par exemple.

Et la couleur du jaune d'œuf ? Tout dépend de la race de la poule et de sa nourriture. Dans l'industrie on utilise des colorants. *"Comme pour le saumon d'élevage, les industriels rajoutent à la moulée un colorant chimique choisi sur un nuancier pour rendre le jaune plus intense"*[8].

Personnellement, j'ai une préférence pour les œufs mollets. Chauds ou froids. Un peu délicat à cuire, chaque calibre est différent, mais pour un œuf moyen, je laisse le même temps que pour un œuf coque, 3 minutes environ dans de l'eau bouillante et je le laisse refroidir dans de l'eau froide. Je m'approvisionne directement chez mon fermier qui ajoute à la moulée de ses poules des graines de lin et de chanvre pour enrichir l'œuf en oméga 3. En attendant d'avoir mon poulailler et mes propres poules comme mon grand-père.

(1) http://www.l214.com/ - (2) lexpansion.lexpress.fr "les animaux d'élevage français gavés de soja OGM importé" 9/11/2012 - (3) Des facteurs aggravants rapport du sénat le 22 juin 2006 - (4) La résistance bactérienne aux antibiotiques - EXTRAITS DU RAPPORT OPEPS, JUIN 2006 - (5) New-York Times 16 décembre 2007 - Michael Pollan - (6) http://www.infogm.org/ - (7) http://www.lapresse.ca/ "79 millions de poulets sans antibiotiques" 22 avril 2013 - (8) Agence Régionale de l'Environnement de Haute-Normandie http://www.arehn.asso.fr/dossiers/œufs /index.html#21

"Par le passé, manger représentait pour moi quelque chose d'ennuyeux. Quand j'étais gamin, je considérais ça comme une perte de temps. Mais en vieillissant, mon palais est devenu plus délicat et aujourd'hui j'apprécie de prendre plus de temps pour manger".

John Garcia - KYUSS (USA)

AVEC LES DENTS

J'ai compté qu'en moyenne, lorsque je mange, je mastique mes aliments 35 à 40 fois avant de les ingérer. Il est vrai que mes repas sont à base d'aliments complets, plus longs à mastiquer car riches en fibre. La mastication est un processus important pour la satiété et la digestion.

La société "Standard Meat" de Dallas, au nom évocateur puisque cette compagnie prépare de la viande standardisée pour de nombreuses chaînes de restauration, a réduit ce nombre à 7 allers-retours(1) correspondant à la logique des fast-food. "*Mangez vite, mangez plus*". Le steak haché de bœuf fait partie des viandes les plus consommées. C'est la viande préférée des enfants. Ça tombe bien, c'est également la star des fast-food.

Le steak haché, c'est des animaux en bout de course, de vieilles vaches usées par la production laitière, des morceaux non présentables, formant une espèce de magma de chair. Pour les chaînes de fast-food, cette viande industrielle est broyée puis mélangée à une purée de maïs et à différents jus. Dans le jargon professionnel, ils appellent ça de "*la nourriture de bébés pour adultes*" dont le but est de piéger notre instinct afin d'en consommer plus et encore plus. Pour être tendre, ça l'est, puisque c'est de la viande reconstituée. De la bouillie solide qui a passé de nombreux tests de saveur pour la rendre à notre goût.

Le steak haché, c'est une viande potentiellement dangereuse. Il y a un risque de contamination non négligeable avec la bacterie E.coli. Écoutons les conseils que nous donnent les industriels de la viande à ce propos : *"La viande hachée crue pour le tartare est*

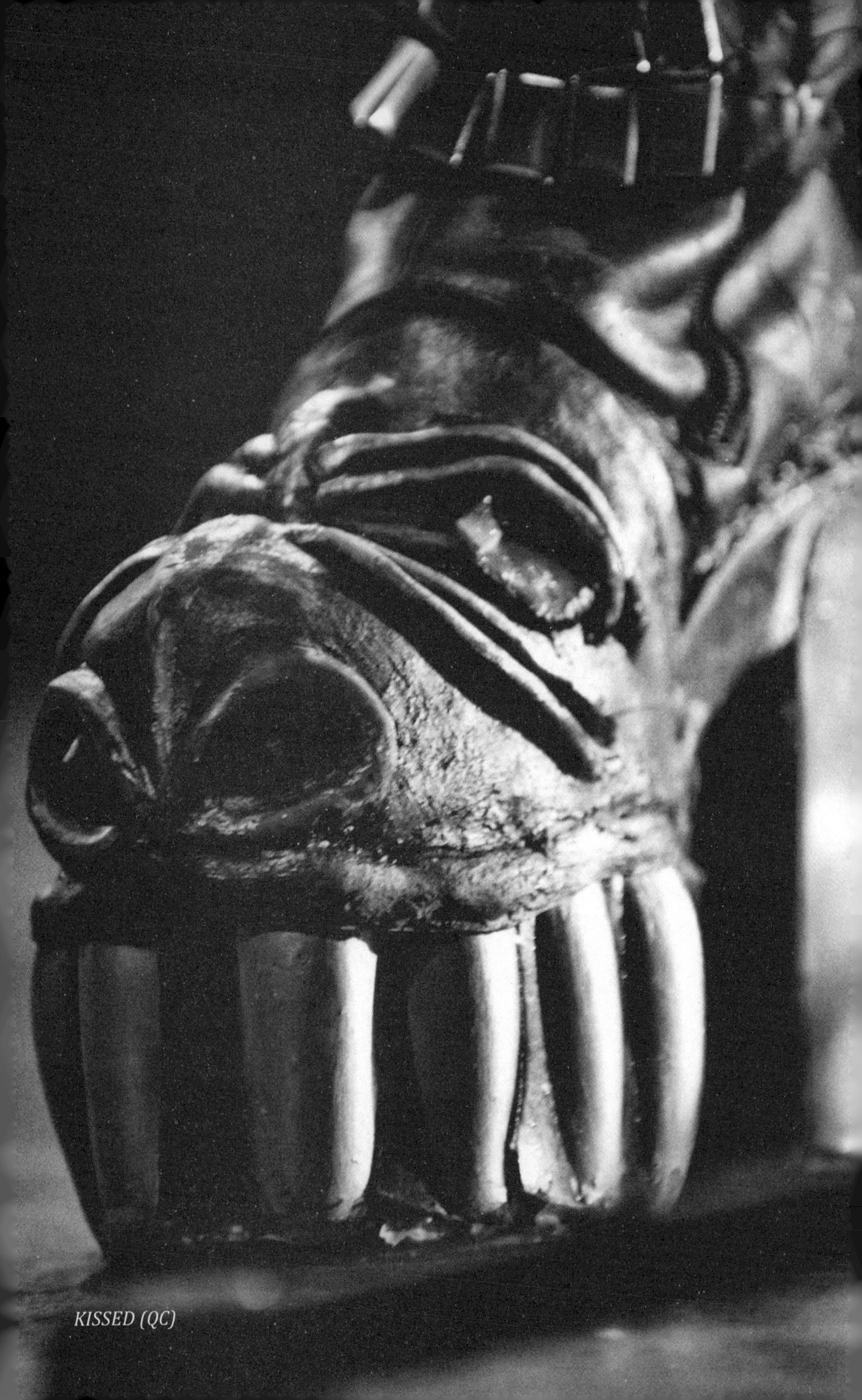

KISSED (QC)

déconseillée pour les enfants, les femmes enceintes et les personnes âgées". Donc c'est une viande à risque, mais pas pour tout le monde. Étonnant. Heureusement, on nous apprend que la viande hachée est très contrôlée. "*Un contrôle systématique est réalisé sur chaque lot de steak haché*" peut-on lire sur un site internet qui vante les grandes qualités nutritionnelles du steak haché. "*En 2009, 242.000 tonnes de steaks hachés ont été vendues en France dont plus de la moitié sous forme surgelés*"(2). Mais pas d'inquiétude, on nous dit que tout est sous contrôle.

L'augmentation de l'abattage rituel dans les abattoirs accroît considérablement le risque d'infection à la bactérie E.coli. "*Le halal présente un risque bactériologique car l'abattage rituel consiste à trancher tout le cou de la bête, œsophage compris, rendant alors possible la contamination de la viande par les matières présentes dans le système digestif de l'animal pouvant contenir la bactérie E.coli. Lors de l'abattage traditionnel, ce risque est évité car l'œsophage est ligaturé*"(3). C'est la même problématique avec l'abattage casher.

Ce risque lié à l'abattage rituel ne concerne pas uniquement les confessions concernées car la viande d'une bête abattue rituellement peut se retrouver sur les étals de viande des supermarchés et des bouchers traditionnels. Un point que j'aborde dans l'entretien avec Jean-Luc Daub. Le mode d'abattage n'est pas inscrit sur les étiquettes et ce, malgré plusieurs propositions de lois.

Et le goût des steaks hachés ? Adolescent, j'adorais les hamburgers Mc Donald. En 1984, j'étais fier d'avoir goûté ceux de Burger King à Los Angeles alors que l'enseigne n'avait pas encore ouvert en France, et de découvrir les tacos, burritos et nachos de chez Taco Bell à San Diego. Aujourd'hui je ne pourrais plus en avaler ne serait-ce qu'une seule bouchée. Je n'en aime même plus le goût. Les légumes verts crus et les aliments complets riches en fibres ont considérablement modifié mes goûts culinaires, mais aussi toutes les informations sur cette filière qui ont fait exploser mon culte de la viande.

Cette bouillie transformée fait donc les choux gras des chaînes de fast-food, truste les rayonnages de viande où le steak haché est roi, accapare les préparations culinaires surgelées et s'invite dans les cantines scolaires. De la viande hachée qui s'engloutit plus vite au détriment de notre santé parce que nous n'avons plus le temps de mâcher avec les dents.

"*With Teeth*" Nine Inch Nails Album "*With Teeth*" 2005
(1) Toxic Food - William Reymond
(2) Au rayon froid, il fait un effet boeuf, 60 millions de consommateurs, octobre 2012
(3)http://www.lemonde.fr/societe/article/2012/02/20/malgre-la-polemique-le-marche-du-halal-a-la-cote_1645967_3224.html

"Quand tu es en tournée, tu n'as pas beaucoup de possibilités. Les soirs de show, lorsque tu finis de jouer, tu voyages de nuit en tourbus et tu t'arrêtes dans des stations services. Et dans les stations services, tu ne trouves que de la Junk Food".

Fotis - SEPTICFLESH (GR)

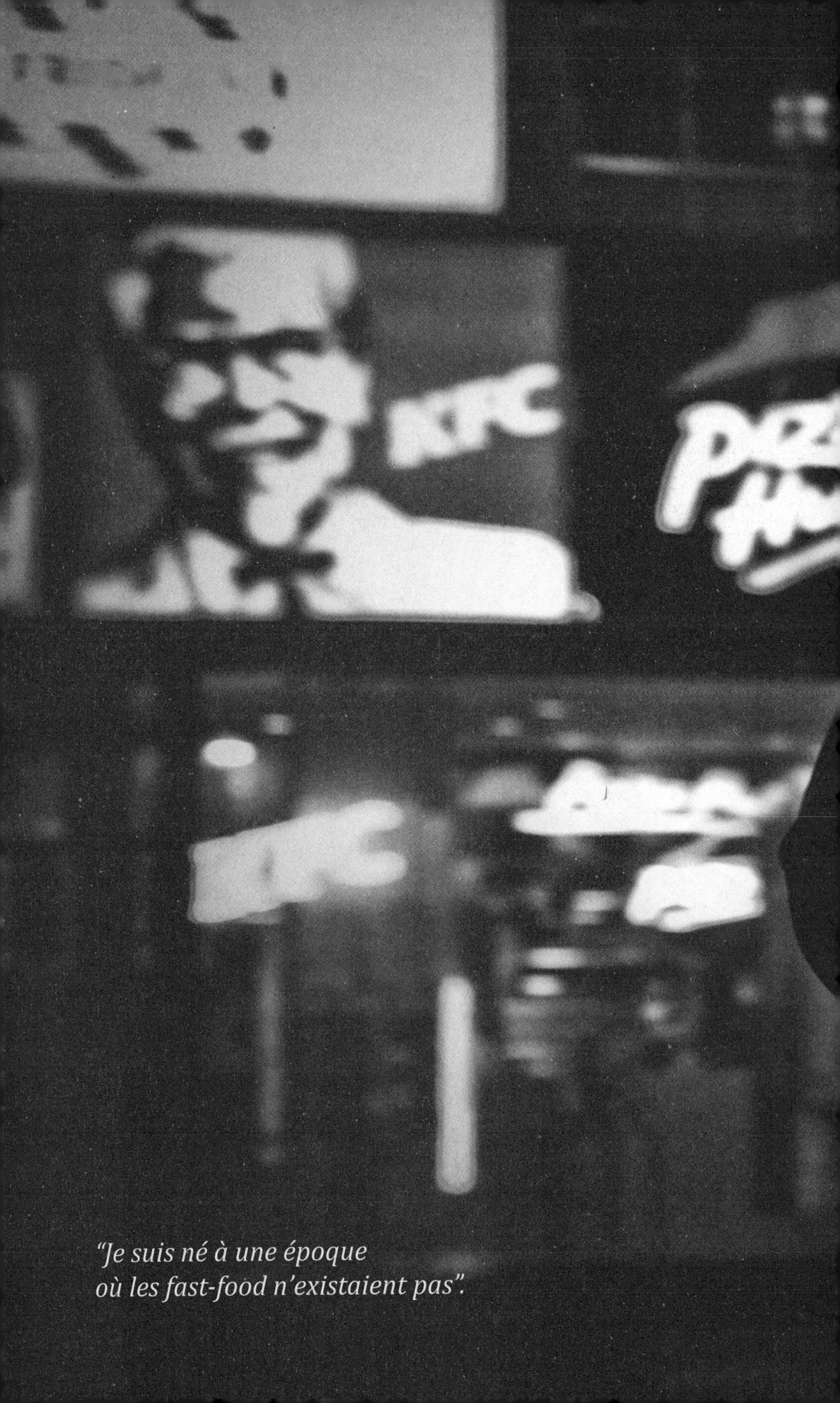

"Je suis né à une époque
où les fast-food n'existaient pas".

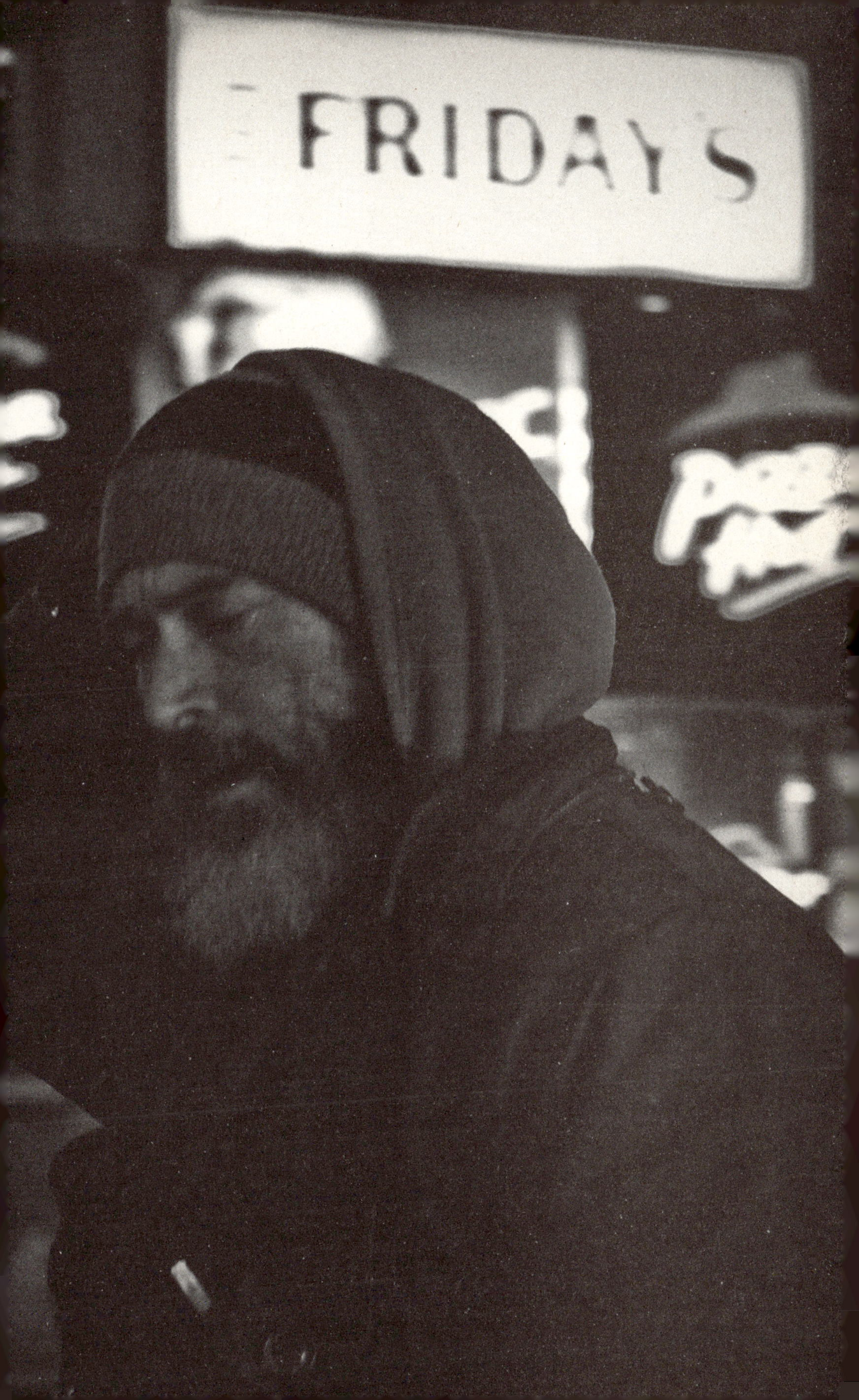
FRIDAYS

"We don't need Fast Food !"
Billy Sheehan - Mr BIG (USA)

Nous n'avons pas besoin de fast-food !

FAST FOOD

Professeur, que pensez-vous des compagnies de fast-food ?
Professeur Pierre-Marie Martin : Tout le mal que je puisse en penser avec un grand sourire. Vous pouvez avoir une alimentation rapide mais néanmoins de qualité. Les fast-food, c'est autre chose. C'est l'utilisation de l'industrialisation de l'agroalimentaire à son maximum.

Il est important de savoir que l'alimentation a un impact direct sur la santé humaine. Une alimentation équilibrée de type méditerranéen ou japonais traditionnel peut prévenir 40% des pathologies cardio-vasculaires, cancers et maladies métaboliques et ralentir l'évolution de ces pathologies dans 60% des cas. Essayez de trouver un médicament qui ait cette efficacité. Il n'en existe pas. À l'inverse depuis la fin de la seconde guerre mondiale, la diffusion du recours aux fast-food type américain s'accompagne d'une explosion du surpoids et de l'obésité au plan mondial, associée à une augmentation constante des maladies cardio-vasculaires, métaboliques et de l'incidence des cancers, en fonction du niveau de pénétration de cette pratique.

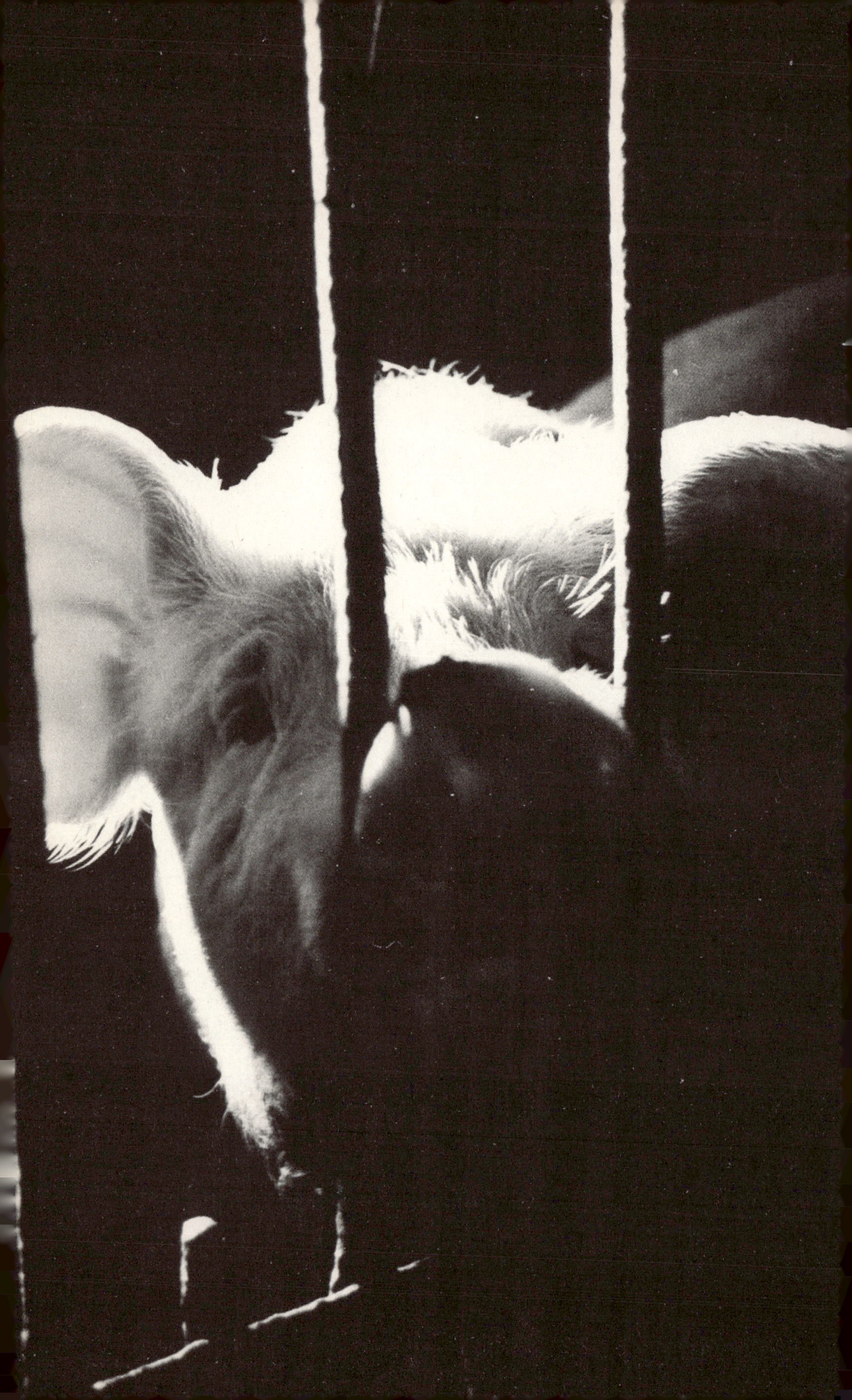

VIANDE OU POISSON

Après les scandales de la vache folle, du poulet à la dioxine, de la fièvre aphteuse des porcs et des ovins, de l'épidémie de grippe aviaire, des steaks contaminés par la bactérie E.coli, ces trente dernières années ont vu se dérouler des scandales alimentaires majeurs avec comme point commun, la contamination à partir des animaux de ferme.

Élevages concentrationnaires, propagateurs de maladies enrayées à grands renforts d'antibiotiques, farines animales contaminées, nourriture à base de maïs et de soja transgéniques, mode d'abattage productiviste... Tous ces facteurs sont reliés à notre consommation effrénée de viande et de volaille grâce à des prix bas, résultant d'un mode de production industriel qui a dépassé les limites de l'acceptable.

Nous avons rompu le pacte qui nous liait aux animaux de ferme. Un mode d'élevage ancestral où le bien-être animal était le centre de préoccupation des fermiers. Ne serait-ce que par la nourriture qu'on leur donnait et le cadre de vie qui respectait leurs exigences naturelles. Certes, les animaux finissaient dans les assiettes, mais en ayant eu en contrepartie une vraie vie d'animaux de ferme.

Et le poisson dans tout ça ? Est-ce que le poisson est préservé de cette production industrielle ? Malheureusement pas. On parle le plus souvent des problèmes liés à la surpêche et des combats du courageux capitaine Paul Watson avec Sea Shepherd, c'est une bonne chose car les espèces menacées doivent être protégées. Mais qu'en est-il du saumon, du panga, du tilapia, du cabillaud, de la truite, du turbot, du bar, de la daurade, du brochet et des crevettes ?

"La pisciculture est une des branches de l'aquaculture qui désigne l'élevage des poissons en eaux douces, saumâtres ou salées. Les agronomes ont constaté que les poissons présentaient des aptitudes particulières qui rendent l'élevage très intéressant. Une productivité supérieure par unité d'espace à l'élevage terrestre, un meilleur recyclage de la matière organique, une forte prolificité, et une chair reconnue comme bénéfique sur la santé à l'inverse de la viande rouge"[1].

La viande n'a rien à envier au poisson. Les élevages sont encore plus intensifs grâce à la productivité supérieure en terme d'espace, à l'utilisation d'antibiotiques, de farines animales, de polluants organiques persistants comme dans le cas du saumon norvégien, star des rayons congelés de nos supermarchés et dernier scandale en date *"La Norvège reconnaît que son saumon peut-être dangereux pour la santé. Les médecins appellent à ne pas manger de saumon d'élevage"*. Il faut savoir que 60% de la production mondiale de saumon atlantique serait bourré de produits toxiques dont les dioxines et les PCB ! Des saumons nourris aux farines animales, aux antibiotiques et même aux pesticides[2].

Aujourd'hui, en France, un tiers des produits de la mer provient de l'élevage[3]. Quant au Canada, Santé Canada soutient qu'il ne faut pas s'inquiéter de la situation, ni restreindre sa consommation de poisson d'élevage, bien que dans une étude récente, des scientifiques révélaient que l'alimentation de ces poissons est généralement trop grasse, plus encore, elle est constituée d'huile ou de farine de poisson, ce qui soulève la controverse[4]. Quoiqu'il en soit, j'ai bien été incapable de trouver du poisson sauvage dans les poissonneries des supermarchés nord américains.

Alors ? Viande ou poisson ?

(1) source Wikipédia / Pisciculture
(2) http://www.rue89.com- 19/06/2013
(3) http://www.futura-sciences.com - Poisson d'élevage : l'aquaculture en questions
(4) http://pilule.telequebec.tv - Les contaminants dans le poisson - 29/01/2009

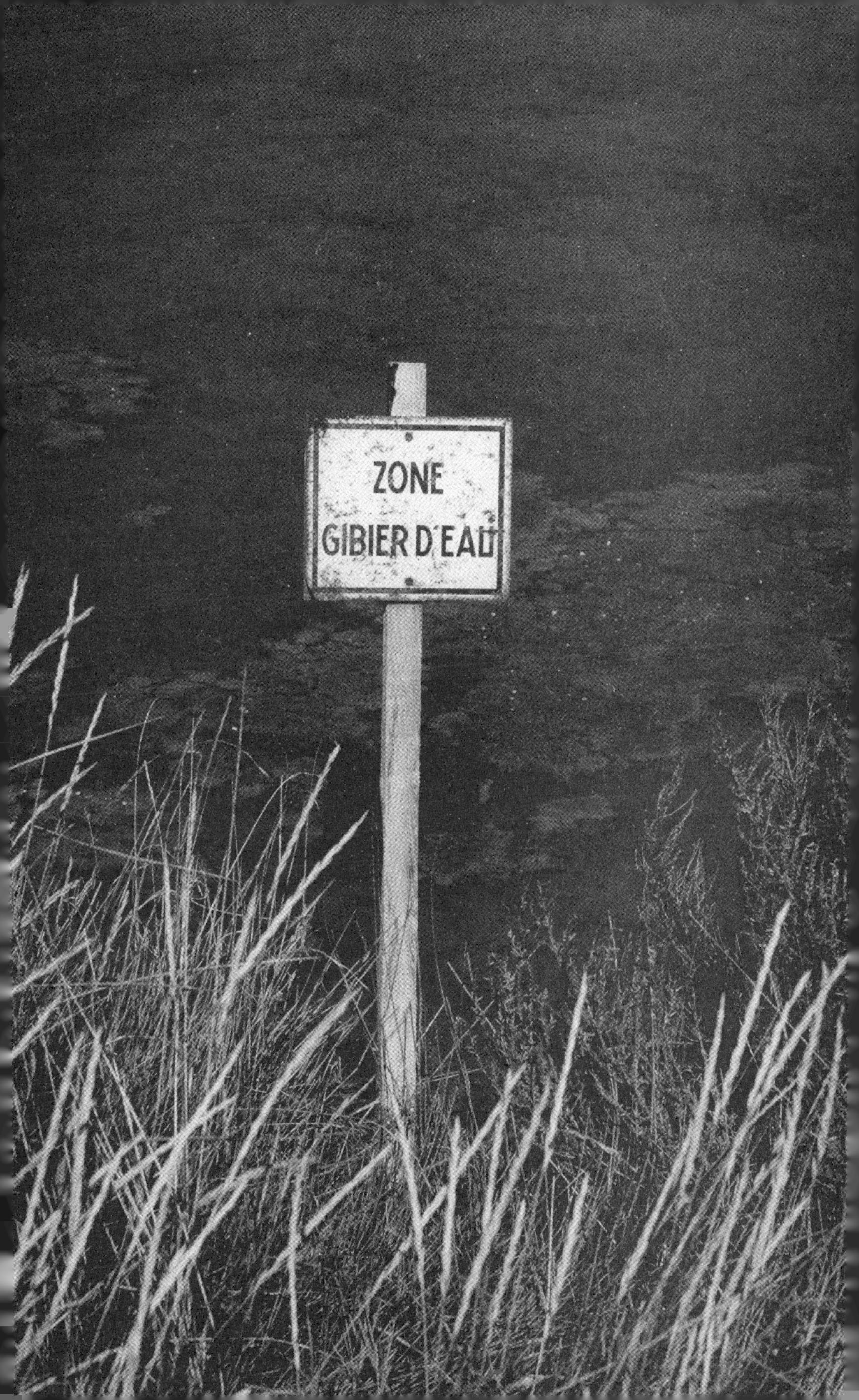
ZONE
GIBIER D'EAU

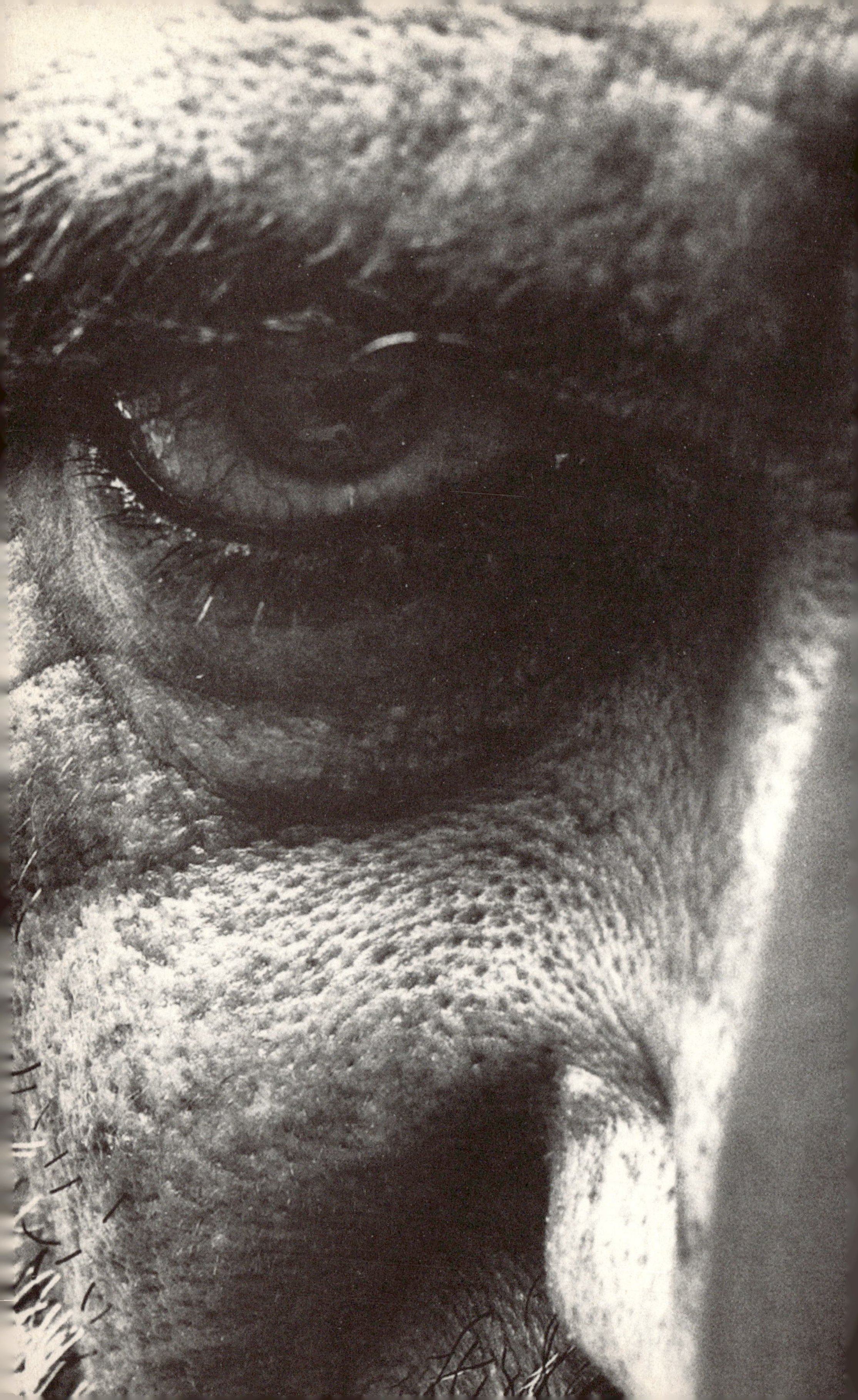

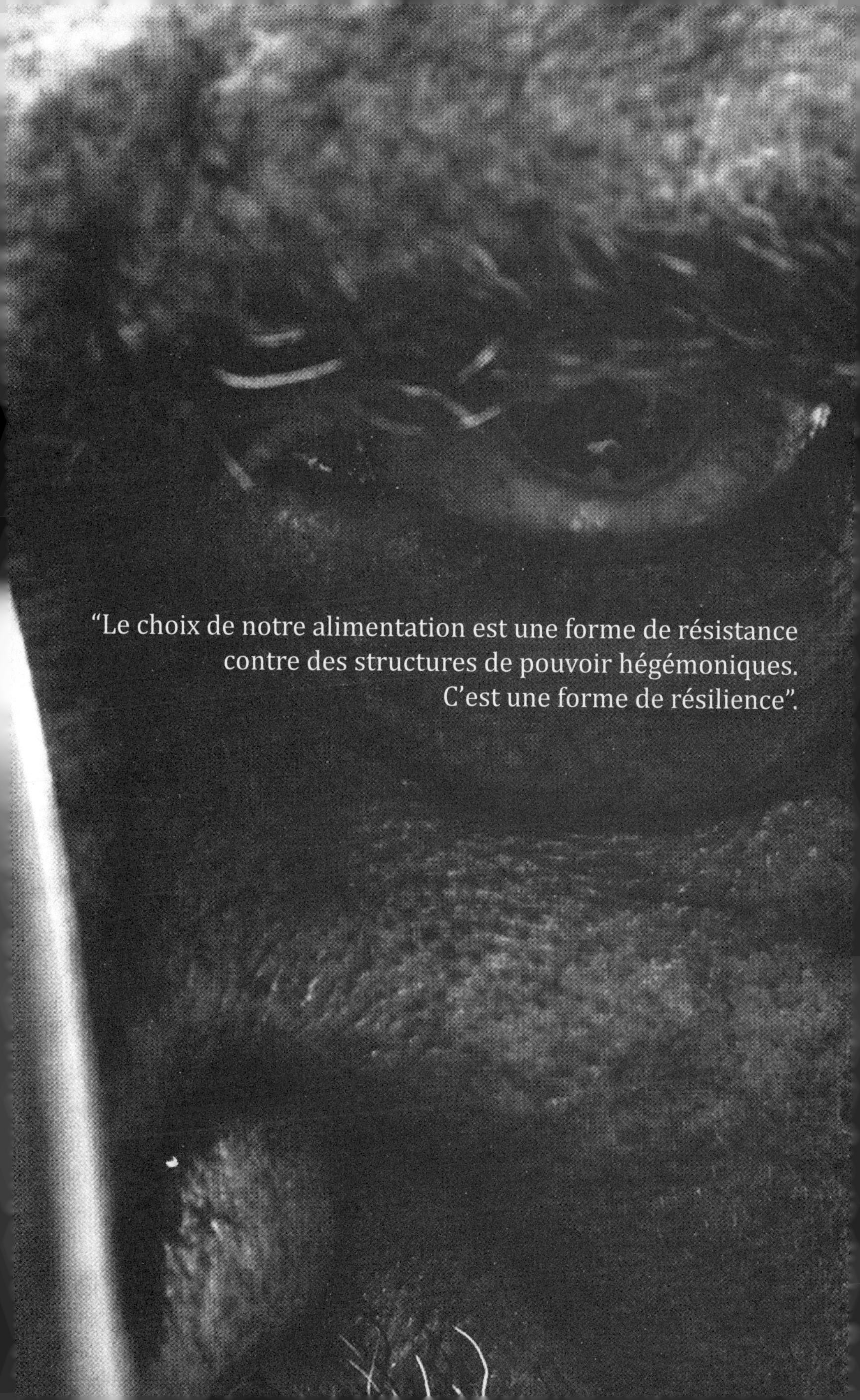

"Le choix de notre alimentation est une forme de résistance contre des structures de pouvoir hégémoniques. C'est une forme de résilience".

UNE QUESTION DE CHOIX

Jusqu'à aujourd'hui, je n'avais pas compris l'intérêt de manger des légumes. Des fruits à la rigueur. C'est bon, c'est sucré et le sucre ça donne de l'énergie. Mais des légumes ? Bof. C'est ce que je pensais avant de m'intéresser à l'alimentation vivante.

On dit que l'appétit vient en mangeant, moi je serais tenté de dire que le besoin de manger des légumes vient avec la connaissance des bénéfices nutritionnels des végétaux.

Changer de mode alimentaire n'est pas une décision facile à prendre. Si vous vivez seul, la décision vous appartiendra. Vous la prendrez seul, en votre âme et conscience. Cela n'engagera que vous et vous seul. Si vous vivez en couple, c'est une décision que vous prendrez à deux. Discussions. Doutes. Compromis. Tests. Et si vous avez des enfants, vous devrez prendre une décision collective qui engagera toute votre famille. La décision familiale que vous prendrez sera très importante. Elle scellera le futur alimentaire de vos enfants.

On m'a souvent demandé de quelle façon il était possible d'embarquer dans une alimentation saine. Que l'on soit un homme, une femme, une personne d'âge mûr ou un jeune adulte, chaque cas est différent. Mais une chose est sûre, on ne peut pas mener un changement en solitaire au sein d'un couple ou d'une famille. Ça ne fonctionne pas à long terme. Car je ne vous parle pas de "régime" ponctuel mais d'un changement de votre "mode alimentaire" sur le long terme. Pour peu que l'on trouve encore des aliments naturels dans le futur.

Vous vous apercevrez très vite de l'intérêt de manger des légumes, crus le plus souvent, lorsque vous découvrirez les bénéfices immédiats que procure une alimentation basée sur les produits végétaux.

Ces dernières années passées à rencontrer des personnes de milieux différents, impliquées directement ou indirectement dans la conscientisation de notre nourriture, de notre mode de vie, m'ont influencé à changer radicalement de mode alimentaire. Ma compagne et moi. C'est notre choix.

On peut communiquer, dialoguer, débattre, mais en n'aucun cas on ne peut imposer son choix à l'autre. À vous en l'occurrence.

Cuisiner pour quelqu'un est une manière de lui dire "Je t'aime", non ? C'est pour cela que je regrette de ne pas savoir cuisiner car tu peux vraiment montrer à l'autre ce que tu ressens.

Steve Hogarth - MARILLION (GB)

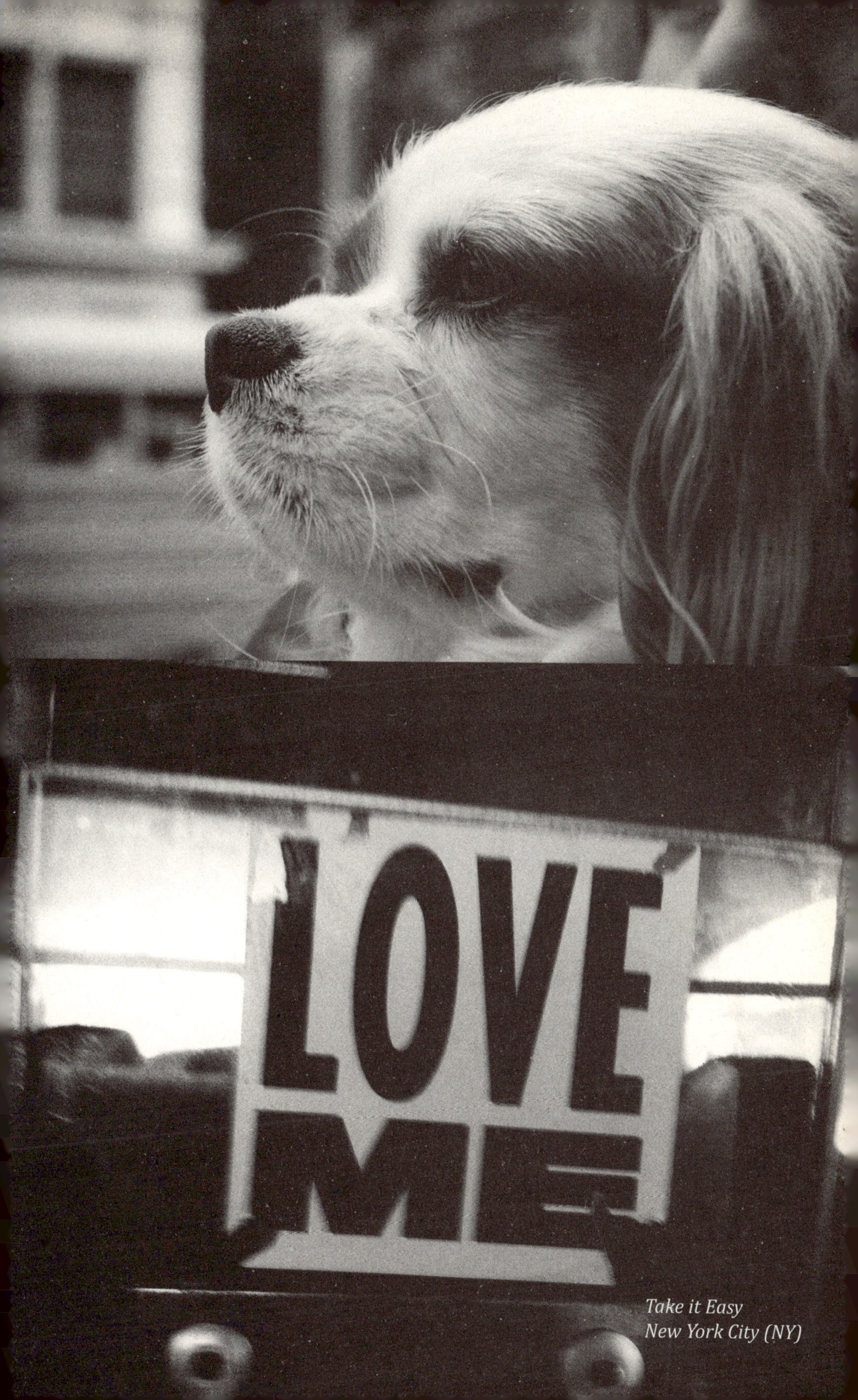

Take it Easy
New York City (NY)

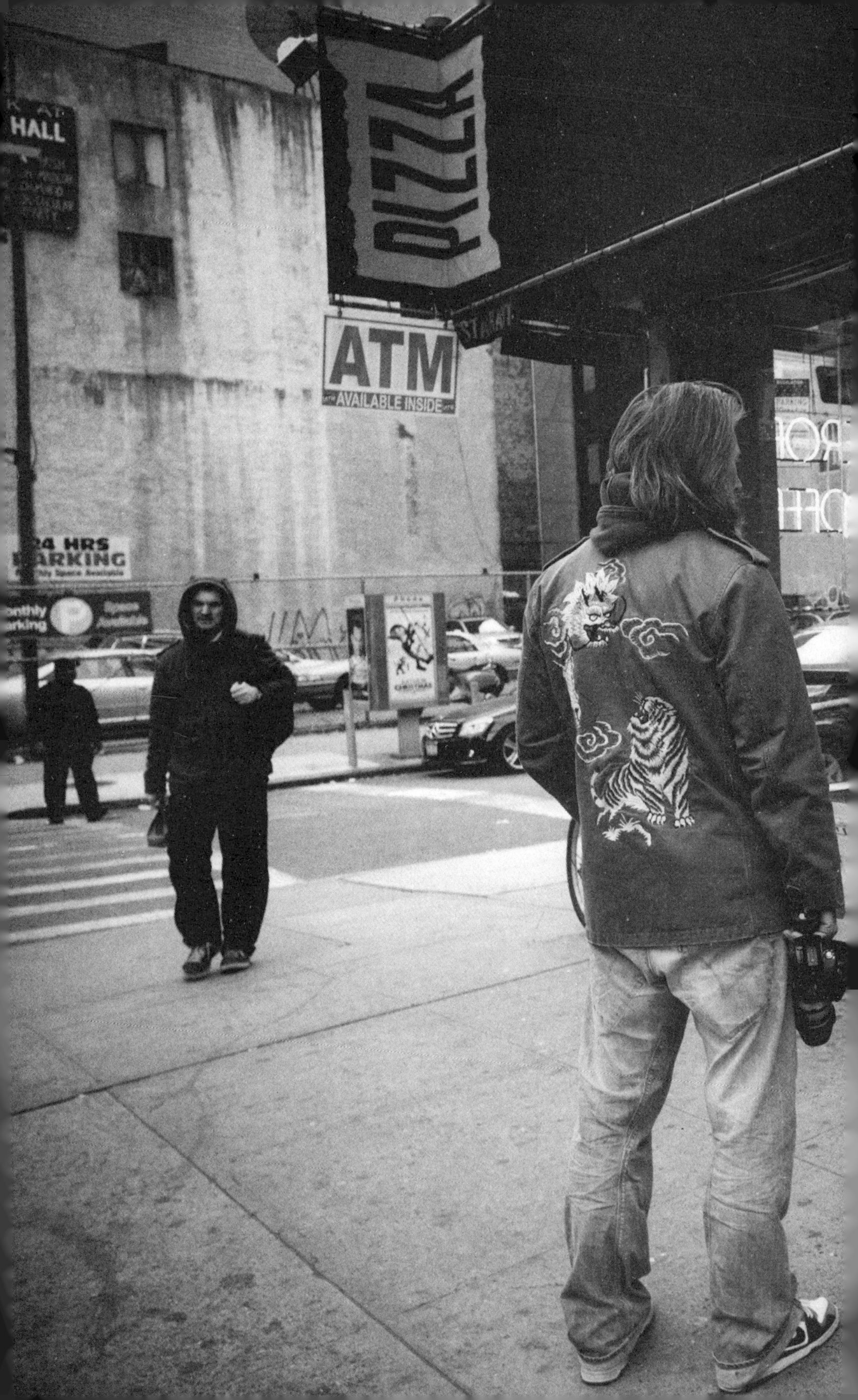
HALL
PIZZA
ATM
AVAILABLE INSIDE
24 HRS

*“Si tu manges de la pizza au fromage pendant une semaine,
tu deviens, en tant qu’entité spirituelle, une pizza au fromage.
Donc actuellement, mon ami, tu parles à une pizza au fromage !”*

Devin TOWNSEND

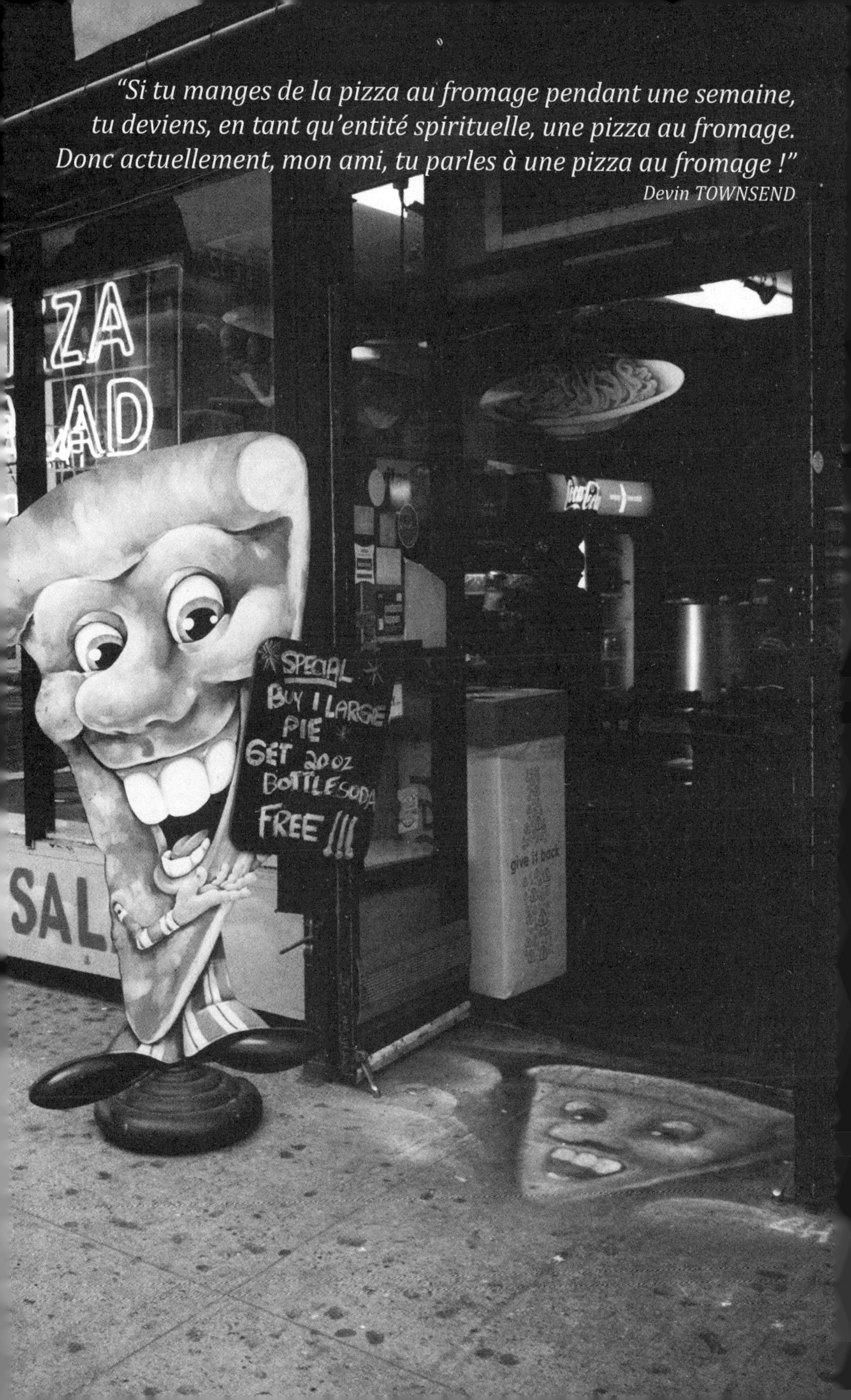
ZZA
AD
SPECIAL
BUY 1 LARGE
PIE
GET 20 OZ
BOTTLE SODA
FREE !!!
SAL
give it back

"Cows are awesome !"
Devin Townsend (CAN)

les vaches sont incroyables !

Devin Townsend est un artiste à part dans la sphère musicale. *"Un statut de Franck Zappa ou de Pink Floyd du métal, ce singulier personnage, affublé des qualificatifs les plus étranges, prouve que la renommée et le talent peuvent être reconnus de son vivant. Sa musique est inclassable et en perpétuel renouvellement"*(1).

"Rien sur cette Terre ne semble pouvoir retenir le musicien qui, jour après jour, s'impose comme l'OVNI de la sphère métal le plus respecté. Ça déborde, ça dégouline de partout. Le génie de Townsend s'incruste dans tout ce qu'il touche"(2).

C'est la première fois lors d'une interview que Devin Townsend parlait ouvertement de son végétarisme. Ses propos sincères et sa philosophie de vie ont eu une influence certaine dans ma manière d'aborder le sujet par la suite.

DEVIN TOWNSEND

Devin, t'intéresses-tu à la nourriture ?
Je n'ai pas qu'un simple intérêt, j'ai une passion dévorante pour la nourriture ! Par contre, je ne passe pas beaucoup de temps à y réfléchir. J'aime beaucoup le goût de la viande, même si je n'en mange pas. J'adore ça !

Tu ne manges pas de viande ?
Non, pas vraiment… Quelques fois dans le passé, durant ces vingt dernières années, il y a eu des moments où j'étais très en colère vis-à-vis de moi-même pour certaines raisons. Dans ces moments-là, ma nature autodestructrice faisait en sorte que j'avais une forte envie de manger de la viande ! Presque au point où lorsque j'en

mangeais, je ressentais de la culpabilité. Si j'en fais une autoanalyse, je crois que j'essayais de me nourrir de cette culpabilité au lieu de m'apitoyer sur moi-même. Manger de la viande, fait partie de ça. Alors, est-ce que je mange souvent de la viande ? Essentiellement, jamais ! Mais dans le passé, durant ces vingt dernières années, il y a eu des circonstances qui ont fait que j'en ai mangé.

Les raisons pour lesquelles je suis végétarien, sont que je crois que la nature spirituelle des hommes est d'être connecté avec toutes choses... et je trouve que les vaches sont incroyables ! Quand j'étais gamin, mon grand-père avait une vache et c'était mon animal de compagnie. J'aimais cette vache ! J'étais en connexion avec elle !

Moi aussi, j'aime les vaches (sourire).
Mon anniversaire c'est le 5 mai, alors je suis comme elle, je suis une vache (signe astrologique du taureau - ndla). Mais un jour la vache a disparu. On m'a dit "*Non, non, la vache est seulement partie chez des amis*" et ce soir-là, nous avons mangé un steak. C'est à ce moment là que j'ai réalisé que j'avais mangé sa chair ! Mais le problème, c'était incroyablement bon ! Ça avait bon goût ! Donc, j'ai cette drôle d'émotion face à cette situation, pris entre le goût que j'aime et ce que cela provoque dans mon esprit. Quand je mange de la viande ça me rend plus agressif.

Mais il y a aussi cet élément que l'on doit prendre en compte : "*Ce n'est pas parce que tu aimes ça, qu'il faut que tu le fasses*". Je crois que cet élément de mon mode alimentaire affecte directement ma musique. Finalement, tout ce que je fais est affecté par ce sentiment : "*Ce n'est pas parce qu'on aime ça, que cela implique qu'on doive le faire !*". La différence entre les hommes et les animaux, c'est la possibilité de faire ce choix. Ce n'est pas parce que tu aimes prendre des tonnes de drogues ou d'alcool que c'est bon pour toi. Ce n'est sûrement pas la meilleure des choses à faire pour toi, pour ta musique, pour ta famille, pour ton esprit. Non. En tout cas, pas pour moi.

J'ai lu un certain nombre de tes interviews, tu ne parles jamais de ton végétarisme et de l'importance que tu accordes à la nourriture. Es-tu un activiste ?
Non ! En fait, je crois que je suis l'opposé d'un activiste. Je trouve que les gens qui militent à propos de choses comme celles-ci courent le risque de passer pour des prêcheurs et je n'ai aucun intérêt pour toute forme de religion. Aucun ! Je crois que la religion peut-être très cruelle. Mon plus grand problème en tant que végétarien, ce sont les autres végétariens. Tu sais, la vie n'est facile pour personne. Les gens font ce qu'ils peuvent pour passer à travers. Quand quelqu'un essaie activement de convaincre une autre personne en lui disant que ce qu'il fait de sa vie n'est pas aussi pertinent que ce qu'il fait lui de la sienne, pour moi, ceci est très similaire à la religion : "*Tu as tort parce que tu n'es pas comme moi !*".

En ce qui me concerne, mais je suis peut-être dans le tort, je pense qu'il est trop risqué de défier frontalement les gens à propos de leur croyance. La société étant ce qu'elle est, une confrontation directe pousserait le monde à une réaction défensive. Je crois que ce que je fais avec ma musique, avec mon humour et toutes les autres choses, est une manière de désarmer car, quand les gens aiment ce que tu fais, ils sont beaucoup plus ouverts à écouter les raisons pour lesquelles tu fais ces choses-là.

Pour ma part, je crois qu'il y a toujours un risque à être provocateur dans le seul but de vouloir provoquer car après, automatiquement, le monde te tourne le dos ! Quand on me demande pourquoi je ne parle pas de mon végétarisme, je réponds que ceux qui s'intéressent à ce que je fais et pour quelles raisons je le fais, sauront que je suis végétarien et que pour moi, être végétarien a une grande influence sur ma vie.

À chaque fois que j'ai l'occasion de dire à quelqu'un que je ne mange pas de viande, que je ne me drogue pas ou que je ne bois pas d'alcool, à chaque fois, je leur dis la même chose : ces choix m'appartiennent. Ce sont mes propres choix. Voici les raisons du pourquoi je suis comme je suis et voici le résultat. Alors, si ça t'intéresse, je te donnerai les étapes que j'ai suivies pour y arriver. Par contre, par rapport à ma situation, jamais je ne voudrais imposer quoi que ce soit, à qui que ce soit ! Certaines personnes se présentent parfois comme des martyrs ou bien des pseudos représentants religieux ou encore pour le parfait être humain. Mais c'est toujours une question de temps avant qu'on ne les prenne en défaut. Un jour, quelqu'un peut tomber sur une vidéo YouTube montrant la personne en question se branler dans les toilettes ou quelque chose du même genre. Nous sommes tous humains ! Nous sommes tous de simples créatures !

Tu m'as donné une belle leçon car j'ai moi-même tendance à être un peu trop activiste.
Mais c'est bien !

À travers mes recettes, mes conseils sur la nourriture simple, mes avertissements contre la nourriture industrielle et les fast-food, je veux juste montrer l'exemple.
Je te suis à 100%. Et tu l'es. Je peux te le dire. Je peux le voir dans tes yeux. En fait, tu soulignes mon point de vue. C'est à chacun d'entre-nous de faire ses propres choix. Ce que j'essaie de dire avec ma musique, dans ma vie et à travers toutes mes actions, c'est que je ne détiens pas de réponse ! En fait, j'ai l'impression que plus j'apprends, moins je deviens intelligent. Les choix que je fais sont entièrement liés à mon propre niveau d'expérience personnelle en tant qu'être humain. Je crois que la connexion spirituelle que nous avons envers la nourriture est directement liée à notre propre développement émotionnel. Quand je vais chez mes parents, ils me proposent de la dinde et du steak ! Alors je leur dis "*Non merci, je suis végétarien*". Ils me répondent "*Ah oui, c'est vrai*". Ils ont tendance à l'oublier régulièrement. Et puis il y a mon beau-frère qui me nargue toujours avec ça. Il est même prêt à manger plus de viande en ma présence juste pour me mettre à l'épreuve ! Moi, je lui dis "*Hey, je n'ai pas de problème avec ça, je vais même couper pour toi cette viande !*". Je veux juste

qu'il soit heureux avec ça. Mais moi, ce n'est pas ça qui me rend heureux. Et ça n'a rien à voir avec le fait que j'ai tort ou que j'ai raison ! Que ce soit spirituellement, à long terme, ou que je compense un traumatisme venant de mon enfance, peu importe la raison : ce qui a le plus de sens pour moi spirituellement et émotionnellement, c'est de ne pas manger de viande ! Est-ce que j'ai raison ? Est-ce que j'ai tort ? Qui le sait ?... Certainement pas moi en tout cas.

Entrevue réalisée en 2011 aux Foufounes Électriques à Montréal (QC).

(1) Manuel de zoologie métallique – Sylvain Jérôme chez Camion Blanc
(2) www.radiometal.com – "Devin Townsend : Pourquoi faire simple ?" - Alastor

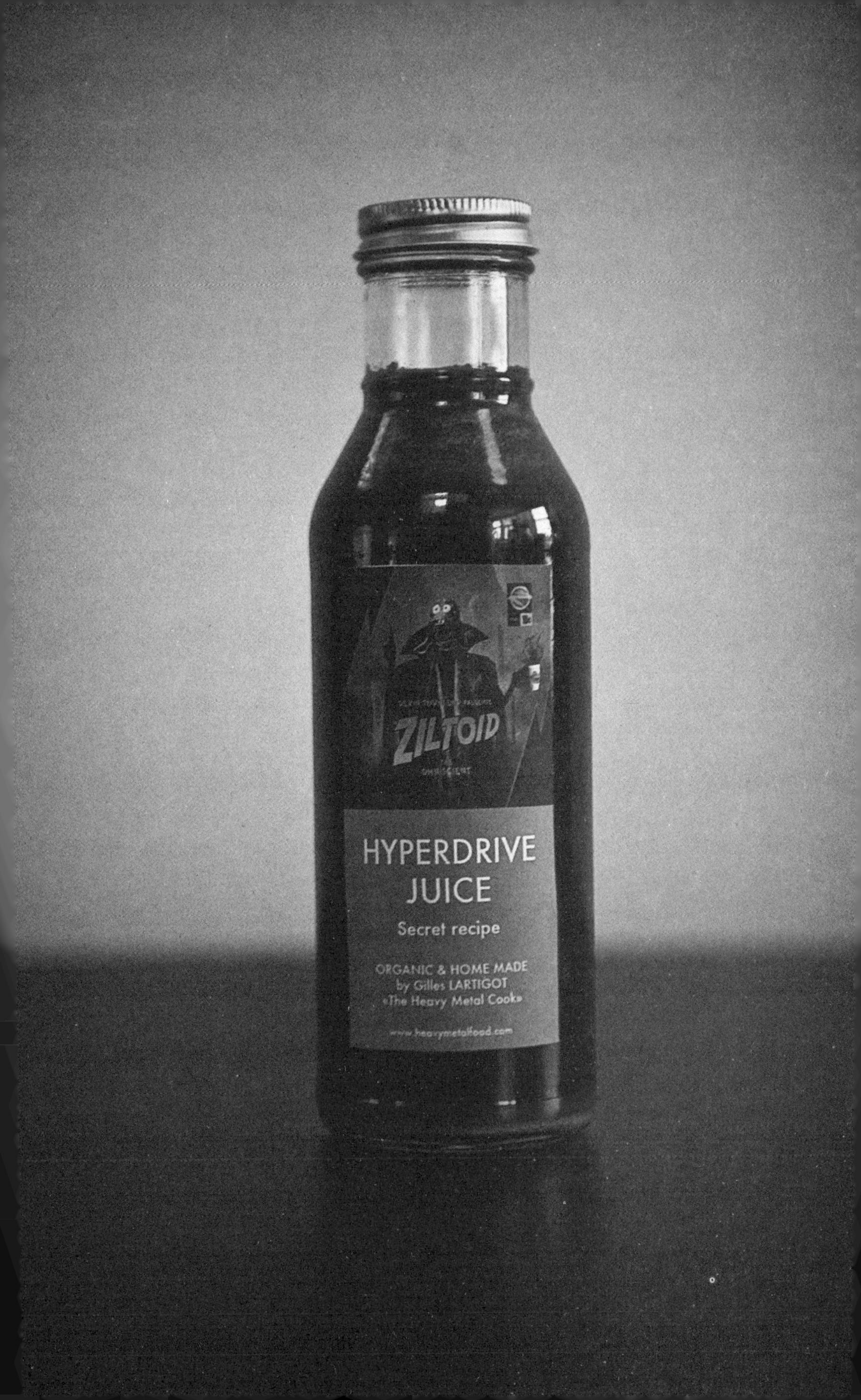
ZILTOID
HYPERDRIVE JUICE
Secret recipe
ORGANIC & HOME MADE
by Gilles LARTIGOT
«The Heavy Metal Cook»
www.heavymetalfood.com

Pour de cette entrevue, j'avais préparé pour Devin Townsend, le jus naturel le plus puissant de l'univers ! L'Hyperdrive Juice ! Une préparation qui envoie dans les pâquerettes tous les Energy Drink et autres pseudo boissons de l'effort, qui n'existent que par le talent créatif des agences de publicité.

L'Hyperdrive Juice, contient plusieurs de mes supers aliments. C'est un véritable concentré d'aliments naturels, non transformés, aux propriétés extraordinaires. De l'eau de coco, des canneberges, du gingembre frais, du curcuma, du piment, du vinaigre de cidre de pomme et du sirop d'érable. Vous trouverez la préparation de l'hyperdrive juice dans la section recette. À préparer plus ou moins épicé, selon vos goûts et à consommer avant ou après un effort pour vous ressourcer en énergie vitale. J'en consomme aussi quelques fois le matin, à jeun, avant de faire mon training.

SUPERS ALIMENTS

EAU DE COCO :
L'eau de coco est une boisson de l'effort, une boisson naturelle qui a le même niveau d'équilibre électrolytique que celui que nous avons dans le sang. Un liquide de vie en quelque sorte. "*Durant la guerre du Pacifique de 1941-1945, les deux parties en conflit utilisaient régulièrement de l'eau de coco, pressée directement de la coque, pour faire des transfusions de plasma d'urgence aux soldats blessés*"(1). Biologiquement pure, à la saveur agréable, riche en sels minéraux et vitamines, elle est idéale pour recharger ses forces vitales après l'effort ou dès le réveil pour réhydrater son corps.

CANNEBERGES :
La capacité antioxydante des canneberges fait désormais l'unanimité auprès de la communauté scientifique. C'est une importante source de flavonoïdes, de puissants antioxydants qui permettent de neutraliser les radicaux libres du corps et de prévenir l'appari-

tion des maladies cardiovasculaires, de certains cancers et de diverses maladies liées au vieillissement.

GINGEMBRE FRAIS :
Ses propriétés anti-inflammatoires et antioxydantes sont bien connues et son potentiel anti-cancer est démontré in vitro. Il facilite la sécrétion de bile et l'activité de différentes enzymes digestives pour une meilleure assimilation des aliments. Avec ses propriétés anti-inflammatoires, le gingembre frais agit sur la prévention et le traitement des douleurs inflammatoires chroniques.

CURCUMA :
Prévient le cancer et contribue à son traitement. Traite les ulcères de l'estomac et les maladies inflammatoires des intestins. Cette plante, très populaire en Inde notamment, est magique !

PIMENT DE CAYENNE :
Pour stimuler la digestion, améliorer la circulation périphérique et contribuer au contrôle du poids. Associé au curcuma, il a un effet "booster" en multipliant ses effets.

VINAIGRE DE CIDRE DE POMME :
C'est un fantastique régulateur au niveau du métabolisme des glucides par le foie et dans les cellules musculaires. Il améliore la résistance insulinique, utile pour les diabétiques du type 2. Il favorise le pH sanguin en équilibrant le niveau d'acidité de l'organisme (bye bye les reflux gastriques) et il aide la circulation sanguine en nettoyant les divers polluants et toxines.

SIROP D'ÉRABLE :
C'est un nectar naturel puisque le sirop d'érable provient de l'eau qui a été filtrée dans le tronc des érables lors de la fonte des neiges. Il n'a subi aucune transformation autre que la cuisson par évaporation. Il contient plus de minéraux que la plupart des autres produits sucrants ainsi que des substances possédant un potentiel anti-mutagène et antioxydant. Vive le Québec !

(1) Source : Campbell – Falck, D, et al. The intravenous use of coconut water. Am J Emerg Med 2000

POUR SOME SUGAR ON ME

Les aliments raffinés ont peu de place dans mon alimentation. Exit le pain blanc, la farine blanche et le sucre blanc. Par leur absence de fibre, facilement digérés, ils impactent trop sur la glycémie.

Notre sucre sanguin est le baromètre de notre bonne santé. Trop de sucre ingéré rapidement enclenche une décharge d'insuline, suivi d'un coup de barre. L'insuline est fabriquée par notre pancréas. Elle a pour but de faire entrer le glucose dans nos cellules pour y être métabolisé en énergie. Mais trop tirer sur la pompe de notre pancréas peut créer avec le temps une résistance à l'insuline et nous rendre diabétique. Une alimentation trop riche en sucre simple impacte très fortement sur l'obésité. Et ces deux maux que sont le diabète et l'obésité progressent aujourd'hui de façon dramatique chez les enfants de plus en plus jeunes.

Porte de sortie également pour tous les sodas. Il y a 7 morceaux de sucre blanc dans une cannette de 33 cl de Coca-Cola. Ce monstre sacré des sodas, de plus en plus souvent mis sur la sellette à cause de la non divulgation des ingrédients de son "extrait végétal" et surtout de son pouvoir addictif, est une des causes directes du diabète et de l'obésité, symboles d'une société malade.

Le sucre est une drogue puissante, permissive, néfaste pour la santé. La pandémie d'obésité et de diabète de type 2 aux USA est un indicateur de l'addiction au sucre des américains dès leur plus jeune âge. À New York, plus de la moitié des adultes et 40% des enfants sont obèses ou en surpoids. En septembre 2013, "*la commission de la santé de New York a adopté le projet du maire Michael Bloomberg d'interdire la vente de sodas et de boissons sucrées de plus de 470 ml dans les restaurants, les cinémas et lieux de restauration rapide de la ville afin de lutter contre l'obésité"*[1]. Un indicateur d'une prise de conscience qui ne fait malheureusement pas l'unanimité dans les cercles de lobbying. Ces puissants réseaux organisés, représentant des multinationales aux moyens colossaux, mettent en place des stratégies de communication très efficaces.

Financement d'études scientifiques qui vont contredire les études indépendantes dont les résultats ne leur conviennent pas, achats massifs d'espaces publicitaires, sponsoring d'événements sportifs, partenaires officiels des Jeux Olympiques[2]. *"Les lobbies influencent également l'élaboration, l'application ou l'interprétation de mesures législatives, normes, règlements et plus généralement, toute intervention ou décision des pouvoirs publics"*[3].

Alors, il y a bien peu de chance que ces multinationales arrêtent de déverser du sucre à outrance. La nouvelle taxe française sur les boissons sucrées, entrée en vigueur au 1er Janvier 2012 est un bien bel exemple de dysfonctionnement lorsque l'on aborde l'impact de l'alimentation sur notre santé. *"Cette nouvelle taxe dénommée officiellement "contribution sur les boissons contenant des sucres ajoutés" vise, en augmentant le prix de ces produits, à dissuader le consommateur et à l'orienter vers d'autres types de boisson. L'État espère récupérer 120 millions d'euros par an de recettes fiscales grâce à cette taxe. Le produit de cette taxe serait destiné au régime général d'assurance maladie et le surplus (la taxe étant doublée par amendement) sera destiné au secteur agricole"*[4]. On va donc faire payer au consommateur une nouvelle taxe, pour dédommager notre belle assurance maladie des frais liés aux méfaits des produits trop de sucrés. Il ne faut pas s'en étonner. Nous avons le parfait exemple avec la vente libre et la taxe sur les cigarettes.

Sucre et tabac, même combat ?

"Pour some sugar on me" Def Leppard Album *"Ilysteria"* 1987
(1) www.radio-canada.ca - 13 septembre 2012 - (2) Du McDo et des Jeux - Youtube - Mr Mondialisation
(3) http://fr.wikipedia.org/wiki/Lobby - (4) http://fr.wikipedia.org/wiki/Taxe_soda

LES CALORIES NE FONT PAS LE POIDS

Un soir de concert, dans les loges d'Alice Cooper, la guitariste Orianthi m'avait demandé le nombre de calories qu'il y avait dans le jus que j'avais préparé pour l'occasion. Le Raw Blood*. Un jus à base d'eau de coco, de fruits rouges et d'autres supers aliments dont le guitariste Ryan Roxy s'était délecté dans l'après-midi. J'ai été incapable de lui répondre car je ne compte pas les calories. Mais le moment était peu propice pour entrer dans les détails des principes de l'alimentation telle que je l'entends.

Les calories sont aux régimes ce que le sucre blanc est à la pâtisserie. Elles font partie du fonds de commerce des professionnels de la nutrition. Lorsqu'on suit un régime, en général il faut compter les calories ou alors des points comme pour le régime d'une célèbre marque américaine qui élabore aujourd'hui des plats préparés minceur. Des conseils élaborés sur la base de la science de la nutrition, une science très jeune. Une science qui s'appuie sur une ribambelle d'études scientifiques financées par les multinationales de l'agroalimentaire.

Je n'aime pas les régimes mais je conçois que certains puissent y avoir recours lorsqu'il s'agit de pathologies graves. En ce qui me concerne, je ne parle jamais de régime mais de mode alimentaire. Bien se nourrir ne devrait pas être si compliqué. Un mode alimentaire sain ce sont des repas sans produit industriel transformé, des repas à base d'aliments naturels, consommés avec modération. Le comptage des calories n'a plus sa place dans mon mode alimentaire au quotidien. Je l'ai pratiqué dans le passé lors de préparations physiques qui le nécessitaient, mais aujourd'hui je ne considère plus la nourriture comme une contrainte à gérer, mais comme un bénéfice nutritionnel.

* Recette sur le site www.gilleslartigot.com

"Je crois à l'alimentation vivante, aux aliments crus. Mais quelques fois je me gâte. Je prends des profiteroles, juste un peu, pour éviter le manque (rire)".
Marco Mendoza - THIN LIZZY (IR)

MOINS QUE ZERO

Inutile de compenser avec des sodas light. Zéro % de sucre, mais tout le reste y est ! Référencé en Europe sous le code E951[1], l'aspartam est le produit controversé par excellence. Cet édulcorant découvert par hasard en 1965 par le chimiste J. Schlatter de G. D. Searle & Company, fait l'objet d'une liste de controverses longue comme le bras. Mis sur le marché aux USA par la FDA (Food & Drug Administration) en 1974 puis retiré du marché en 1975 par cette même FDA suite à des doutes quant au sérieux des études présentées par le laboratoire Searle, il est remis sur le marché en 1981 pour les aliments solides puis en 1983 pour les aliments liquides. Banco !

Pour avoir l'autorisation de mise sur le marché d'un nouveau produit, l'industriel se doit de fournir des études validant sa non-toxicité. L'industriel paye donc des experts pour réaliser des études visant à valider la non toxicité de leur produit. Ces mêmes experts sont régulièrement engagés par ces mêmes industriels pour animer des colloques sur les bénéfices nutritionnels apparentés à leurs nouveaux produits. Il y a des conflits d'intérêts majeurs. Ces études ne font pas l'objet de contre-expertise par des experts indépendants.

S'en suit alors dès 1984, une explosion du marché lucratif des boissons dites "light". L'inefficacité de l'action de l'aspartam sur l'obésité et ses effets secondaires cancérigènes sont passés sous silence. Derrière cette mise sur le marché pour le moins houleuse, un certain nombre de journalistes comme Marie-Monique Robin[2] soutiennent que la FDA a pris des décisions sous l'influence de Donald Rumsfeld ancien PDG de Searle qui a été secrétaire général de la Maison Blanche avant d'être ministre de la défense sous Gerald Ford et George W.Bush. En 1985, la compagnie GD Searle est vendue à devinez qui ? Monsanto. Double Banco !

Aujourd'hui l'aspartam est présent dans des milliers de produits alimentaires, bénéficiant d'un appui sans faille des lobbies industriels, au grand désespoir des chercheurs indépendants qui mettent en avant les preuves de son action cancérigène et de son inefficacité contre les problèmes de surpoids et d'obésité.

Les sodas classiques ou sans sucre sont l'exemple du produit inutile sur le plan nutritionnel et potentiellement dangereux pour notre santé. Encore une fois, il ne faut pas attendre quoique ce soit, ni du côté des industriels, ni du côté de la règlementation.

Diminuer la fréquence, boire un soda épisodiquement ou arrêter complètement, ces choix sont désormais les nôtres.

(1) Corinne Gouget - "Additifs alimentaires danger" - Éditions chariot d'or

(2) Notre poison quotidien - Marie Monique Robin.

LES ALICAMENTEURS

Notre flore intestinale est précieuse. 70% de notre système immunitaire se trouve dans notre intestin. On se préoccupe beaucoup de nos "carences" mais on se préoccupe beaucoup moins des aliments qui détruisent notre flore intestinale. Huiles chargées en oméga 6 (tournesol, maïs...), sucres raffinés dont le fameux HFCS *high fructose corn sirup (sucre inverti ou sirop de maïs)*, produits transformés, additifs chimiques et compagnie qui monopolisent notre production d'enzymes naturelles.

Cette nourriture morte qui produit de l'acidité, sollicite quotidiennement notre système immunitaire pour nettoyer ces aliments industriels que le corps ne reconnaît pas. Nos enzymes forment une armée dont la tâche est de chasser l'envahisseur. À trop les solliciter, ils ne pourront pas combattre sur tous les fronts. S'occuper de la digestion des mauvais aliments que nous avalons au quotidien ou enrayer le développement de cellules malades ? Pour régénérer nos enzymes, il faut manger des aliments vivants. Des végétaux, des fruits, des graines, des noix.

Pour reconstituer et maintenir une bonne flore intestinale, j'intègre en alternance des aliments simples et naturels à mes repas quotidiens : Miso, tamari, vinaigre de cidre de pomme, kombucha, levure de bière... Oubliez les alicaments et autres bifidus qui *"renforcent l'immunité", "aident l'organisme à se défendre", "activent la santé", "équilibrent la flore intestinale"*. De prétendus effets positifs qui n'ont d'actifs que leurs promesses marketing et qui sont contestés par les autorités scientifiques obligeant des mastodontes tels que Nestlé, Danone ou Yoplait à faire disparaître ces "allégations nutritionnelles" de leur emballage*.

Le titre "*Les Alicamenteurs*" est une référence au documentaire "*Les Alimenteurs*" de Stéphane Horel et Brigitte Rossigneux.
* http://lexpansion.lexpress.fr - Les probiotiques n'ont rien prouvé Chloé Hecketsweiler - publié le 24/02/2010

LE MISO

Je connaissais la soupe miso, celle qui est servie habituellement dans les restaurants asiatiques. Je pensais que c'était un vulgaire bouillon, au goût fade, agrémenté de quelques cubes de tofu et d'algues. Je n'avais jamais prêté attention à sa haute valeur nutritionnelle.

Le miso est connu en Chine depuis 2.500 ans. C'est une pâte forte en goût, très salée, composée de soja fermenté, de riz ou d'orge fermenté, de sel marin et d'eau. L'intérêt du miso provient de sa double fermentation, de quelques mois jusqu'à plusieurs années, qui relève d'un art complexe, comparable aux grands vins et fromages en Europe.

Cette double fermentation produit des micro-organismes qui vont coloniser nos intestins, pour aider à la digestion et à l'entretien de notre précieuse flore intestinale, essentielle pour avoir un système immunitaire fort. Le système digestif est notre deuxième cerveau, notre cerveau entérique avec 200 millions de neurones[1].

Le miso occupe aujourd'hui une place de choix dans mon alimentation. Je l'utilise en soupe plusieurs fois par semaine, en ingrédient pour ma préparation de farce au tofu, en tartinade pour l'apéritif ou en simple condiment pour mes légumes.

Les possibilités sont nombreuses. J'ai toujours plusieurs boîtes de miso dans mon réfrigérateur car il en existe différentes sortes, aux goûts spécifiques, plus ou moins forts, plus ou moins vieillis, fermentés avec du riz blanc, du riz brun ou de l'orge.

En plus d'être un formidable tonique digestif, le miso est riche en nutriments. Il contient des protéines avec tous les acides aminés essentiels, plus d'une cinquantaine d'enzymes et des vitamines du groupe B. Le miso est conseillé pour les personnes souffrant de la maladie de Crohn. C'est un aliment très alcalinisant qui va aider à balancer le pH de notre organisme.

"Le miso diminuerait l'intoxication par le tabac et l'alcool en facilitant l'élimination de la nicotine ainsi que de l'aldéhyde, issue de l'alcool oxydé, qui provoque maux de tête et étourdissement"[(2)]. Ce n'est pas une raison pour ne pas arrêter la cigarette et ne pas diminuer sa consommation d'alcool.

J'emporte toujours du miso lorsque je m'absente quelques jours de chez moi. Il peut se conserver à température ambiante. C'est simple et pratique : du miso, une tasse et un peu d'eau chaude permet de réduire des problèmes digestifs, d'alléger des intolérances et même des intoxications alimentaires.

Je me fournis localement chez un producteur qui produit du miso biologique au Québec de façon traditionnelle, vieilli de 3 ans jusqu'à 5 ans. Un mode de production de plus en plus rare aujourd'hui dans notre monde pressé. Il existe des misos qui sont produits industriellement en seulement quelques semaines en plus d'être parfois pasteurisés. Choisissez un miso biologique, non pasteurisé avec un vieillissement de 6 mois minimum.

(1) "The second brain" Michael Gershon : professeur au Département d'Anatomie et Biologie Cellulaire de l'Université de Colombia aux Etats-Unis
(2) "Le miso, plus qu'un aliment" de Suzanne Dionne.

LE VERT C'EST LA VIE

New York City. Février 2012.

"*Bercé par le ronron de l'air conditionné...*" En plein hiver, la ventilation artificielle à l'intérieur de ma chambre ne couvre pas le vacarme qui monte de la 5ème Avenue. Dans un demi sommeil, *"je rêvais d'un autre monde"*.

Depuis mon arrivée sur le continent nord américain, j'ai pris l'habitude de me réveiller avec la lumière du jour. Ici il n'y a pas de volets. La journée commence tôt, on se couche plus tôt, on dîne aux environs de 18H30. Moi qui, il n'y a pas si longtemps en France, cherchais le noir le plus profond pour pouvoir m'endormir, voilà que je me réveille aujourd'hui avec la lumière du jour. La lumière, c'est la vie. Nos arbres, nos plantes, nos légumes, nos fruits poussent grâce à la lumière. Nous nous nourrissons et nous respirons grâce à la lumière qui fait pousser nos végétaux.

Le téléphone de la chambre sonne. Une voix enjouée, si familière, m'annonce : *"J'ai trouvé un endroit où l'on fait des jus avec de l'herbe de blé ! On a trouvé notre petit déjeuner ! Viens, je t'y amène !"*.

Le monde végétal nous offre une belle palette de couleur. Savez-vous pourquoi de nombreux végétaux sont de couleur verte ? Grâce à de la chlorophylle. Un pigment présent dans toutes les plantes vertes. La fonction de la chlorophylle est très importante car elle permet à la plante de se nourrir grâce à la photosynthèse. La photosynthèse c'est la réaction qui permet de fabriquer le sucre pour nourrir la plante sous l'action de la lumière à partir d'eau et de dioxyde de carbone (CO_2). Tout comme la lumière, le vert c'est la vie.

Aujourd'hui, le vert est présent dans mes trois repas principaux. Le matin avec mon jus d'herbe de blé et mes germinations, puis au déjeuner comme au dîner, avec une ration de légumes verts crus. Brocolis, feuilles de chou frisé, bettes à cardes, épinards font partie de mes légumes favoris. Sans oublier les pousses de luzerne, de radis rouge, de fenugrec, de sarrasin.

Je les consomme crus la plupart du temps pour garder toutes les précieuses vitamines, les minéraux et en particulier la chlorophylle qui se déstructure complètement à la cuisson. Je les accommode simplement avec ma vinaigrette au miel pour casser leur amertume. Je les saupoudre généreusement de mon mélange à base de levure de bière et de noix (voir recette "Levure de bière"). Je peux aussi les agrémenter de graines de chanvre avec des canneberges ou des baies de Goji.

J'ai découvert à quel point les légumes sont essentiels à notre alimentation. La chlorophylle est indispensable à la vie. Si indispensable que même les végétaux qui n'ont pas de chlorophylle, comme les champignons par exemple, se fixent sur les racines ou utilisent l'humus d'anciennes feuilles vertes pour se développer.

La similitude de la chlorophylle avec la molécule du sang humain peut prêter à réflexion. Carbone, hydrogène, oxygène et azote entourent un atome de fer pour la molécule du sang humain alors qu'ils entourent un atome de magnésium pour la molécule de chlorophylle.

Le vert c'est la vie.

"J'irai à New York avec toi" Téléphone Album *"Un autre Monde"* 1984

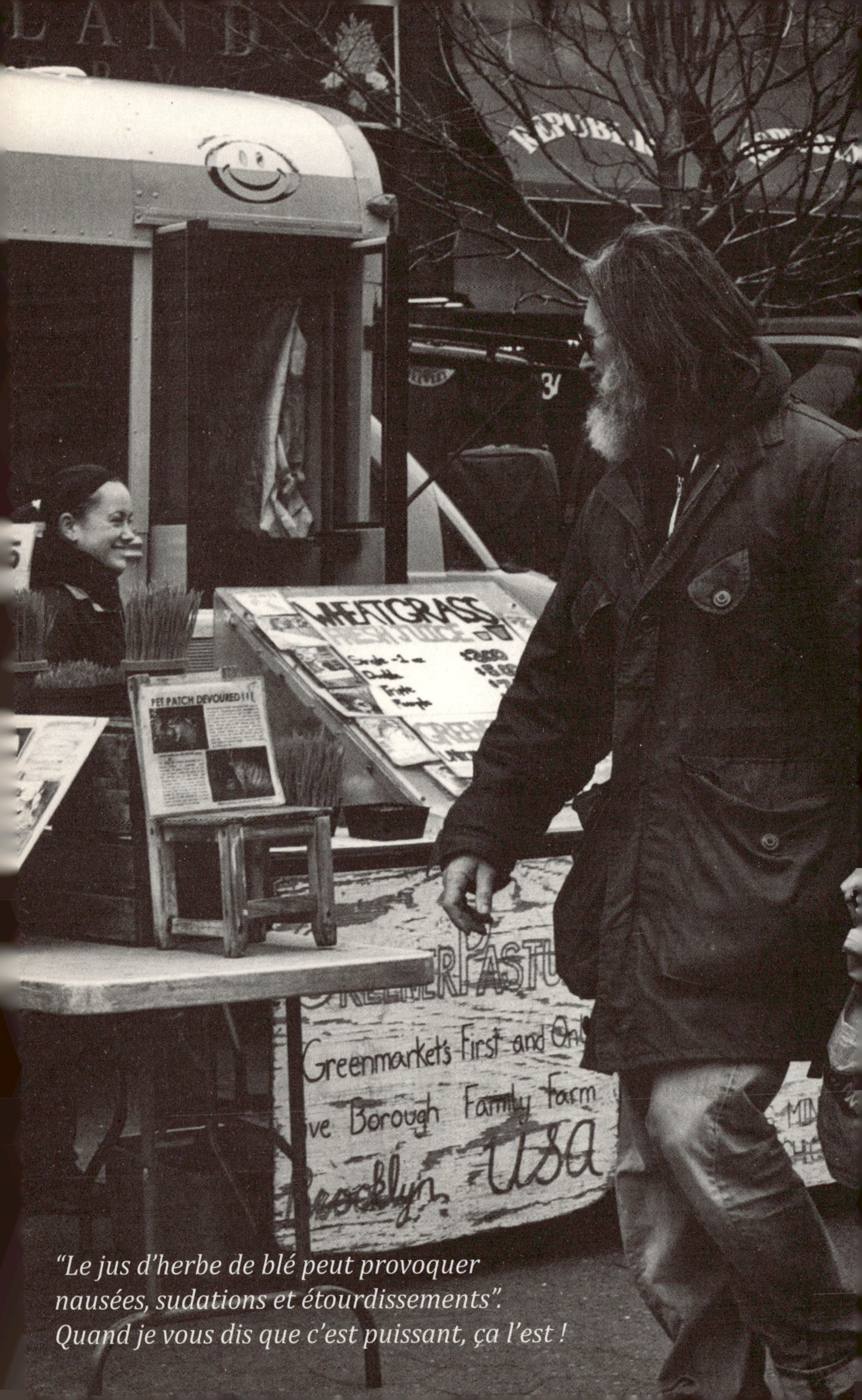

"Le jus d'herbe de blé peut provoquer nausées, sudations et étourdissements". Quand je vous dis que c'est puissant, ça l'est !

LE JUS DE VIE

Encore une tradition venant des temps anciens. Utilisé en médecine chinoise et indienne depuis des millénaires, le jus d'herbe de blé connaît un engouement certain aujourd'hui.

J'ai découvert l'herbe de blé en buvant un shoot dans un bar à jus de Montréal, par une belle journée d'été, chaude et ensoleillée, qui fait le bonheur des terrasses des cafés et des restaurants. Le vrombissement d'un pressoir à jus qui trônait à côté d'un carré de pelouse sur le comptoir d'un bar santé attira mon attention. Je fus intrigué en lisant sur la carte "Shoot d'herbe de blé organique". Soit. Essayons.

Servi dans une tasse à café en verre, le jus d'un vert intense avec une fine couche de mousse sur le dessus, irradia littéralement la pièce. Le hasard d'un rayon de soleil passant à travers le verre ? Peut-être. Je me pris pour Hal le héro de "Green Lantern" lorsqu'il découvrit l'anneau vert.

Avant de déguster ce nectar, je pris la précaution de lire les avertissements* dus à la concentration extrême des nutriments, créant parfois des dommages pour les organismes non préparés. Entendez par "non préparés", les personnes peu habituées à manger des légumes verts crus.

Ce jus vivant, frais, très concentré, provient de pousses d'herbes de blé fraîchement coupées. Je compris alors la présence sur le comptoir de tous ces bacs que je croyais être de la pelouse décorative. Dès la première gorgée, je sentis mes papilles éclater. Ce n'est pas le fort goût d'herbe qui m'a le plus étonné, mais c'est le côté sucré qui m'a vraiment surpris.

L'herbe de blé est un des aliments le plus complet disponible dans la nature. Elle contient 70% de chlorophylle, des vitamines bien sûr (A,B,C et E), 92 des 118 minéraux (!), 18 acides aminés dont les 8 acides aminés essentiels, ceux que notre corps ne peut pas fabriquer et une multitude d'enzymes qui confèrent au jus d'herbe de blé une fonction dépurative et digestive. On fait le plein d'enzymes. On renforce nos défenses.

C'est encore la synergie de l'ensemble de ces nutriments qui nous offre toute l'efficacité de l'herbe de blé. Car en matière de micronutriments, ce n'est pas la quantité qui compte. Une herbe on ne peut plus commune, à ne pas confondre avec le gazon des pelouses de nos jardins et des stades de sport, un gazon enrichi d'engrais chimiques, de désherbants, de lombricides, d'insecticides et de fongicides. Quel triste sort.

La forte concentration de chlorophylle dans le jus d'herbe de blé participe au renouvellement de notre sang, de part sa ressemblance avec la structure moléculaire du sang humain.

Vous voulez du sang neuf ? Alors buvez du jus d'herbe de blé !

* Attention : Le jus d'herbe de blé peut provoquer étourdissement, nausée, sudation.

UN POTAGER DANS MA CUISINE

Si vous ne connaissez pas la germination, vous allez découvrir le moyen de manger des végétaux frais en toute saison, en les cultivant chez vous, dans votre cuisine ou votre salon, dans des bocaux en verre sans terre ou dans des bacs. Deux à sept jours suffiront pour récolter vos pousses de luzerne, cresson, fenugrec, lentilles, moutarde, radis, tournesol, trèfle rouge… Une grande variété de graines végétales à haute valeur nutritive. Que vous viviez en ville, en appartement ou isolé à la campagne, même en plein hiver, vous allez pouvoir utiliser votre cuisine comme potager d'intérieur.

La germination, c'est l'explosion des nutriments de la graine (vitamines, minéraux, oligo-éléments, protéines) sous une forme assimilable. C'est une grande source d'enzymes. Ce sont des aliments biogéniques. Des graines qui n'ont subit aucune manipulation et que l'association de chaleur, d'humidité et de lumière peut faire germer pour les rendre vivantes.

La germination agit comme une prédigestion des protéines en économisant une importante dépense d'énergie de digestion pour le corps. Elle a un potentiel très alcalinisant. Si on en consomme quotidiennement, la germination peut combler par ses apports nutritionnels les carences de l'alimentation moderne. Il n'y a pas plus naturel, plus efficace ni plus économique si vous les faites pousser chez vous.

Les graines germées apportent à l'organisme des protéines végétales complètes, avec tous les acides aminés essentiels de qualité biologique supérieure ainsi que des vitamines, des minéraux et des oligo-éléments ainsi que de bons glucides.

Chacun de nous possède dans son organisme une réserve enzymatique qu'il faut alimenter pour la conserver intacte. Les enzymes contribuent à entretenir notre santé. Ce sont nos armes pour combattre des maladies déjà établies. Tous les processus de la vie sont reliés au travail des enzymes.

L'apport d'enzymes grâce à la consommation régulière d'aliments crus fait partie d'un mode alimentaire sain. La cuisson au-delà de 40°C (104°F) détruit les enzymes alimentaires. Que ce soit à la vapeur, frit ou bouilli. Il n'y pas d'autres choix que de manger des légumes crus, des fruits et de la germination. Cela ne veut pas dire que nous devons manger cru la totalité de nos aliments, mais d'intégrer du cru dans notre assiette, certainement. Si nous utilisons nos ressources enzymatiques pour digérer des aliments transformés, nous créons un déficit qui affaiblit notre corps l'obligeant à créer lui-même des enzymes pour notre digestion. Nous nous retrouvons alors avec des ressources diminuées pour combattre un développement de maladie.

Faute d'enzymes alimentaires, l'organisme diminue la production d'enzymes métaboliques (celles qui alimentent les cellules vitales de notre corps) pour fabriquer les enzymes nécessaires à la digestion. Ceci affaiblit le transport des nutriments vers les organes, et avec les années, altère irrémédiablement la santé.

Le système immunitaire est le grand défenseur de notre corps et certains nutriments sont capitaux pour le maintenir fort. La consommation d'aliments riches en enzymes repose le corps en générant des nutriments, qui eux, serviront de carburant et d'éléments réparateurs. La nature agit lentement mais profondément.

Les aliments transformés et le stress sont les ennemis de notre système immunitaire. Toutes nos cellules, tissus, organes sont construits à partir des aliments que nous mangeons et de l'eau que nous buvons. Il nous faut intégrer du vert dans notre mode alimentaire, il nous faut intégrer des aliments vivants. Pourtant, comme des hyènes, nous continuons à manger essentiellement de la nourriture morte.

MON GRAND PERE ETAIT CHASSEUR

Mon grand-père Joseph était chasseur. Un chasseur occasionnel mais néanmoins régulier. C'est un des souvenirs forts que je garde de lui. Je me souviens parfaitement de ses deux chiens de chasse, Dolly et Orphée, des pointers, de l'attention qu'il portait à la préparation de leur pâtée quotidienne, dans une cuisine aménagée au sous-sol qui servait également à l'entreposage de son matériel et à la conservation de son gibier.

Je n'ai jamais été capable de tuer un animal. Mon grand-père n'a pas essayé de m'en convaincre. Cela ne changeait rien car j'avais toujours autant de plaisir à l'accompagner quelquefois lorsqu'il partait à la chasse. Je me souviens de ces réveils avant l'aube, de la fraîcheur du petit matin, des chiens à l'arrière de l'auto, une 4L blanche. Une voiture bien française. J'ai encore en mémoire les copieux petits déjeuners chargés dans sa besace et pris à même le sol, sur une simple couverture, appuyé contre le tronc d'un pin. Je me souviens des odeurs de la nature mélangées à celles de notre nourriture, des effluves s'échappant de son bol de café, mélangées à celles de mon chocolat au lait. Du lait de la ferme voisine. Du bon lait cru, à la crème épaisse lorsqu'on le faisait bouillir.

Mon grand-père était un homme bon, généreux et juste. Il avait aussi beaucoup de compassion. Ces qualités lui servaient pour son travail quotidien dans une agence de pompes funèbres à Aubagne, cette petite ville de provence où je suis né en 1966. Le midi, j'étais souvent avec lui pour le déjeuner car mon école primaire jouxtait ses bureaux et son appartement au premier étage surplombait la cour de l'école. J'avais la chance de ne pas aller à la cantine, je regardais mon grand-père cuisiner. Il aimait ça. Je me souviens de son poulet rôti du déjeuner dominical que nous prenions en famille, des omelettes aux truffes avec les œufs de son poulailler, de sa sauce armoricaine qui accompagnait les langoustes lors des repas de fêtes, du foie gras artisanal qu'il commandait dans une petite ferme du Gers, des brochettes de grives, des petits oiseaux, du faisan ou du lièvre qu'il avait tué à la chasse. Je me régalais de ses plats. Par contre je n'aimais pas l'odeur de la bécasse. Trop faisandée pour moi. Lui s'en délectait. Il cuisinait également des légumes "*pour l'accompagnement*". J'ai souvenir des gratins dauphinois, des légumes farcis, des aubergines à la parmesane et de ses poivrons rôtis au four. Je me souviens qu'il préparait également des confitures pour en faire des conserves. Nous avions un beau potager dans sa maison de campagne. *"Tiens, goûte, ce sont les premières tomates du jardin"*.

Je me souviens de son huile d'olive. Nous avions des oliviers qui donnaient chaque année de belles olives. Mon grand-père les récoltait pour les faire presser à froid au Moulin de Redon, un vieux moulin provençal. Il était fier d'avoir son huile d'olive. Il la partageait précieusement. Ma mère a gardé cette tradition familiale.

Lorsque je reviens en France, j'ai toujours autant de plaisir à marcher dans "la pinède", ce petit lopin de terre, avec ses pins, ses odeurs, de revoir le poulailler et le pigeonnier, aujourd'hui envahis par la nature qui a repris ses droits. Sur le terrain en contre-bas, j'ai le souvenir des plants de vigne. Mon grand-père cultivait et vinifiait quelques fois ses raisins. Je participais aux vendanges. Un jour il m'a laissé monter dans la cuve de la cave, pour presser les raisins pieds nus, le pantalon retroussé sur mes cuisses. Je ne suis pas devenu amateur de vin pour autant. Je ne sais pas si à cette époque mon grand-père utilisait des pesticides et des engrais chimiques pour ses vignes. Je me plais à croire que non.

Aujourd'hui, l'industrie viticole est une très grosse consommatrice de pesticides (20% de la totalité des pesticides utilisés en France pour une surface inférieure à 4% des terres agricoles). 81% des raisins en France sont porteurs de pesticides. *"Le raisin a le triste record du nombre de pesticides utilisés : 26 à lui seul"*, déclare l'ingénieur agronome Claude Aubert*. En plus le raisin présente un vrai désavantage : on ne peut pas l'éplucher comme d'autres fruits, alors que c'est sur la peau que se dépose le plus grand nombre de pesticides.

Tous les souvenirs que je garde de mon grand-père sont précieux, mais je ne suis pas devenu chasseur pour autant. Je sais qu'il ne m'en veut pas.

* *"Manger bio, c'est mieux!"* - Claube Aubert

"La viticulture est une forte consommatrice de pesticides, 20% de la totalité des pesticides utilisés en France pour une surface inférieure à 4% des terres agricoles".

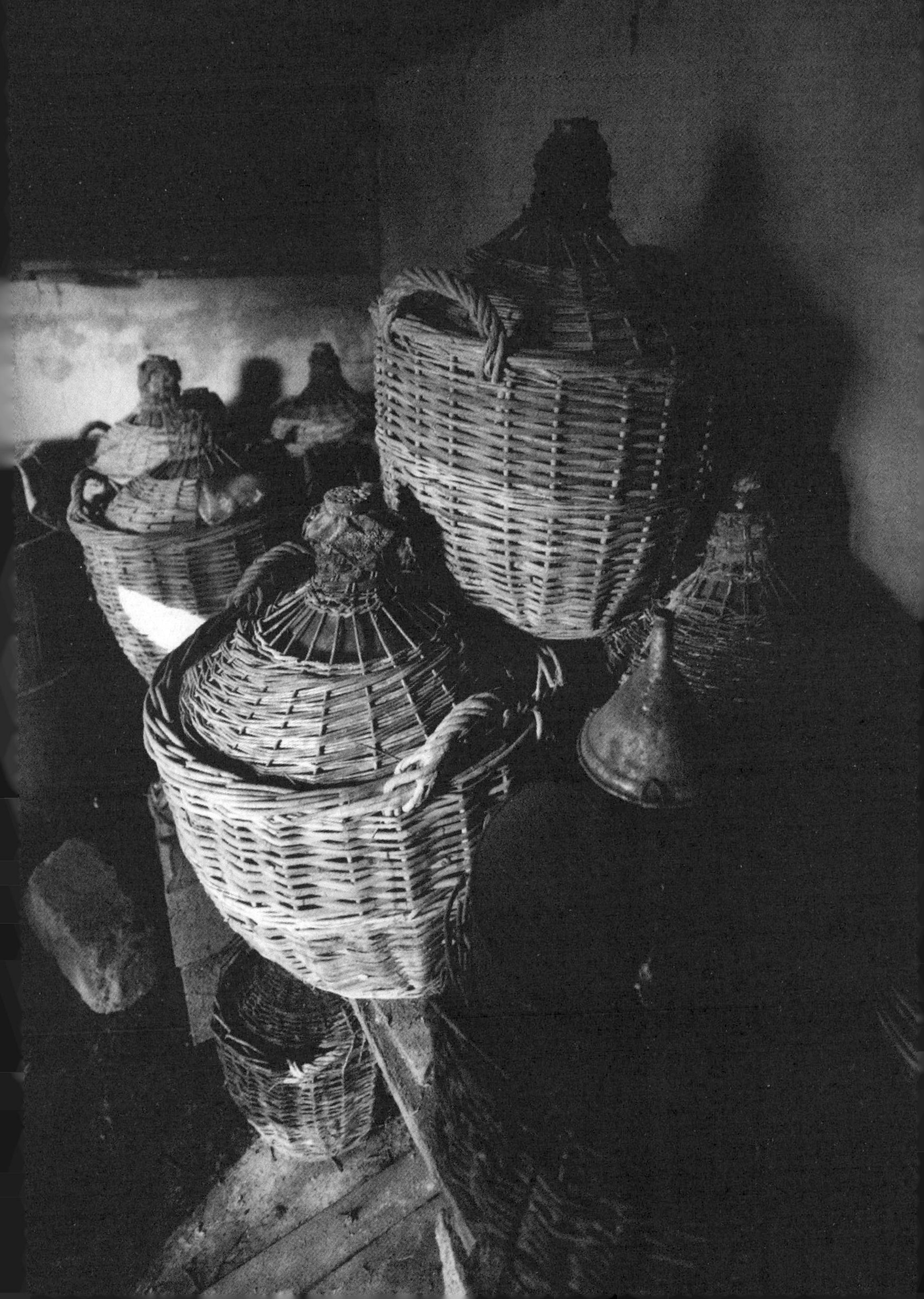

LES VINS BIOLOGIQUES

On peut lire sur le site web de la fondation David Suzuki dans un article intitulé "Qu'est-ce qui se cache derrière le vin ?" : "Les règles sur la toxicité des vins permettent des quantités très élevées de produits chimiques dans le vin et ce autant aux Etats-Unis, en Europe qu'au Québec".*

Professeur Pierre-Marie Martin : Ma fille est partie faire un BTS de viticulture et d'œnologie dans le Beaujolais chez une personne qui fait du vin biologique. Il faut savoir que c'est extrêmement difficile de produire du vin biologique car les parcelles se touchent les unes aux autres. Vous pouvez employer une pratique biologique et avoir un vin convenable mais vous êtes dans un environnement qui n'est pas favorable. Vous travaillez fort, vous avez l'appellation Beaujolais biologique, mais si vous faites l'analyse spectrale des pesticides dans votre vin, certes il y en aura moins que chez le voisin, mais il y en aura tout de même un peu. Nous devons prendre conscience du problème de manière globale. Nous devons nous battre en sachant que nous n'en bénéficierons pas car nous avons trop abîmé l'environnement, mais nous devons le faire pour les générations futures.

La viticulture et l'arboriculture sont les deux domaines où nous retrouvons la plus grande utilisation de pesticides. Le nombre de cancers du larynx, de la vessie, des poumons dans cette population est hautement significatif et il est très différent de celui de la population globale. Mais pour le moment, il n'y a aucune reconnaissance comme étant une maladie professionnelle.

En France, vous avez la reconnaissance par l'assurance maladie des maladies professionnelles où l'on retrouve dans la liste, les carcinogènes physiques tels les poussières de bois, de charbon mais également l'amiante comme cause de cancer de la plèvre et des poumons. Mais il y a un problème majeur. En effet, pour être déclarée maladie professionnelle, vous devez faire un cancer des poumons ou de la plèvre pendant votre période d'activité professionnelle lorsque vous êtes exposé à l'amiante. Ce qui est extrêmement perturbant et qui pose un réel problème est le fait qu'un cancer se déclare le plus souvent des années après, lorsque les travailleurs exposés sont à la retraite.

Il a fallu une bataille acharnée pour que soit reconnue comme maladie professionnelle, cette pathologie induite pendant la vie professionnelle mais qui se déclare malheureusement lors de la retraite. Ce problème lié entre autre à l'amiante est un problème international. Les industriels bloquent toute reconnaissance d'une pathologie pour leurs employés partis après un beau pot de départ et avec une belle radio pulmonaire apparemment saine. Tout ce qui survient après n'est plus leur problème.

* www.davidsuzuki.org

OVERDOSE

Quelle drôle d'époque nous vivons. Une époque où l'on ne peut plus se fier à notre goût pour savoir ce qui est bon à manger, ce qui est bon pour notre santé. Nos anciens n'avaient pas besoin de nutritionnistes. C'était il y a 50 ans, avant que l'agriculture intensive ne transforme nos champs en usines et que les industriels ne prennent en charge la fabrication de nos repas.

Exhausteurs de saveurs et consorts sont les armes des industriels pour nous faire avaler n'importe quoi. Ce sont des leurres. De la chimie dans nos assiettes. Et on aime ça ! Oui madame. On s'adonne à nos shoots quotidiens qui nous procurent plaisir gustatif et satisfaction éphémère. De la nourriture partout, 24h/24h, 7j/7j. Les industriels nous ont transformés en junkies à grands renforts de publicités et de pyramides alimentaires. La nourriture industrielle est devenue une addiction puissante qui nous a fait renoncer peu à peu à nos aliments naturels ancestraux.

Dans les années 40, nos anciens manquaient d'à peu près tout. C'était l'époque des tickets de rationnement. Un peu de sucre, un peu de farine, des pâtes de mauvaise qualité, du café qui n'en était pas.

En ces temps de guerre, on était mieux loti en campagne qu'en ville. Chacun avait son petit potager, ses quelques poules, des lapins, pour subvenir tant bien que mal aux besoins de la famille. L'entraide existait encore. C'était un temps où nos terres rurales étaient encore peuplées. *"Aujourd'hui 78% de la population française vit en ville"*[(1)].

On pouvait y trouver du bois pour se chauffer et pour cuisiner.

L'électricité était rare, le travail était rude, le taux de mortalité infantile important. Au début du siècle dernier, les risques de mourir d'une infection ou d'une maladie infectieuse, comme la tuberculose, la polio, la diphtérie, la grippe, la coqueluche, la rougeole et la scarlatine étaient encore relativement élevés. La tuberculose était la première cause de mortalité au Canada au début du XXème siècle[(2)]. On vit plus vieux aujourd'hui non pas parce que l'on se nourrit mieux mais grâce aux progrès de la médecine qui ont quasiment éradiqués les causes de mortalité des siècles passés.

Aujourd'hui, dans nos pays industrialisés, on ne meurt plus de faim mais on souffre d'overdose de nourriture industrielle ! Les principales causes de mortalité aujourd'hui sont les maladies cardio-vasculaires, les cancers, le diabète et l'obésité. Toutes ces maladies ont le même point commun. L'alimentation.

80% du bol alimentaire d'un individu moyen est composé d'aliments transformés. Des aliments morts, trop riches en matières grasses, sucre et sel (80 à 90% du sel consommé l'est par l'intermédiaire des aliments transformés) ajoutés aux nombreux additifs chimiques et à l'emploi généralisé de pesticides.

La France est le 1er utilisateur de pesticides en Europe et le 1er utilisateur de pesticides par habitant dans le monde.

(1) http://perspective.usherbrooke.ca/(Afssa, 2009)
(2) http://www.chrc-ccdp.ca/

NOTRE INDEPENDANCE ALIMENTAIRE

Ne rêvons pas. Rares sont les personnes qui peuvent prétendre à une certaine autonomie alimentaire. Personnellement, je n'en connais pas. Produire sa propre nourriture est aujourd'hui quelque chose d'utopique. Même nos pays n'ont pas d'autosuffisance alimentaire. Ils ne l'ont plus, pour être précis. Le Québec par exemple, avait en 2008 un taux de 55% d'autosuffisance alimentaire(1). Bon nombre de pays n'ont plus cette capacité de se nourrir par eux-mêmes à cause de la déstructuration de leur agriculture imposée par le marché mondialiste.

Dans les années 50, la fameuse "Révolution verte" a modifiée grandement la structure agricole des grands pays producteurs comme la France. Ce fut un changement radical des modes d'agriculture ancestraux, visant à augmenter la productivité pour faire face à la pénurie de l'après-guerre, avec les machines outils et avec la chimie des pesticides et des engrais.

Les USA montrent l'exemple en exportant massivement leurs machines outils pour équiper les paysans français, les poussant par la même occasion dans la spirale du crédit. Leur système, basé sur le productivisme à outrance, était pris en exemple par nos dirigeants français de l'époque. C'est Edgard Pisani, ministre de l'Agriculture sous la présidence du Général de Gaulle qui en 1962, s'occupa du grand remembrement des terres paysannes françaises. Il joua un rôle important à l'échelle européenne dans la définition de la politique agricole commune de la CEE.

Les parcelles françaises devaient être agrandies pour faire entrer les machines outils du progrès tant espéré, celui de nourrir l'Europe à bas prix. C'est le rêve que l'on a vendu aux paysans de cette

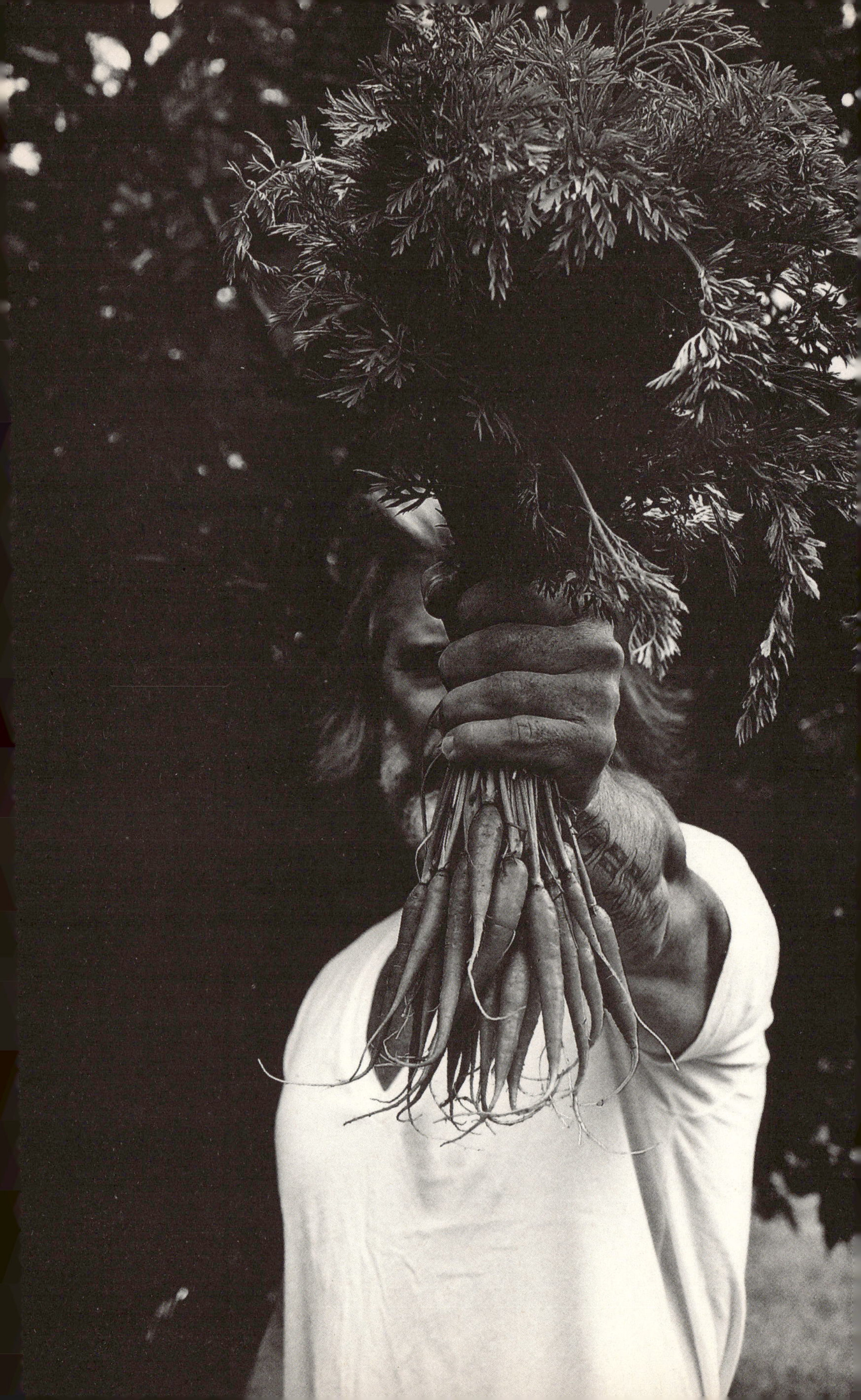

génération. Mais pour agrandir les parcelles, il fallait remembrer les terres à tout prix. Quant à ceux qui n'étaient pas d'accord (il y a eu à cette époque une forte résistance dans le milieu de la paysannerie - ndla), l'état avait un droit de préemption sur leur terre[2].

"*Je m'accuse d'avoir trop insisté sur le remembrement, en particulier dans l'Ouest*". Il est presque émouvant de voir aujourd'hui cet homme de 95 ans, Edgard Pisani, déclarant à demi-mot qu'il regrettait cette décision et qu'il ne pensait pas que cela irait aussi loin[3].

Aujourd'hui, le constat est un déséquilibre profond entre les pays producteurs de l'hémisphère nord et ceux de l'hémisphère sud. Comme le décrit Marc Dufumier, un agronome de réputation internationale, dans son livre au titre évocateur "*Malbouffe au Nord, Famine au Sud*"[4], en dénonçant les folies de l'agriculture mondialiste et en montrant qu'une alternative crédible avec l'agriculture biologique est déjà à l'œuvre. "*Il serait possible de nourrir 9 milliards de personnes en 2050 avec une agriculture écologiquement intensive*"[5]. Un argument poids lourd qui fait tomber celui des défenseurs du productivisme et des produits phytosanitaires.

Aujourd'hui qu'est devenue cette belle promesse des années 60 ? Celle de nourrir la planète ? Triste constat avec 1 milliard de personnes qui se couchent avec la faim chaque soir.

Et que dire des 115 millions de repas servis lors de ce 28ème hiver des Restaurants du cœur ? "*J'ai une petite idée comme ça (...) un resto qui aurait comme ambition, au départ, de distribuer deux ou trois mille couverts par jour*" disait Coluche au lancement de l'opération en 1985.

Si l'on replace cette notion d'autonomie dans le contexte de notre alimentation au quotidien, posons-nous la question suivante "*Combien de temps je peux me nourrir avec mes réserves ?*". Comme le décrivent Piero San Giorgio et Vol West dans leur dernier ouvrage “Rues Barbares – Survivre en ville”, les effets de la moindre pénurie alimentaire suite à une catastrophe, quelle qu’elle soit, peuvent être terribles, voir apocalyptiques. Surtout lorsqu’on vit dans un milieu urbain.

Je me souviens de la cave de mon grand-père. De sa fierté lorsqu’il faisait l’inventaire. Des conserves de tomate, des confitures, des pommes de terre, des oignons, de l’ail, des pâtés, du foie gras pour les fêtes, de l’huile, du sel, du sucre… et du vin aussi. Du vin de sa vigne. De la piquette, pour les repas quotidiens. Je ne me souviens plus exactement de tout ce qu’il y avait dans sa cave, mais elle était bien fournie. La peur de manquer peut-être ? Mon grand-père était né avant-guerre, en 1912. Ceci explique sans doute cela.

Dans mon mode alimentaire, j’ai une liste d’aliments de base. Des produits bruts, non transformés, qui ont l’avantage d’avoir une longue conservation. Je veux parler des légumineuses (lentilles, haricots, pois...), des céréales (riz, orge, quinoa...), de l’huile d’olive, du sel de mer, des sucres (miel, sirop d’érable, sucre de coco...), des farines (kamut, riz, épeautre, pois...), des condiments (moutarde, vinaigre…) des beurres de noix. La liste n’est pas si longue pour peu que l’on prenne le temps d’y réfléchir.

Nous devrions tous avoir une réserve de base avec ces produits de première nécessité alimentaire. On peut les acheter en quantité pour bénéficier de meilleurs tarifs. On peut se grouper et partager avec des amis.

Et puis aussi, un élément précieux essentiel à notre survie, auquel on ne pense plus puisqu’il suffit d’ouvrir un robinet pour en avoir. Il s’agit de l’eau potable. Il faut stocker de l’eau potable ! Avec le contenu de notre réserve de nourriture, des allumettes, notre poêle à bois, nous sommes parés pour un certain temps.

“*L’hiver arrive*”.

(1) lapresse.ca – 20 février 2013 “Le taux d'autosuffisance alimentaire de 33% est une erreur de calcul”, (2) http://www.ina.fr - Le remembrement en Bretagne, (3) Documentaire les paysans, 60 ans de révolution de Karine Bonjour et Gilles Pérez, (4) Chez Nil Éditions, (5) http://www.agassessment.org - International Assessment of Agricultural Knowledge, Science and Technology for Development.

DE L'OR DANS LA BOUCHE

Après l'effondrement des colonies d'abeilles à la fin des années 2000 en Europe et en Amérique qui a vu plus de la moitié de la population des abeilles disparaître inéluctablement, il faut être sacrément optimiste et volontaire pour garder le moral lorsqu'on est apiculteur.

Anicet Desrochers est un homme au positivisme contagieux. Dans le monde de l'apiculture, ce gars est une "rockstar" dans le sens flamboyant du terme. En musique, il arrive de devenir addict d'un artiste après l'écoute d'un seul de ses albums, j'ai ressenti le même effet après le visionnage du documentaire "La Reine Malade". Je suis tombé dans le pot de miel ! Un miel cru. Un miel qui n'a pas subi de manipulations industrielles, un miel extrait à froid, pur au plus profond de ses qualités nutritionnelles et médicinales.

LE MIEL D'ANICET

Si la pièce d'or est une valeur solide pour nos économies, le miel est un indispensable de notre garde-manger et plus étonnant, de notre pharmacie. En effet, en plus de ses atouts nutritionnels incroyables, c'est aussi un puissant cicatrisant avec des vertus antiseptiques. C'est un antiviral, un antimicrobien et un antiparasitaire. Rien que ça.

Le visionnage d'un reportage peut-il influencer nos choix ? Nombreux sont les documentaires qui dressent un portrait sans concession de la situation alimentaire actuelle. "Food Inc", "Notre poison quotidien", "Earthlings", "Les alimenteurs"... Ces documentaires nous donnent des informations qui impactent sur notre conscience et qui nous mettent face à un choix. Passer à l'acte ou passer son chemin. “La Reine Malade” m'a donné le goût du miel. Le pot de miel cru d'Anicet ne quitte plus le comptoir de ma cuisine.

Les abeilles ne produisent pas seulement du miel, leur fonction première est la pollinisation de nos cultures. Les abeilles meurent, notre agriculture meurt. "*Si l'abeille venait à disparaître, l'homme n'aurait plus que 5 années à vivre*" avertissait Albert Einstein. Faisons confiance à l'industrie chimique, elle trouvera bien une solution à ce problème. Personnellement, je donne ma confiance à des hommes comme Anicet pour que ce jour-là n'arrive jamais.

DU MIEL DANS LES PYRAMIDES

Il n'y a pas de conservateur dans le miel ?
Anicet Desrochers : Non, c'est une matière qui est vraiment spéciale, c'est une matière vivante.

Quel est son mode de conservation ?
Anne-Virginie Schmidt : Il faut que le miel soit conservé dans de bonnes conditions. Les pires ennemis du miel sont l'humidité, la chaleur et la lumière.
Anicet Desrochers : On a trouvé un rayon de miel à côté d'un pharaon dans une pyramide en Égypte et le miel était encore comestible. C'est sûr que le miel est vivant à son pic, au niveau médicinal avec ses huiles et ses enzymes vivantes, environ deux à trois ans, mais la substance en tant que telle ne se périme pas.

Quelle est la particularité de ton miel ?
Ici, on produit des miels qui sont différents au niveau gustatif. Nous ne sommes pas meilleurs apiculteurs mais nous avons un terroir qui est encore excessivement riche et on essaye de le préserver, d'en prendre soin. Le miel qui en ressort donne donc quelque chose de beaucoup plus complexe, tout simplement.

Je suis emballé par ton miel brut. Depuis que je l'ai essayé, il ne quitte plus le comptoir de ma cuisine.
Anne-Virginie Schmidt : On a commencé le miel brut il y a environ 7 à 8 ans. L'idée du miel brut était d'amener les gens à découvrir le vrai goût du miel, celui que l'on retrouve dans la ruche, un vrai spectacle gustatif ! Mêmes nos propres miels n'avaient pas ce goût-là car ils étaient filtrés, on retirait les pollens. Le miel est une matière super sensible qui contient plein d'enzymes vivantes. Il faut le manipuler le moins possible pour conserver toute son authenticité.

Anicet Desrochers : Comme nous l'avons évoqué dans "La Reine malade"*, on se retrouve innovateur en retournant à la base de ce qui a toujours été fait, ce qui veut dire récolter le miel le plus simplement possible et le mettre en pot le plus naturellement possible. On revient en arrière et les gens apprennent à redécouvrir le vrai goût du miel.

Le miel brut est donc extrait directement de la ruche ?
Oui, le miel brut c'est comme si tu plantais ton outil directement dans la ruche.

VITESSE ET RENTABILITÉ

Tu parlais d'un retour en arrière. Est-ce que les méthodes de l'apiculture ont changé avec le modernisme ?
On dirait que la transmission du savoir apicole s'est perdue à travers l'industrie mais de manière très récente. Le passage entre la tradition d'un apiculteur qui flatte ses abeilles, qui les tripote tranquillement, qui les aime et qui aime le résultat récolté, a disparu dès lors qu'il est devenu de plus en plus difficile de gagner son pain avec les abeilles. Un autre modèle agricole a pris place, le principe de consommation amené par le fracas que les agriculteurs ont vécu dans le productivisme : "*Vous devez agir comme cela, sinon vous ne réussirez pas*". La paperasse et les

contrôles sont arrivés. Il est devenu excessivement compliqué de vivre de la terre avec en plus d'autres phénomènes comme les maladies qui ont aussi aggravés la situation. Il faut aller vite, vite, vite, toujours plus vite pour être de plus en plus rentable.

Anne-Virginie Schmidt : Le ministère de l'agriculture appuyait ces méthodes par les conseils qu'il donnait aux agriculteurs et aux apiculteurs : "*Vous devez produire plus pour pouvoir y arriver*", c'était tout le temps le même discours. Il n'y avait aucune notion de valeur ajoutée. Ils ne considéraient pas un produit brut à peu de volume qui représentait un marché de niche.

Anicet Desrochers : Les marchés de niche n'ont pas été développés parce que le ministère poussait au volume.

L'INDUSTRIE DU MIEL

Il existe donc une industrie dans le miel ?
L'industrie du miel est gigantesque. On parle de l'industrie de l'abeille. On peut parler de miel, on peut parler de terroir, mais si tu veux qu'on rentre dans le délire de l'industrialisation de l'abeille... Aujourd'hui l'apiculture ce n'est plus un métier de production de miel ou un métier de maintien des abeilles en vie, c'est un métier de pollinisation ! En Amérique du nord, annuellement, il y a environ 2 millions de colonies d'abeilles qui transhument sur des camions vers toutes les cultures qui demandent une pollinisation par l'abeille. Ce sont des cultures massives !

C'est ce que l'on appelle les ruches itinérantes, n'est-ce pas ?
Oui c'est ça. Ça ne fait pas partie d'une volonté des apiculteurs. C'est arrivé sur une base de nécessité associée au modèle agricole qui a pris place dans notre mode de vie. Un apiculteur vit aujourd'hui à 70% de son chiffre d'affaires sur la pollinisation, principalement aux États-Unis mais également au Québec. Tu as des millions de ruches d'abeilles qui vont partir de la côte Est

américaine, du Midwest américain, pour transhumer vers la plus grosse pollinisation mondiale qui est l'amandier. L'amandier a trouvé niche dans la vallée de Californie, à Sacramento, terroir unique au monde.

Mais comment en est-on arrivé là ?
Pour faire une histoire courte, les abeilles sont utilisées pour polliniser la nourriture dont l'humain va avoir besoin pour produire des denrées alimentaires. On serait capable de survivre sans les abeilles, mais on survivrait différemment, avec un système immunitaire affaiblit. On serait plus faible car il manquerait des couleurs dans nos assiettes. La couleur est souvent associée à la vitalité et à la vie. On peut dire que l'abeille est devenue une marchandise qui sert principalement à maintenir nos besoins et notre volume de consommation qui est problématique comme on le sait. On gaspille trop, donc nous sommes obligés de produire plus. On a un boom démographique qui fait que nous sommes obligés de produire plus pour être capable de faire vivre cette masse humaine, idem pour les systèmes d'élevages qui nécessitent des intrants qui sont beaucoup trop lourds. Malheureusement les abeilles sont un peu les esclaves de ce modèle engendré par l'après-guerre, mais aussi à cause de ce boom démographique et de cette volonté de grandeur, qui à mon sens est un peu tordue et malsaine.

Tu parlais des apiculteurs qui déplacent leurs ruches pour polliniser les amandiers, est-ce que ces apiculteurs produisent du miel ?
Ici on ne parle pas de miel mais de pollinisation. Ces pollinisations ne font pas de miel, pas vraiment. Pourquoi ? Parce que ce sont des types de culture qui nécessitent beaucoup d'abeilles pour arriver à produire le fruit, d'où cette compétitivité hallucinante au niveau des abeilles. Il y a trop d'abeilles pour être capable d'en retirer un miel, mais ici le but n'est pas de produire du miel. Le but est de féconder la plante le mieux possible par l'insecte pollinisateur, pour engendrer le plus de fruits possible, avec la meilleure qualité possible. Des fruits qui auront été bien pollinisés, comme

les fraises, les pommes, les amandes, les prunes ou les bleuets, auront une plus belle morphologie, un sucre plus concentré. Le fruit va être meilleur et aura une longévité plus pertinente, il se conservera mieux. Donc c'est du potentiel pur et simple. Mais il n'y a pas de miel qui est produit à partir de cela. Ici, on a affaire plutôt à des brokeurs qui gèrent les transhumances des ruches *"Tel gars à Washington a besoin de 22.000 colonies d'abeilles car il a 25.000 acres de pommiers... Es-tu capable de me trouver des abeilles de tel ou tel gars qui transitent de l'amandier vers la pomme, vers les bleuets au Maine ?"*. On parle ici de centaines de milliers de kilomètres de transhumance de boîtes de ruches que les apiculteurs ont beaucoup de mal à maintenir en vie du fait du stress lié à l'alimentation réduite des monocultures.

Qu'est-ce que tu veux dire par "du stress lié à l'alimentation réduite des monocultures ?"
Mange du brocoli pendant 6 mois ! Le brocoli, c'est très bon pour la santé, mais manges-en durant 6 mois, tu vas être vert comme un brocoli et tu seras sûrement en carence ! En comparaison, on dira que l'abeille est prise dans ces 6 mois de brocoli avec les amandiers ou les pommiers, elle n'a pas autre chose à manger, c'est un cycle infernal ! Elles doivent repartir, faut débarquer de Washington State qui est complètement dans l'ouest, sur le Maine parce que dans 3 semaines et quart il y a une pollinisation de bleuets qui va arriver. Les gars sont à la course pour transhumer les ruches vers le Maine. Et boom ! Les bleuets arrivent ! Un autre 6 mois de bleuets, 6 mois qui correspondent à 30 jours de vie d'une abeille.

DES ABEILLES SOUS ANTIBIOTIQUES

Anne-Virginie Schmidt : Durant ces périodes de pollinisation, les abeilles sont nourries avec du sucre. Les apiculteurs sont obligés de nourrir les abeilles car il n'y a pas assez de nourriture dans l'environnement, une quantité insuffisante de nectar et de pollen pour subvenir à leur besoin. L'apiculteur est donc obligé de donner des compléments de manière permanente.

Anicet Desrochers : Des compléments ! Des suppléments protéinés, des suppléments de carbohydrates, des suppléments minéraux. Une petite tape dans le dos avec des antibiotiques parce que le stress engendré est si important que l'abeille va inévitablement tomber malade.

On donne des antibiotiques aux abeilles ?
Oui ! Des antibiotiques, des miticides, des acaricides, des fumigations, toutes sortes de vapeur d'acide pour être capable de maintenir le seuil d'infestation au plus bas. L'apiculteur se bat contre le stress qu'il procure à ses propres abeilles, il se bat aussi contre la mortalité associée à ce stress qui est beaucoup trop intense. L'abeille est de plus en plus fragilisée. Mais il est important de comprendre que nous rentrons ici dans des dossiers qui sont très tristes et pessimistes pour l'abeille et envers le rôle de l'apiculteur. On parle des premières pollinisations actives qui datent de la fin des années 50, début des années 60. Le phénomène a été très rapide. On parlait tantôt du transfert entre la tradition d'un apiculteur qui tripote ses abeilles, qui les chouchoute et de l'apiculteur qui court à l'arrière du camion pour les embarquer parce qu'il reçoit des coups de téléphone d'un gars qui a besoin de ses abeilles. Il sait très bien qu'avec le changement climatique, la perturbation planétaire, il n'arrivera pas à faire son rendement de miel, parce qu'il y a du maïs partout et qu'il a tout intérêt à mettre le plus vite possible ses abeilles sur le camion et de les amener aux amandiers, d'aller cachetonner un petit 100 dollars et de les rembarquer ensuite pour les mettre dans les bleuets, pour faire un autre 100 dollars pour pouvoir payer ses frais fixes. Il pourra peut-être prendre une fin de semaine de vacances, mais après ça il faudra repartir en Floride parce que les orangers sont en fleurs, et cela aidera les abeilles à mieux se sentir. Car ces gars aiment

encore profondément leurs abeilles. C'est important de le souligner, sinon ils ne feraient pas de l'apiculture. On est pris dans des états d'âme qui nous amènent, nous, apiculteurs, à nous dire que nous aimons nos abeilles, qu'on veut faire ce métier, qu'on veut en vivre, mais qu'on est pris avec ce qui est autour de nous. Les Miels Anicet sont sur un territoire béni. Nous sommes avec notre famille, dans notre monde, notre communauté. Grâce à la forêt, nous sommes protégés de l'invasion de toute cette merde produite par les cultures de blé, de maïs, de soja, et qui au final font vivre des compagnies comme Coca-Cola.

Tu n'utilises donc pas d'antibiotiques ?
Non. On ne veut pas mettre d'antibiotiques dans nos ruches. Moi je n'en mets pas, j'ai la forêt qui me protège. Mais beaucoup ont besoin d'en mettre pour être certains que leurs abeilles seront encore là dans deux mois. Aujourd'hui, nous avons besoin des éleveurs de reines. Les éleveurs de reines comme moi sommes devenus des stars car on maintient le pool génétique de l'abeille qui traverse actuellement une sale période. Avec la génétique, on essaye de maîtriser des critères de sélection qui vont amener les abeilles à avoir des comportements de défense naturelle. On développe ça tranquillement, mais on est surtout reproducteur d'abeilles en continu pour faire en sorte qu'il en reste tout le temps suffisamment assez pour untel aux Etats-Unis, ou untel dans un coin de la Californie. Assez pour un gars qui me dit au printemps en pleurant (oui car les gars pleurent) : *"Anicet j'ai perdu 75% de mon cheptel, j'ai une maison, j'ai des enfants, j'ai du pain à mettre sur ma table et puis je veux faire de l'apiculture, je veux pas aller faire chauffer des camions dans le désert de l'Utha, je veux faire de l'apiculture parce que c'est ça que je sais faire et que je veux faire, ça fait 50 ans que je fais de l'apiculture, toi tu es jeune mais moi j'ai 65 ans, je viens de perdre 75% de mes abeilles, j'ai besoin de reines pour être capable de rebondir"*.

LA DISPARITION DES ABEILLES

Pourquoi les abeilles disparaissent-elles ?
On va dire que la problématique de l'abeille est multi-factorielle. C'est ce que nous disent les scientifiques en se pétant les bretelles et en allant chercher des subventions à n'en plus finir parce que l'abeille est devenue une rock star depuis 5, 6 ans. Il y a du cash qui est sorti de ça à cause du CCD (Colony Collapse Disorder), la crise qui a fait en sorte qu'on a perdu subitement 50, 60, 70% de la population d'abeilles américaines. Suite à ça, l'ONU et les grands de ce monde se sont réveillés. "*On sait que le porc c'est une grosse industrie, que le bœuf et le poulet aussi, mais on ne savait pas que l'abeille était si importante que ça*". Le monde tel qu'il est aujourd'hui est le résultat de milliers d'années de pollinisation. Tout à coup, l'apiculteur est devenu quelqu'un qui a une parole. L'apiculteur avait toujours été celui qu'on ne voit pas, qui est discret, caché au fond de son champ avec ses abeilles. Le gars ne fait pas de bruit et quand il met ses abeilles sur le camion, il le fait la nuit car il ne veut pas déranger. Et l'apiculteur a du mal à vendre son miel, il préfère le donner... D'un coup l'apiculteur devient intéressant, on commence à l'écouter, à interviewer cet apiculteur qui pleure au fond de son rucher. Et on se questionne. "*Ça fait 10 ans qu'il travaille comme un fou et il n'a rien vu venir ?*".

Les champs ont été envahi de maïs et on a eu de la misère à comprendre pourquoi nos abeilles mourraient... Le maïs tue nos abeilles ! Pourquoi ? Parce que c'est une problématique de pesticides qui sont appliqués dans les semences enrobées. De plus, le maïs est une plante qui ne produit pas de nectar. Nos abeilles sont donc perdues dans un désert. Et puis ces champs ne nous laissent plus de place pour y faire vivre nos abeilles, donc on les véhicule, on les met sur des camions, mais les camions créent un stress, qui engendre une grosse grippe ou une grosse diarrhée que l'on appelle Nosémose ou Loque Americaine et alors on est obligé de mettre des antibiotiques sinon on les perd toutes à travers le maïs, les pesticides, les monocultures, le stress et en plus de ça on fait venir des conteneurs de partout à travers le globe ! Des conteneurs qui ont fait rentrer des parasites que l'on appelle Varroa, Nosema Ceranae. Ces parasites étaient collés sur des conteneurs, dans des avions, dans des bateaux, tout cela à cause d'une transhumance mondiale de marchandises sous couvert de notion d'espace global, de libres échanges, de mondialisation de l'économie. On a aujourd'hui une conséquence gravissime avec nos abeilles qui sont parasitées ! On est donc rendu dans le multifactoriel et on se bat pour les maintenir en vie. On manque de supports techniques car tout est arrivé bien trop vite. Les scientifiques se mettent à travailler sur nos dossiers car l'abeille est devenue une priorité. Nous ne sommes pas capables d'aller assez vite donc tout repose sur des bonhommes, peut-être comme moi, qui ont décidé de s'isoler un peu. Sans le vouloir on s'est retrouvé ici et on s'est dit qu'on allait produire des reines pour des gens qui sont moins chanceux.

LA FERTILITÉ

Il existe aussi un marché de production de reines ?
On manque d'abeilles, donc on produit plus de reines, mais ces reines ont un stock génétique qui est limité dans une diversité. En reproduisant ce schéma chaque année, on étouffe progressivement la diversité naturelle des choses. En Australie, à Hawaï ils ont produit des milliers d'abeilles destinées à des pays qui sont très actifs au niveau apicole. Il faut savoir que le Canada, les Etats-Unis, sont des greniers mondiaux pour la production alimentaire donc c'est ici et aussi dans certaines parties de l'Europe, que nous avons le plus besoin d'abeilles.

Anne-Virginie Schmidt : La France n'est pas importatrice de reines, en terme de volume comme nous pouvons l'être ici au Canada.

On achète des abeilles, mais on a de mauvaises abeilles donc les abeilles meurent plus vite, on perd des ruches, donc on a besoin de nouvelles abeilles... C'est une roue sans fin.

Anne-Virginie Schmidt : Initialement les reines avaient une quantité de sperme nécessaire pour leur vie entière, du sperme destiné à la reproduction des ouvrières. Aujourd'hui, la spermathèque d'une reine ne contient presque plus rien, elle est pratiquement vide dès le début de sa vie, ce qui fait en sorte qu'on remplace la reine car elle devient une mauvaise pondeuse.

La fertilité de l'être humain est également en forte baisse.
Anicet Desrochers: Il faut chercher pourquoi nous en sommes arrivés là. À partir du moment où une espèce vivante commence à rencontrer des difficultés au niveau de sa santé, cela se perçoit principalement dans sa capacité à se reproduire. C'est comme pour les humains, tu as raison. Si les abeilles sont affaiblies actuellement, c'est qu'elles ont forcément des problèmes de reproduction elles aussi. Le sperme n'est plus viable, la qualité n'est plus là, la quantité également parce qu'il y a des carences alimentaires importantes. Il faut être en forme et fort pour être capable d'engendrer la prospérité, chez les humains, chez les grenouilles, chez les oiseaux, comme chez les abeilles. Il faut que tu sois dynamisé pour que ça aille bien, mais aujourd'hui il n'y a plus de dynamisation nulle part et surtout pas chez les bio-indicateurs, surtout pas chez les abeilles... et ça, c'est un élément qui rend les choses encore plus compliquées.

Comment vont les abeilles aujourd'hui ?
Les abeilles sont très fragilisées actuellement. C'est relativement simple de faire le parallèle avec le système agricole qui tire beaucoup au niveau productivité et qui affaiblit l'environnement, dont l'abeille, mais aussi d'autres pollinisateurs comme les papillons qu'on ne voit plus. La problématique des abeilles, c'est leur environnement. L'abeille est un bio-indicateur fragile. Si l'abeille va mal, c'est que l'environnement va mal.

LES PESTICIDES

Très rares sont les apiculteurs qui ont développé des cancers ou des maladies dégénératives. On pense que le venin de l'abeille protège ou stimule... mais on ne sait pas vraiment, il y a quelque chose de mystérieux et c'est tant mieux.

C'est une bonne chose pour ta profession, lorsqu'on voit le développement inquiétant de cancers chez les agriculteurs qui utilisent pesticides et engrais. Cette problématique est très présente en France actuellement avec les producteurs de vin. Tu as entendu parler de cela ?
Oui. La viticulture est une forte consommatrice de pesticides. 20% de la totalité des pesticides sont utilisés en France pour une surface inférieure à 4% des terres agricoles. C'est pour cela qu'il y a une grande tendance sur les vins "natures" (les vins biologiques - ndla). Je les aime particulièrement car ils sont empreints du terroir et de la nature. L'effet dramatique des pesticides sur la santé des vignerons engendre actuellement un renouveau vers ces vins "natures". L'humain va revenir aux bases en ayant appris de ces constats, c'est certain.

DEVENIR MEILLEUR

Penses-tu qu'il y a une prise de conscience aujourd'hui au niveau de notre l'alimentation, de notre consommation, et de notre environnement ?
Une prise de conscience totale ! Nous sommes obligés d'en arriver à des problématiques extrêmes pour accepter et réaliser que nous avons dépassé les limites du possible. On tombe malade, il faut revenir en arrière. On est dénaturé dans notre alimentation, il faut revenir en arrière. On a mal à la tête après avoir bu trop de vin, ce n'est pas normal, on boit du vin nature, on revient en arrière...

On revient toujours en arrière de ce qui a été fait.

Je pense que le progrès n'a pas forcément apporté que des bonnes choses à notre alimentation.
Exact. Ce qui est intéressant par rapport à ce que tu viens de dire, c'est qu'en effet, il y a eu un contexte évolutif qui nous a amené sûrement beaucoup trop loin. Mais ça, c'est de l'acquis, c'est-à-dire qu'en revenant en arrière, avec tout cet acquis, je crois que ça va devenir intéressant. Tu sais, c'est facile d'être pessimiste et de dire que tout va mal, que tout va péter... Moi je crois qu'on est en train de devenir meilleur, que l'être va devenir meilleur.

Entrevue réalisée en décembre 2012 à Ferme-Neuve (QC).

www.mielsdanicet.com
* La reine malade : Documentaire réalisé par Pascal Sanchez et produit par Espéramos Films en 2010

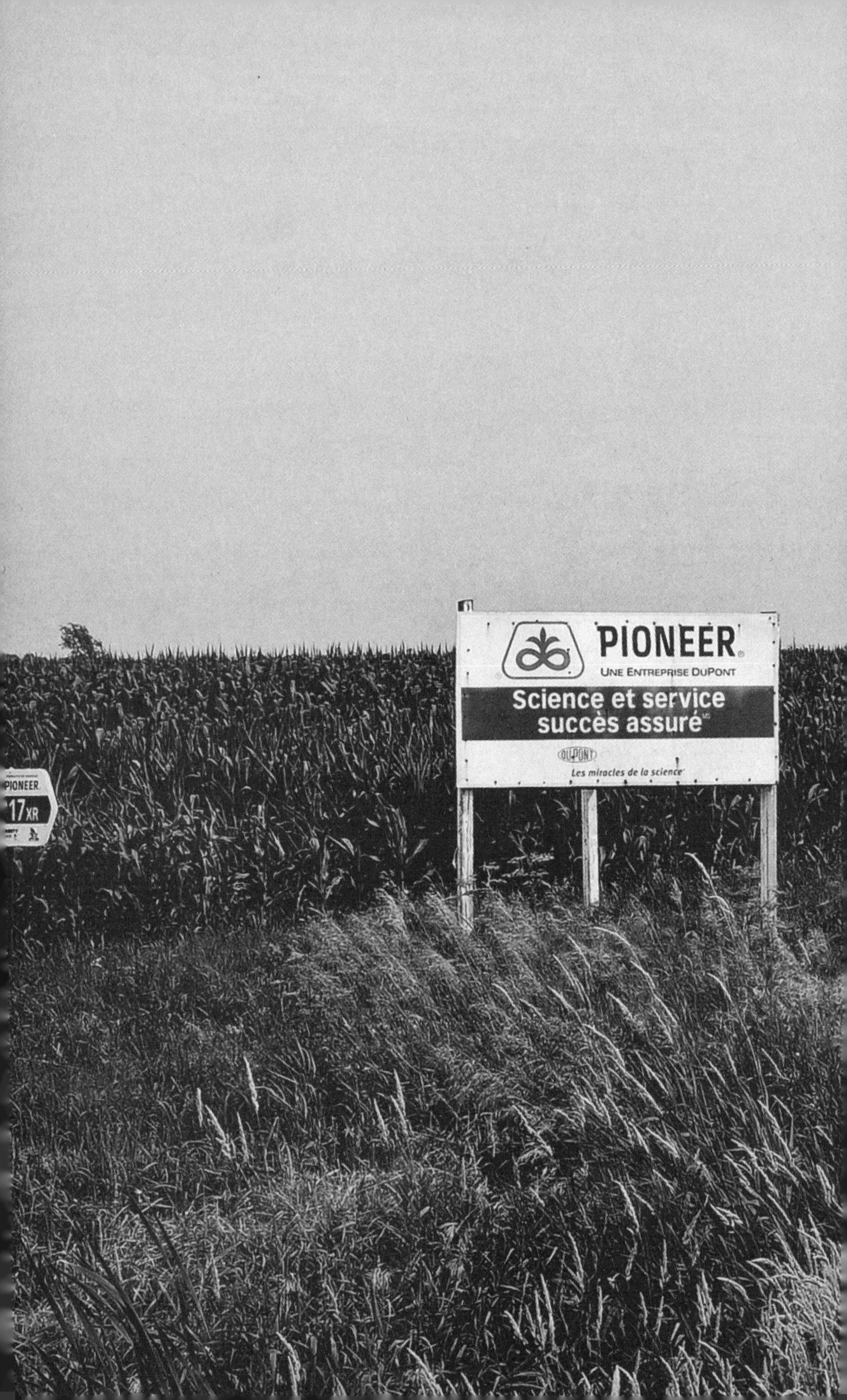
PIONEER
Une Entreprise DuPont
Science et service
succès assuré
DuPont
Les miracles de la science
PIONEER

*“Vous avez une nourriture de meilleure qualité ici.
Par exemple, vous n’avez pas autant d’OGM que nous
aux Etats-Unis où ils sont omniprésents.
Ici, toute cette nourriture est bannie,
vous ne voulez pas des OGM. Le soja en particulier.
Aux États-Unis, 90% du soja est génétiquement modifié”.*

Richard Fortus - GUNS N’ROSES (USA)

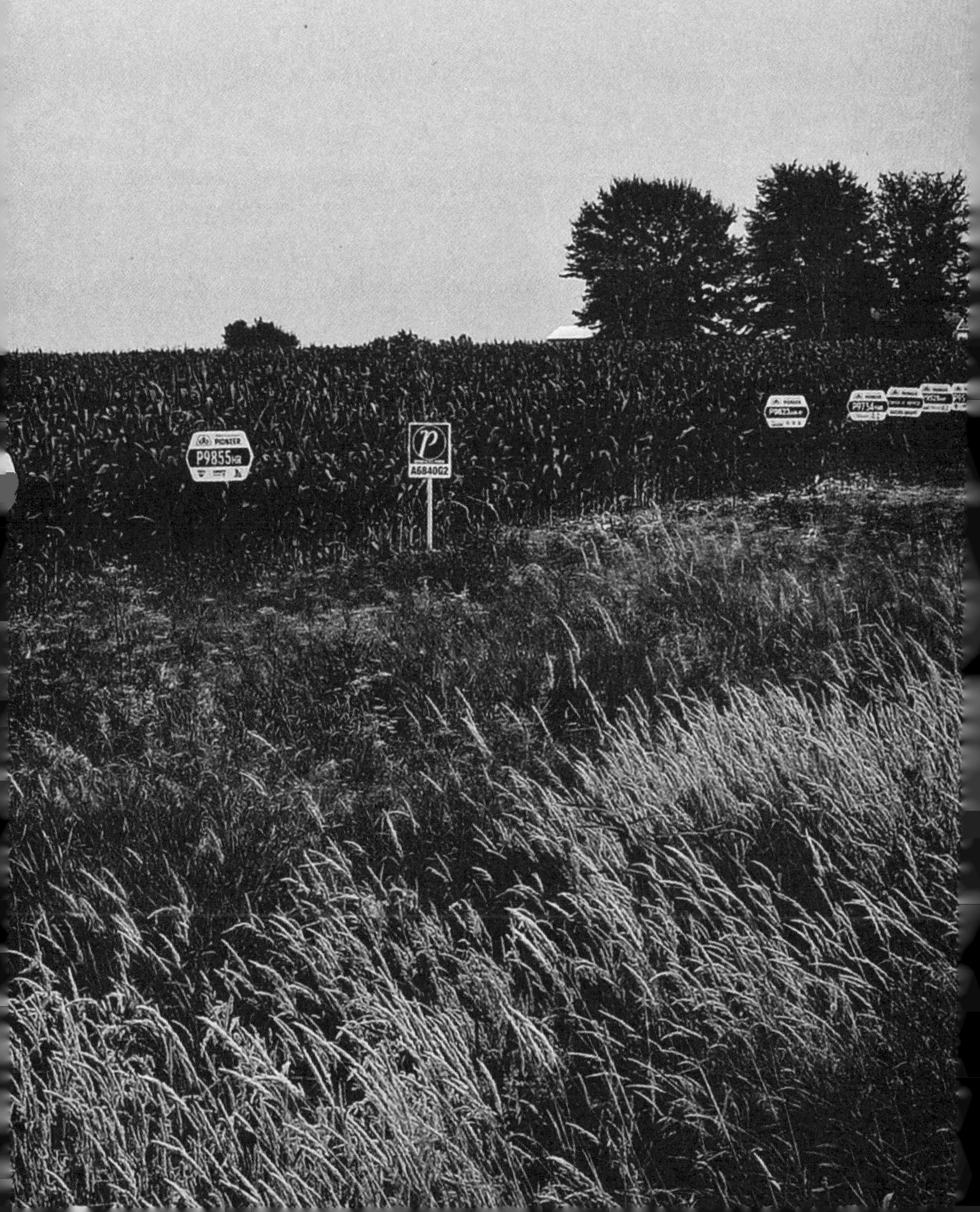

OGM
ORGANISMES GENETIQUEMENT MODIFIES

Professeur, parlons de Monsanto. Rappelons tout d'abord que Monsanto est une industrie chimique. Elle a été très active durant la seconde guerre mondiale en produisant des gaz de combat. Aujourd'hui cette multinationale détient 70% du marché des pesticides et des OGM.

Professeur Pierre-Marie Martin : Il est important de se rappeler que le premier rapport international sur l'impact des pesticides était loin d'être alarmiste. Mais ce que l'on ne sait pas, c'est que l'un des signataires était payé par Monsanto et qu'il était également l'évaluateur pour l'industrie de l'agent orange utilisé entre autres au Vietnam.

Dans l'agriculture traditionnelle à chaque moisson, l'agriculteur préservait une part de la récolte pour l'année suivante, il était donc autonome. Par ailleurs, pendant des siècles, cette agriculture traditionnelle a fait évoluer la sélection des variétés de plantes les mieux adaptées aux conditions locales et au goût des consommateurs. À titre d'exemple saviez-vous qu'il existe plus de 70 variétés de blé ? Mais dans l'agriculture industrialisée la hauteur des plants de blé est un facteur déterminant pour l'utilisation des moissonneuses-batteuses-lieuses et de ce fait dans ce type de pratique on ne peut exploiter que 4 variétés sur les 70.

Avec les OGM, il faut être conscient de deux choses. Premièrement vous aurez des plantes stériles et deuxièmement, les semences OGM donneront des plants avec un rendement supérieur car "ultras" résistants aux pesticides obligatoirement utilisés pour tuer toutes les plantes parasites dans l'environnement des semences OGM. Monsanto vous vend la graine stérile mais il vous vend aussi les pesticides adéquats, vous garantissant ainsi le meilleur des rendements avec telle ou telle semence. Quand vous avez une voiture, c'est pareil. Vous avez la voiture mais pas le puits de pétrole qui va avec. Pour la faire fonctionner vous devez acheter de l'essence. Pour l'agriculteur, c'est la même chose, pour avoir sa récolte il devra chaque année acheter ses semences et les pesticides qui vont avec.

Les OGM permettent un épandage des pesticides directement sur les plants. Mais tous ces pesticides, nous les absorbons, n'est-ce pas ? Certains pensent qu'il suffit de laver les légumes et les fruits pour s'en débarrasser. Qu'en pensez-vous ?
Premier point, il faut être conscient que 70% des pesticides qui sont épandus partent dans l'atmosphère. Ces pesticides se retrouvent dans les nuages, les eaux de pluie et les brouillards. Avec le facteur vent, on ne contrôle pas leurs retombées. Second point, lors de l'épandage, les pesticides arrosent la plante, le fruit mais aussi la terre. Les pesticides sont ainsi drainés, absorbés par les racines et indéniablement vous les retrouvez dans la plante elle-même, donc dans la chair du légume ou du fruit.

“La pomme est l’un des fruits les plus contaminés par les pesticides.”

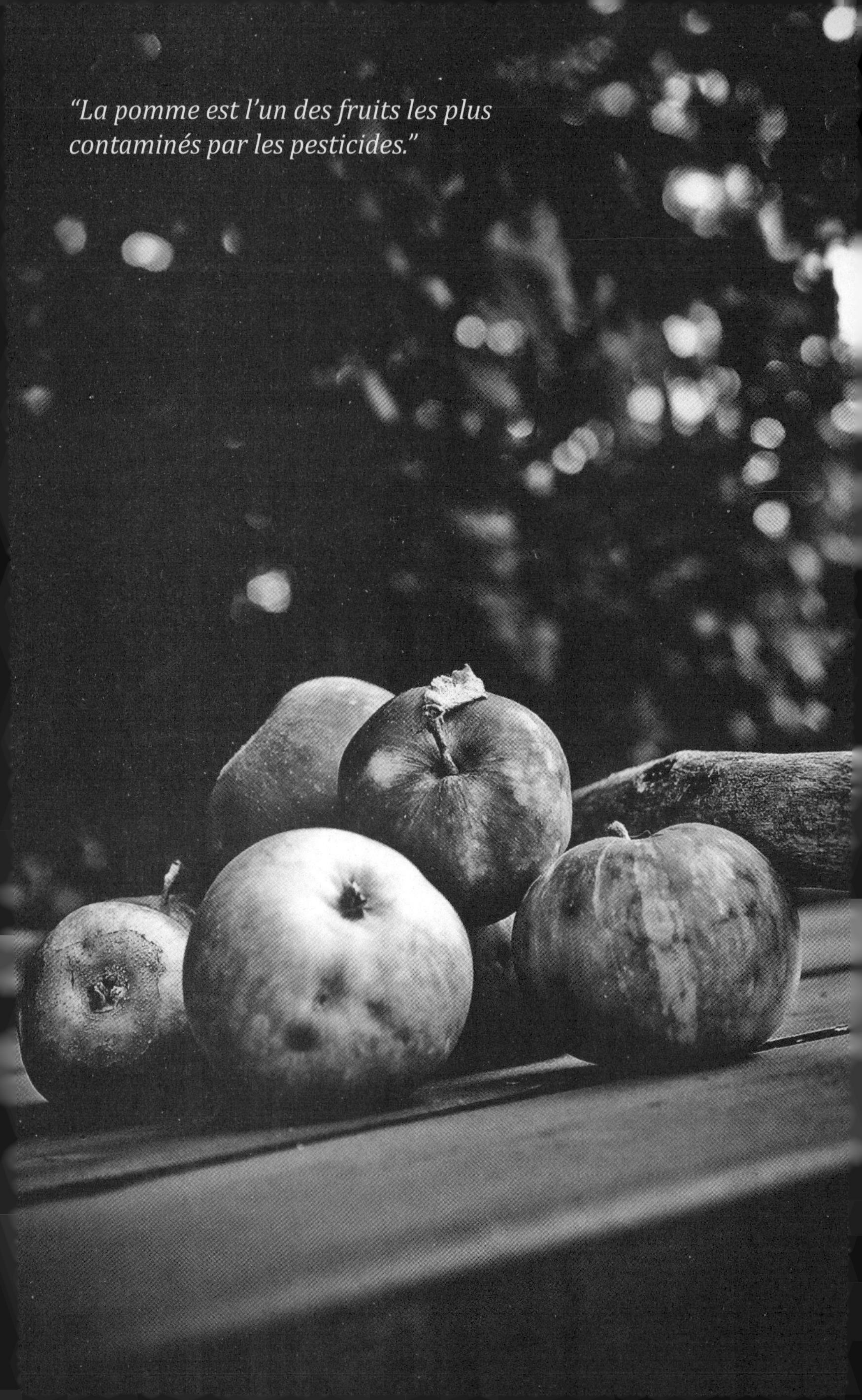

MANGEZ DES POMMES

"Mangez des pommes, c'est bon pour la santé !".

Professeur Pierre-Marie Martin : Oui, mais pas n'importe quelle pomme ! Savez-vous combien il y a de pulvérisations pour mener une pomme à maturation ? Il faut entre 25 et 30 pulvérisations !

Aujourd'hui, un enfant choisira automatiquement de belles pommes rouges, parce qu'il les voit sur les étals du supermarché, dans les films et les dessins animés. Il ne voudra pas d'une pomme qui a une tavelure, une piqûre d'insecte, des impacts de mouche ou d'abeille. L'enfant dira que la pomme est gâtée, qu'elle est moins jolie, il ne la mangera pas. Alors que si on l'avait éduqué tout petit en lui disant "*Tu vois, cette pomme est meilleure pour ta santé car elle s'est faite agresser et elle a réagi*". Une pomme qui a été touchée par des insectes a beaucoup plus de polyphénols et donc beaucoup plus d'antioxydants qu'une pomme qui brille et qui est recouverte de pesticides. Vous pouvez la laver, la peler mais ce qui est à l'intérieur du fruit, qui est secondaire aux épandages de l'année précédente, vous ne pouvez pas le supprimer.

Mais voilà, l'éducation n'a pas été faite. On est dans un système global avec les supermarchés, l'argent et la déstructuration du lien social. Je pense que le rôle de l'éducation est fondamental pour combattre l'attirance naturelle encouragée par la publicité qui fait croire que le plus beau est toujours le meilleur.

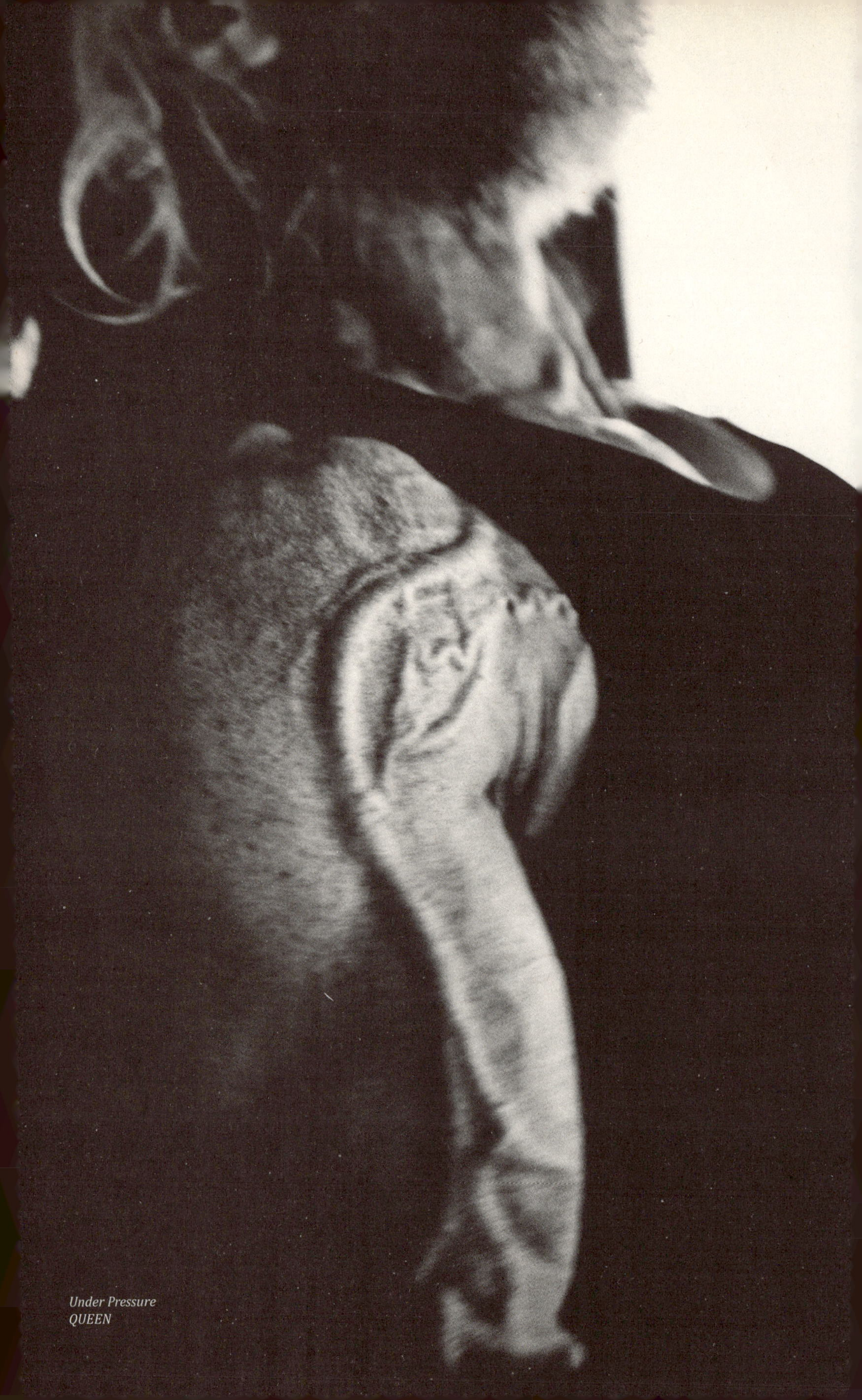

Under Pressure
QUEEN

SOUS PRESSION

Les vacances sont une véritable soupape de sécurité pour sortir du stress de notre vie quotidienne. Mettre son corps au repos, changer de rythme pour certains, faire la fête pour d'autres, mais qu'en est-il de nos habitudes alimentaires ?

Que vous partiez dans une autre région, une autre ville ou un autre pays, mangez local. Evitez toutes les chaînes multinationales dont la seule différence sera le packaging ou encore la taille des hamburgers pour les voyageurs européens en visite sur le continent américain. Mangez local dans des petits restaurants familiaux, allez vous promener sur les marchés, peut-être serez-vous tenté d'improviser un pique-nique dans la nature ?

Ce n'est pas anodin que j'écrive quelque chose qui pourrait ressembler à une simple banalité, car ce n'en est pas une. En agissant de la sorte, en mangeant local, vous vous apercevrez que les produits de la nature sont encore bien présents sur nos marchés ou chez les restaurateurs qui ont encore de vrais cuisiniers dans leur cuisine. De bons produits du terroir, avec de vraies saveurs. Des aliments dont votre corps se nourrit pour se réparer.

Et pour peu que vous preniez le temps de vous perdre dans les villages de notre France profonde, vous aurez alors la chance d'être en contact avec le monde paysan. Le vrai. Le monde rural. Quel noble métier que celui de nourrir ses semblables avec des produits du terroir. Des produits sains si tant est qu'ils soient préservés de toutes ces pollutions chimiques que sont les pesticides, les engrais, les fongicides... Car le monde paysan est un monde à l'agonie. Des hommes et des femmes authentiques, à l'humanité émouvante, à la parole rare, magnifiquement montrés dans le film documentaire "Les Paysans"*, qui retrace les dernières décennies de l'agriculture en France. Nous devons prendre conscience de ce que nous allons perdre si nous continuons nos mauvaises habitudes d'achats alimentaires.

Restez néanmoins sur vos gardes, car certains marchés locaux, surtout dans les régions touristiques, sont devenus de petits supermarchés en plein air, déguisés avec leur plus belle tenue d'apparat, de beaux fruits et légumes aussi brillants que des voitures neuves dans une concession auto. Ne vous laissez pas séduire par le fumet délicat des poulets qui rôtissent si vous n'avez pas la garantie que ce ne sont pas des poulets industriels.

Profitez pour boire beaucoup d'eau, des tisanes ou des citronnades naturelles. L'eau purifie le corps et les herbes en infusion sont efficaces pour lutter contre des troubles chroniques. Et n'oubliez pas de faire du sport. Les pieds dans l'eau, sur les roches, dans l'herbe, peu importe, pourvu que ce soit en plein air, au contact de la nature.

Sortez de la routine. Bougez. Respirez. Buvez. Mangez.

* "*Les paysans - 60 ans de révolutions*" - Un film de Karine Bonjour et Gilles Perez - Treize au Sud

"Je bois beaucoup d'eau.
C'est un truc extraordinaire que je fais depuis des années.
Boire beaucoup, beaucoup d'eau".

Billy Sheehan - Mr BIG (USA)

LE LIEN SOCIAL

Le corps humain est-il de constitution très solide ?
Professeur Pierre-Marie Martin : Non. Notre alimentation fait partie de notre environnement. Nous sommes représentatifs de cela. Tant que les gens n'auront pas compris que l'alimentation, ce n'est pas passer à la pompe, mais que c'est une part entière de notre vie, nous n'aurons aucun résultat. L'alimentation, l'exercice, notre mode de vie font partie de nous. Nous ne sommes pas des êtres isolés. Nous sommes "*Un*" dans un ensemble, soit cet ensemble est harmonieux et la vie commune est possible, soit il est complètement déstructuré et là nous avons un sérieux problème. Chaque être humain est un ensemble solidaire d'organes, de tissus, de cellules structurées qui fonctionne en interaction et est bien régulé, ce qu'on appelle santé. Si cet ensemble est perturbé par des agents interférants venus de l'environnement, il y a le risque de développer diverses pathologies, comme nous l'avons vu avec les PEEs.

Le constat actuel est simple. Ce que nous avons gagné en structure économique et financière, nous l'avons perdu sur le plan social. Aujourd'hui avec nos téléphones intelligents, on parle beaucoup mais on ne prête aucun intérêt à la personne qui est à côté de nous. On oublie l'essentiel. Seul on ne peut rien, d'où l'importance de créer des réseaux sociaux, mais construits sur des choses fondamentales, des causes importantes. La nourriture est importante et elle est le reflet d'un lien social. Actuellement notre alimentation est devenue déstructurée du lien social et nous sommes en train de foncer dans le mur.

Quel est votre sentiment aujourd'hui à propos de tout ça ?
Aujourd'hui je me bagarre car nous sommes en train de détruire la planète en étant des faux-culs. Nous ne sommes pas attentifs. Nous détruisons tout avec de faux arguments. "*Nourrir la planète, soigner les gens...*". Je vais avoir 70 ans et je suis ému, blessé de ce que ma génération a fait pour ses petits-enfants.

Vous pensez que votre génération est fautive ?
Bien sûr ! Nous n'avons rien stoppé, nous avons tout amplifié. Je suis né en 43, mais dans les années 70 j'étais adulte. Vous prenez René Dumont, le père de l'écologie, dans les années 60 il se battait et démontrait déjà l'impact des perturbations sur les systèmes écologiques. Il soulignait le problème du développement et de l'extraordinaire et dangereuse mainmise de l'industrie sur l'agroalimentaire.

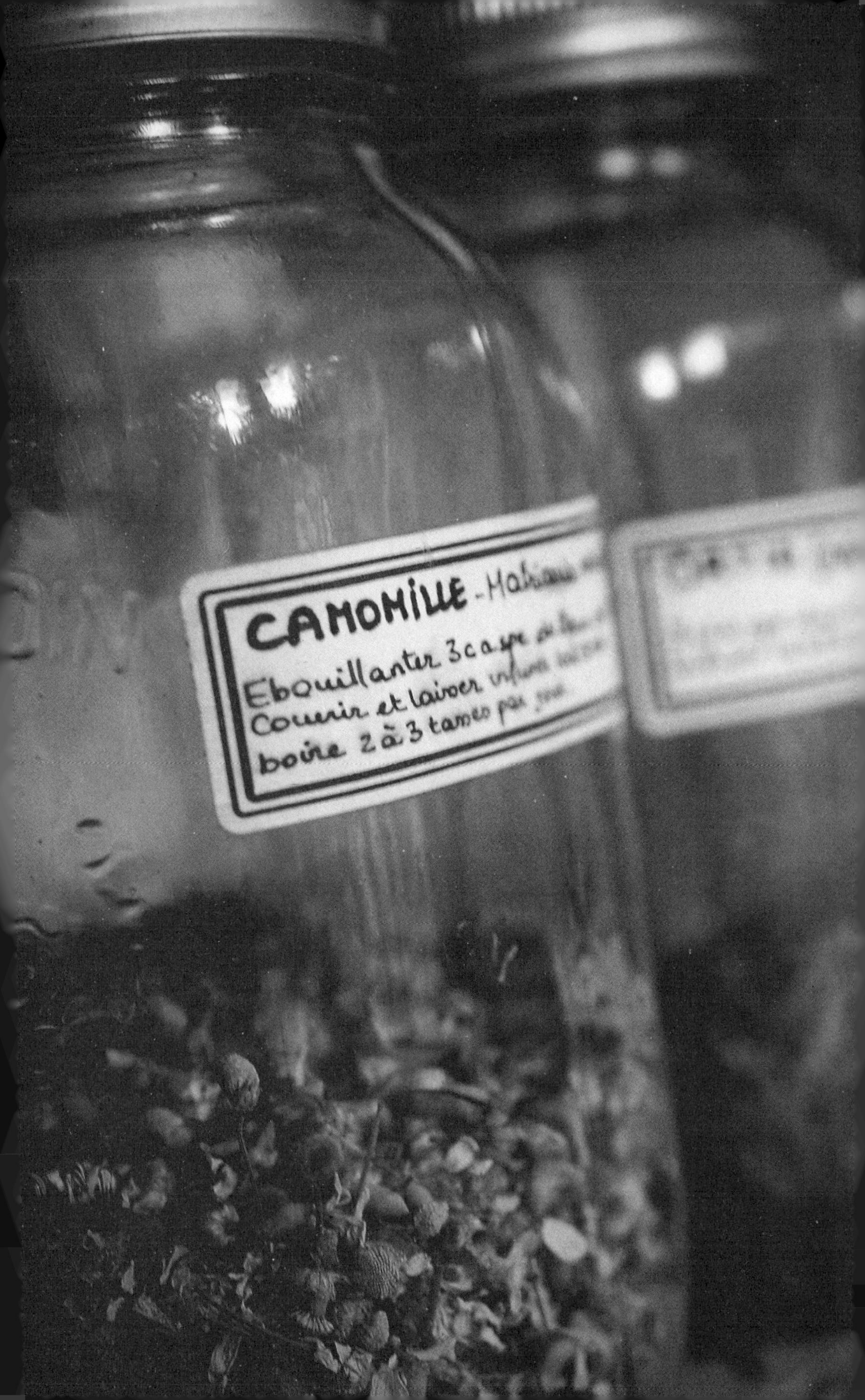
CAMOMILLE
Ebouillanter 3 c a
Couvrir et laisser
boire 2 à 3 tasses

WHATELSE

Camomille, mélisse, menthe poivrée, ortie… Les tisanes ne bénéficieront jamais de budgets publicitaires et de plans médias planétaires comme ceux qui sont réservés aux marques de café. Il y a peu de chance en effet de voir demain une star de cinéma vanter les mérites des tisanes. Et pourtant.

Boire une vraie tisane le soir peut s'avérer être une première bonne habitude à prendre. Pas de résidus d'herbes broyés et conditionnés dans de pauvres petits sachets, mais une vraie tisane avec des herbes achetées dans une herboristerie. La camomille par exemple va rétablir le pH de notre corps car nous mangeons trop d'aliments acides. L'acidité est un des facteurs de développement de nos maladies. Un déséquilibre acido/basique dû à des surcharges d'acidité dans le corps que notre organisme n'est pas capable d'éliminer.

Avec son shoot de caféine, le café peut-être une habitude difficile à modifier dans son quotidien si l'on est accro au petit noir, un tonique qui se révèle néanmoins être une boisson acide pour notre corps. Outre le conditionnement en capsules aluminium et plastique, la graine de café est torréfiée, c'est-à-dire qu'elle est grillée pour révéler les arômes puissants du café faisant disparaître par là même une bonne quantité de ses nutriments.

Malgré ça, j'aime savourer de temps en temps un véritable espresso italien. Je le déguste sans culpabilité sachant qu'un mode alimentaire avec beaucoup de végétaux et de l'eau contrebalancera cette acidité.

Les tisanes font partie de mon quotidien. Tonifiante, drainante, calmante, anti-migraine, détoxifiante… avec discrétion et subtilité, elles nous donnent avec amour toutes leurs vertus ancestrales. What else ?

MICHELLE BEAUREGARD

Michelle, je vais centrer notre entrevue sur le pouvoir des plantes, sur la conservation des aliments et sur le lien social. J'ai envie de remettre au goût du jour les tisanes. J'ai des jeunes qui suivent mes publications et lorsque je leur dis que je bois une tisane de camomille tous les soirs, ils s'étonnent "Quoi ? Une tisane de camomille ? Mais c'est un truc de grand-mère !". Je leur réponds que non. Moi, ça me calme et ça me fait passer une bonne nuit, donc j'aimerais mettre dans le livre quelques tisanes, des conseils sur les plantes, des remèdes simples que les personnes pourraient s'approprier et utiliser au quotidien. J'ai envie que vous me parliez de l'ortie par exemple.

Michelle Beauregard : Quelque soit le problème de santé que nous ayons, nous pouvons prendre de l'ortie. L'ortie est une plante qui peut aider dans les cas d'anémie car elle contient beaucoup de fer et de minéraux.

L'ortie va chercher la cause du mal, elle va s'adapter pour guérir la zone fragilisée ?
Les plantes vont agir là où elles ont besoin d'agir. L'ortie aide aussi à équilibrer le pH, l'acidité de notre corps, c'est une plante alcalinisante. En général elle régénère le corps, stimule la vitalité, aide le corps à mieux assimiler les nutriments, active le métabolisme, aide à éliminer les toxines. On ne doit pas la négliger.

Pourquoi avons-nous de l'acidité dans notre corps ? Est-ce à cause de notre alimentation ?
Oui, mais aussi à cause du stress.

Quels sont les aliments qui rendent notre corps acide ?
Les viandes, la viande rouge est très acidifiante. Les produits

laitiers, à différents degrés. Les sucres, le blé, les légumineuses, on a des céréales qui sont moins acides que d'autres, il faut savoir varier et manger des légumes car la majorité d'entre eux sont alcalinisants.

Est-ce que l'acidité peut créer des inflammations ?
Oui, l'acidité est à l'origine de pratiquement toutes les maladies. Si on est sujet à attraper des rhumes, à avoir des migraines... L'acidité est toujours à considérer dans notre alimentation.

LE POUVOIR DES PLANTES

Boire des tisanes avec des plantes va donc aider à alcaliniser notre corps.
La camomille fait ça. C'est l'une de ses propriétés.

Alors je suis dans le coup si je prends une tisane de camomille ?
(sourire). Oui tout à fait en plus d'être alcalinisant, c'est calmant aussi. C'est une bonne tisane à prendre le soir pour dormir.

Si on prend de l'ortie, elle va agir là où elle a besoin d'agir, si on prend de l'ail, on va enrayer un début de rhume. L'ail est un antibiotique naturel, il a aussi un effet régulateur sur la tension. Une personne peut prendre de l'ail pour prévenir un rhume, si elle fait de la haute pression (hypertension - ndla), l'ail agira sur ces deux symptômes. Les plantes sont sélectives. Les médicaments de synthèse vont chercher un seul principe de la plante et ils ont des effets secondaires. Lorsqu'on prend du fer de synthèse par exemple, il y a un risque de constipation. Pour que le fer soit assimilé il faut prendre de l'acide folique. Mais lorsqu'on prend de l'ortie fraîche et qu'on la prépare pour une teinture mère (un concentré liquide - ndla), on aura de tout, de la vitamine C, de l'acide folique parce que la plante est verte, il va y avoir du fer et plein d'autres choses, mais dans un médicament de synthèse, on aura uniquement un seul principe actif.

Ce que vous dites est très juste, l'industrie pharmaceutique a extrait des principes actifs de chaque plante, mais dans les aliments il y a les nutriments, les vitamines, les minéraux... qui font que l'aliment forme un tout. En prenant cet aliment on assimile beaucoup mieux l'ensemble des nutriments, bien plus qu'en prenant des suppléments. Ce que vous dites à propos du fer est très intéressant car souvent, lorsque l'on supprime la viande de notre alimentation, certains médecins nous font peur en nous avertissant "Attention vous allez manquer de fer !". Pourtant dans l'alimentation végétarienne et dans les plantes on peut trouver du fer, l'ortie en est un exemple.
Les végétariens ne manquent pas forcément de fer. Bien évidemment, il faut avoir quelques connaissances en alimentation, car si l'on cesse de manger de la viande et que l'on n'a jamais connu un autre type d'alimentation, il faut aller chercher d'autres aliments et essayer de les intégrer graduellement dans notre alimentation. Par exemple les légumineuses et les noix contiennent du fer. On conseille aux femmes enceintes qui mangent de la viande, de manger du foie une fois par semaine mais ce n'est pas nécessaire. Le fer qui provient d'une source animale, est beaucoup moins assimilable que celui qui se trouve dans les plantes.

LA CONSERVATION

Je vois que vous avez un potager fantastique ! Êtes-vous avec Gilbert, autosuffisants pour votre alimentation ?
On l'est moins aujourd'hui.

N'est-ce pas difficile d'être dans une région comme le Québec, avec des hivers qui peuvent être très rigoureux ?
Il existe plein de façons de conserver les aliments qui ont été oubliées, comme pour les légumes racines. Actuellement, début août, on mange encore des pommes de terre de l'année dernière. On peut manger tout l'hiver des pommes fraîches que nous conservons nous-mêmes. Il suffit juste de savoir comment il faut faire.

Pouvez-vous nous dire comment vous conservez vos pommes ?
Je fais comme ma grand-mère faisait. L'endroit où sont conservés les légumes est à environ 4°C avec un bon taux d'humidité, ça peut aller jusqu'à 90, 95% d'humidité. Pour les pommes il faut des variétés d'hiver comme la Cortland, la Spartan et la Honeycrisp qui peuvent se conserver plusieurs mois si on les manipule avec soin. Ma grand-mère les emballait dans du papier journal et elle les conservait dans un baril de bois. Ici, on est dans la forêt, on a beaucoup de feuilles à l'automne. On ramasse les feuilles tôt le matin quand elles sont encore humides afin d'avoir de l'humidité dans le baril de bois. On met une couche de feuilles dans le fond du baril, puis les pommes qu'on enveloppe individuellement. Si une pomme se gâte, elle va couler mais le papier va absorber et elle ne gâtera pas les autres. Si le taux d'humidité est bon et si la température est constante, la conservation sera bonne. Ici on chauffe, on ne réfrigère pas. Donc si les automnes sont chauds, c'est plus problématique, on ne pourra pas les conserver longtemps.

Ça peut être dans une cave ou ailleurs dans la maison ?
Chez ma grand-mère, c'était dans la cave. Une cave en terre battue c'est encore mieux qu'une cave en béton car l'humidité est là. On garde nos pommes là où nous conservons nos légumes racines, enfin certains légumes racines... l'oignon et l'ail doivent être conservés dans un endroit sec. L'hiver, les pommes dégagent un gaz, le gaz éthylique qui va empêcher les pommes de terre de se conserver. On a donc les pommes dans les barils et on a fait des boîtes en bois dans lesquelles on conserve les pommes de terre. Pour les carottes, une rangée de feuilles, une rangée de carottes cordées comme des sardines, une rangée de feuilles... Et puis on ne lave pas les légumes. Au début, je les lavais quand les enfants étaient petits et qu'ils allaient chercher eux-mêmes les légumes dans les boîtes de légumes, ils rentraient de la terre, ils aimaient moins ça, donc je les lavais, aujourd'hui je ne le fais plus car c'est mieux pour la conservation. Ici, nous n'avons pas une terre argileuse donc c'est facile, il suffit de secouer les légumes et le sable se détache facilement. Donc voilà, la recette est une couche de feuilles

humides, les légumes en rangée et on complète les boîtes ainsi de suite.

Ce sont des choses que vous avez apprises de votre famille, de votre grand-mère ?
Ma grand-mère, c'était les pommes qu'elle gardait dans du papier emballées individuellement, et à Noël elle me disait "*Va chercher des pommes*" et j'allais à la cave (sourire). Pour le reste, ce sont des astuces que j'ai apprises grâce à d'autres personnes, des personnes que j'ai connues dans le domaine de l'agriculture, des personnes qui souhaitaient être plus autosuffisantes, qui ont développé certaines techniques. Les feuilles, quand on vit en milieu forestier, sont très utiles pour le compost, les paillis dans les jardins et pour conserver les légumes. Il n'y a qu'à les déchiqueter si on veut un compost rapide. Ici, nous sommes entourés de chênes et d'érables, ce sont ces feuilles que j'utilise car elles se décomposent plus difficilement, c'est l'idéal pour mettre dans les boîtes de légumes. J'ai déjà utilisé des feuilles de trembles ou de bouleaux mais ces feuilles se décomposent durant l'hiver, ce n'est pas agréable d'aller chercher des légumes dans ces boîtes-là.

Est-ce que c'est un savoir qui se perd ?
Pour les gens, ramasser des feuilles qui s'accumulent sur leur terrain c'est comme laver le plancher de la cuisine, c'est pour garder propre. Mais ici on ramasse les feuilles et on les accumule dans un bac pour en faire du compost. Les feuilles se tassent à vue d'œil, elles se tassent avec l'humidité et quand arrive le temps d'utiliser le compost, les feuilles ont réduit au 6ème du volume initial. C'est peu de compost mais ce n'est pas de l'engrais chimique, c'est quelque chose de naturel qui contient de l'humus pour nourrir les plantes et garder de l'humidité dans le sol. Tout le monde pourrait le faire.

N'est-ce pas quelque chose que vous souhaiteriez apprendre aux autres, comment faire de l'engrais naturel, comment faire un potager ?
Oui, mais les gens doivent être prêts à travailler ! Parce qu'en agri-

culture, personne ne se tourne les pouces, c'est beaucoup de travail. Mais c'est très intéressant de comprendre comment se nourrissent les plantes et comment on s'alimente nous-mêmes.

Aujourd'hui il existe une demande de personnes qui souhaitent trouver des produits sains, qui se plaignent quelques fois que les produits biologiques sont chers. Il faut expliquer que les produits biologiques sont parfois plus chers que les produits industriels parce que l'agriculture biologique est peu subventionnée par rapport à l'agriculture industrielle productiviste. Les subventions vont aux agriculteurs industriels, les produits "pas chers" sont subventionnés et ça, souvent on ne le sait pas. Donc, il y a une demande de personnes qui veulent cultiver un potager chez eux, peut-être en passe-temps, un passe-temps intéressant notamment pour les enfants, je pense en particulier aux fines herbes que l'on peut cultiver aussi à l'intérieur, je pense aux pousses, à la germination.

L'AIL

Je vois dans la pièce de superbes tresses d'ail en train de sécher. C'est l'ail de votre potager ?
Oui. L'ail est un légume et une plante médicinale facile à cultiver. Mais depuis 2 ans au Québec on a un problème de teigne dans l'ail, ce qu'on n'avait pas auparavant. C'est un vers qui va percer la tige florale, va descendre dans le bulbe et fera en sorte que l'ail ne se conserve plus. C'est également la première année où j'en retrouve dans les poireaux. Si tout le monde cultivait en agriculture écologique et n'utilisait pas certains engrais et produits pour laisser la chance à certains insectes de se développer, peut-être que l'on n'aurait pas ces problèmes-là. D'où ça vient ? Je ne sais pas si quelqu'un au Québec est capable de répondre à cette question.

On peut l'utiliser quotidiennement?
Oui car il a beaucoup d'autres vertus.

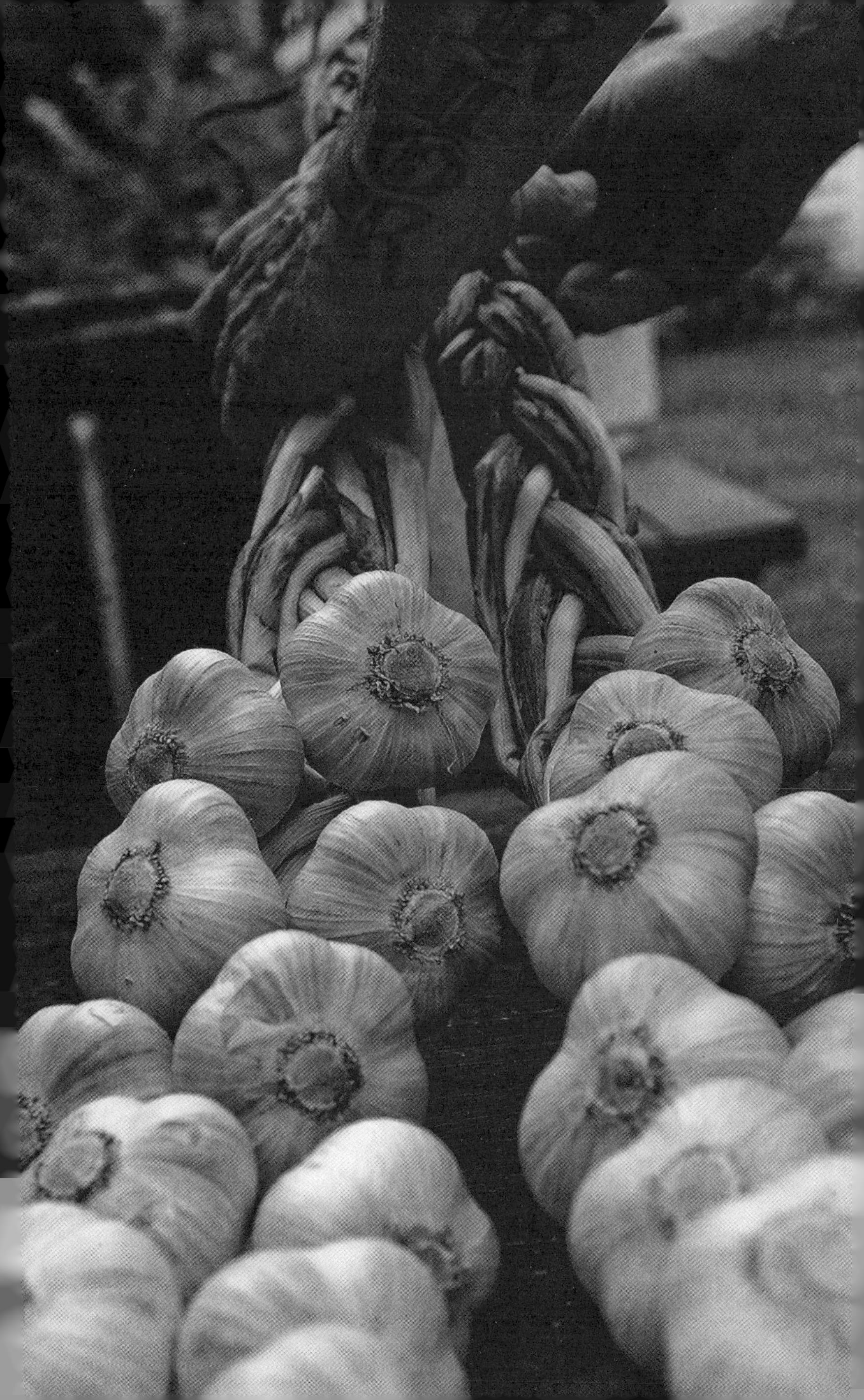

Il vaut mieux éviter de le faire cuire, il faut le mettre en fin de cuisson, bien le presser ou le couper finement.
Si on veut l'utiliser pour sa saveur, on peut le prendre frais et le rajouter en fin de cuisson. Quand on a un problème de santé c'est plus facile de l'utiliser en concentré liquide. On en prend quelques gouttes plutôt que d'en manger à profusion. Un concentré liquide demande une quantité moins importante d'ail pour soigner. On fait macérer l'ail frais dans le vinaigre de cidre pour aller chercher le plus de principes actifs. Ensuite, on a qu'à prendre 5 ou 7 gouttes par prise. Il est important de le prendre à des moments opportuns de la journée pour bien l'assimiler, c'est-à-dire tôt le matin à jeun et puis au coucher. Ce sont deux moments de la journée où les plantes curatives vont être les plus efficaces. On peut aussi le prendre 15 minutes avant un repas ou 1h30 après un repas. Tout dépend aussi de l'intensité de la maladie.

Avant, je ne digérais pas du tout l'ail, aujourd'hui j'en suis véritablement accro. Quand j'ai compris les bénéfices nutritionnels de l'ail, tout ce que ça pouvait m'apporter, mon corps l'a accepté. Et ça, je pense que c'est très important.
L'éducation de l'alimentation.

Tout à fait.

LE BIO SOUS PRESSION

Peut-on trouver ces concentrés liquides dans le commerce ?
C'est difficile maintenant. J'ai étudié avec Danièle Laberge, une herboriste qui avait une entreprise, "l'Armoire aux Herbes" et qui a dû fermer ses portes en 2010 à cause de la réglementation canadienne. Santé Canada exige aujourd'hui pour les herboristes qui veulent vendre leurs produits dans des magasins, d'avoir une licence de mise en marché pour chaque plante et un numéro de produit naturel que l'on appelle un NPN, comme les pharmaceutiques ont un numéro DIN sur chaque médicament. Le processus

administratif est d'une complexité aberrante.

Ce sont pourtant des produits que l'on retrouve dans la nature et que l'on utilise depuis des centaines, des milliers d'années et aujourd'hui on veut en entraver la commercialisation. Pourquoi ? Pour garantir la santé et la sécurité des gens ?
Je pense que c'est surtout pour laisser le champ libre aux industries pharmaceutiques.

On rencontre aussi ici, au Québec, l'omniprésence des lobbies industriels qui font pression au niveau de la réglementation et qui poussent l'agriculture biologique dans ses retranchements. Ce n'est pas facile aujourd'hui de cultiver de façon biologique.
Non, ce n'est pas facile d'avoir une production certifiée biologique. Que ce soit au niveau des subventions dont on parlait tout à l'heure car on sait que l'agriculture biologique n'est pas subventionnée de la même manière que l'agriculture conventionnelle. On rencontre différents problèmes. Aujourd'hui, de plus en plus de personnes ne souhaitent plus être certifiées Bio à cause des exigences qui sont énormes, de la paperasse à remplir et du manque de subventions. Les gens continuent à produire dans le même sens mais en n'étant pas reconnus. Ils ne peuvent donc pas apposer une étiquette Bio sur le produit car ici au Canada, le mot "biologique" est réservé aux gens qui ont une des certifications officielles. Avant, les gens disaient "*moi, je cultive biologique*", mais avec les normes de la culture biologique, la liste est longue, par exemple quelqu'un qui cultive avec des pesticides à côté de chez vous peut nuire à votre production. Il y aura une partie de votre production qui ne pourra pas être certifiée à cause des cultures mitoyennes.

LES MARCHÉS PAYSANS

Une des choses qui m'a le plus surpris ici, c'est le peu de marchés paysans. On s'attendait comme en France à trouver une fois ou plusieurs fois par semaine un marché paysan, un marché

d'agriculteurs locaux qui s'installent sur le parking d'une ville ou d'un village pour vendre leurs produits. Je me suis rendu compte qu'ici au Québec, les marchés paysans sont rares. Est-ce que cela a toujours été le cas ?
En fait, il y a plus de marchés publics qu'auparavant. L'association des marchés publics du Québec*, qui a été fondée en 2005, compte aujourd'hui 77 marchés publics membres. Il y a un renouveau dans ce domaine, alors qu'il y a quelques décennies on en trouvait surtout dans les grandes villes. Un marché public est un rendez-vous entre les producteurs locaux et la population désireuse de se procurer des produits frais locaux. Mais ce n'est pas facile au Québec, la saison est courte, les distances sont longues, certaines régions ont peu de producteurs locaux et la population n'est pas toujours au rendez-vous. Certains marchés ont dû fermer leurs portes, d'autres ont pris des années à s'implanter. Il y a de très beaux marchés, comme celui de Deschambault par exemple.

La notion de marché paysan que tu amènes est très intéressante. À la limite, chaque village pourrait avoir son marché paysan, de juin à octobre, par exemple le jeudi matin dans tel village, le vendredi matin dans un autre, le samedi matin principalement. Surtout, les marchés publics devraient faire une plus grande place aux paysans, aux petits producteurs et artisans et à l'artisanat local. Que les gens se disent "*on fait une place à ceux qui ont des légumes à vendre*". Il est important de reconnecter les savoir-faire locaux avec les populations locales. Une question de fierté, d'identité, d'authenticité. Le marché public devrait aussi être un lieu privilégié d'éducation populaire sur l'alimentation en général, sur les méthodes de conservation des aliments, sur les valeurs nutritives des fruits et des légumes par exemple.

Quand on a des bleuets frais ici, ce ne sont pas nécessairement les bleuets de la région que l'on retrouve dans les épiceries. Quand c'est le temps de manger des échalotes, ce n'est pas nécessairement les échalotes du Québec que l'on consomme et pourtant il y en a.

On est d'accord que dans les grands centres de distribution, ce sont des centrales d'achat qui dispatchent les produits alimentaires. J'étais surpris que ce soit le cas ici en Mauricie, en région, cela m'étonne un peu moins dans une ville comme Montréal où l'on trouve des marchés permanents comme ceux d'Atwater ou de Jean-Talon qui sont plus ou moins locaux. Ce qui m'a surpris c'est que dans des villes et villages de Mauricie et des régions du Québec, il n'y ait pas cette culture du marché local.

Pourquoi cela ne se fait pas ? Parce qu'il y a toutes sortes d'entraves. Quelqu'un qui faisait des pommes de terre à quelques kilomètres d'ici, les vendait à un supermarché local. Aujourd'hui il n'a plus le droit, il doit vendre ses pommes de terre à un grossiste, qui lui les amènera pour qu'elles soient mises en sac dans une région, puis elles retourneront à Montréal pour repartir ensuite en camion et là, elles vont arriver au supermarché. On n'a pas le droit de vendre en direct, ce n'est plus permis de faire ça. C'est la même affaire pour le lait produit au Lac-Saint-Jean. Il va partir à Montréal pour se retrouver ensuite sur les tablettes au Lac-Saint-Jean. Mais pourquoi fait-on ça ? Pourquoi on ne laisse pas les gens du Lac-Saint-Jean travailler et peut-être avoir du lait cru ? Si quelqu'un dans le village réussissait à avoir du lait cru, et nous laissait la possibilité d'en acheter pendant une heure de temps à l'épicerie et après ça il n'y en aurait plus... on n'aurait pas à avoir peur d'être malade...

LA VALEUR DE LA NOURRITURE

Ce qui a tué le lait cru, c'est la pasteurisation.

Tout ce qu'on a oublié, qu'on ne connaît plus du lait... il faut le filtrer, le refroidir rapidement... les gens ne savent plus comment conserver les aliments. Et ça ne s'applique pas uniquement au lait, c'est le cas pour beaucoup d'autres aliments. Les gens mangent un légume un jour et le jetteront le lendemain pensant qu'il n'est plus bon. Ils vont acheter quelque chose sur les tablettes d'une épicerie avec une “date d’expiration”, donc passée cette date ils vont le jeter, mais on peut manger un yogourt deux semaines après sa date d’expiration, il est encore bon ! La date de péremption est la date pour retirer un produit de la vente sur les tablettes d’un magasin. Les gens ne savent plus ce que cela veut dire, maintenant ils lisent une date sur un produit, ils n’ont plus besoin de se casser la tête et comprendre le sens de la conservation d’un aliment.

Ce que vous dites est très intéressant car il faut savoir que l’on jette 50% de tout ce qu’on produit !
50% de tout ce qui est produit. Mais maintenant c’est de plus en plus difficile d’arriver à récupérer cette nourriture-là parce qu’on la met dans des conteneurs pour que les gens ne puissent pas aller la récupérer.

Tout ça pour vendre plus.
Il y a tellement de raisons... On ne nous dira jamais pourquoi l’on fait ça. Je ne sais pas si les gens qui jettent sont conscients de ce qu’ils font. Il y a des gens qui ont travaillé pour produire de la nourriture et plutôt que de la donner à des personnes qui seraient prêtes à la prendre, ou à se la procurer à un moindre coût, on va la jeter. Depuis quelques années maintenant, on trouve dans les épiceries un panier avec une alimentation à prix réduit, mais avant ça il n’y en n’avait pas. Mais c’est encore rare. Pourquoi on aime mieux jeter cette nourriture plutôt que de la donner aux personnes démunies ?

Je pense que c’est pour des raisons économiques.
Si on avait conscience de la somme de travail qu’il faut pour produire des carottes, des poireaux, des oignons, des poulets... On ne serait pas capable de jeter cette nourriture-là.

Entrevue réalisée en août 2013 à Saint-Élie-de-Caxton (QC).

*http://www.ampq.ca/

*"Chaque année, nous jetons 50%
de la nourriture que nous produisons".*

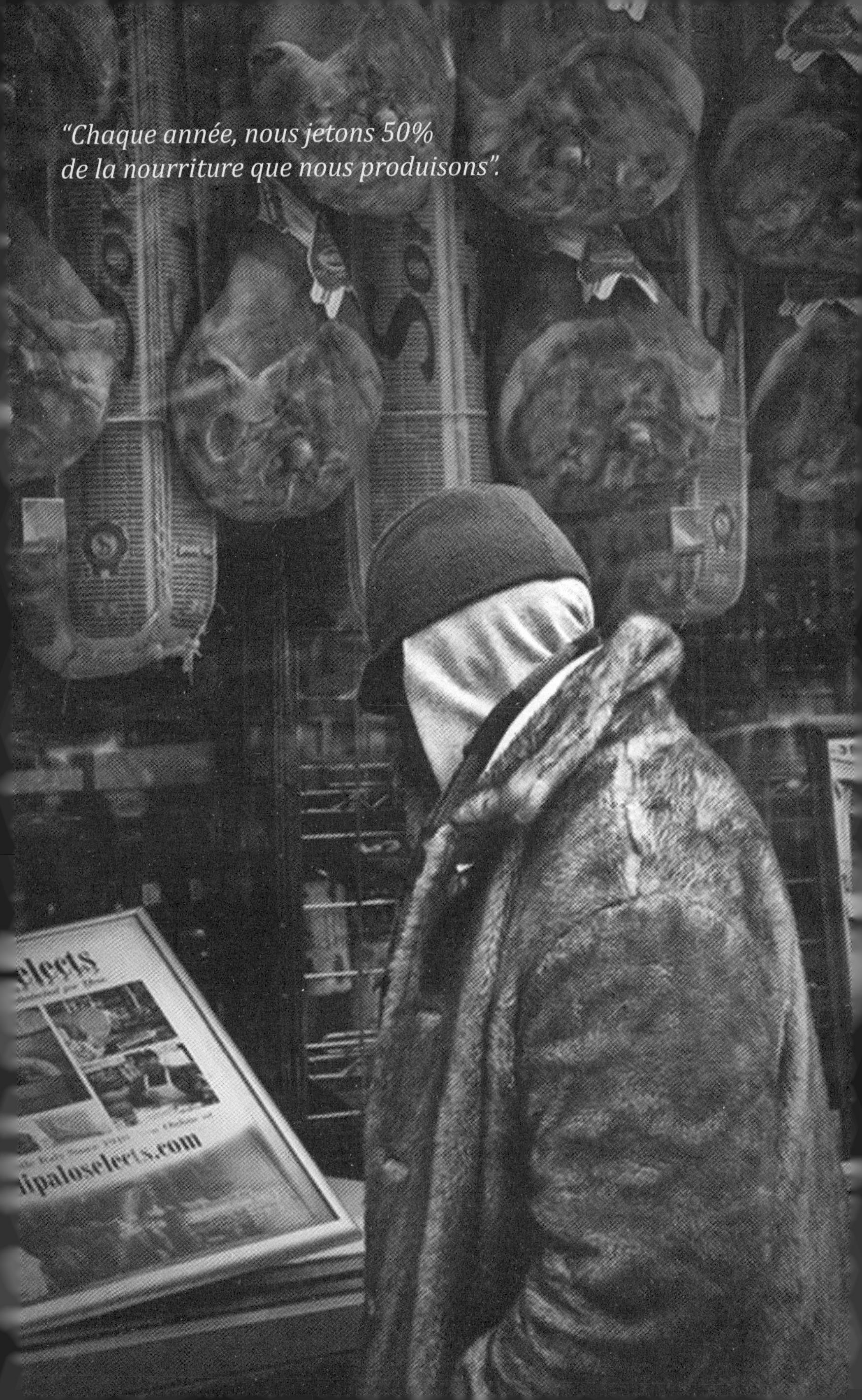

LA CIGALE ET LA FOURMI

Depuis que j'ai changé de mode alimentaire, je suis plus enclin à faire des réserves de nourriture. Le besoin d'être mieux organisé y est sans doute pour quelque chose. La volonté de ne plus être à la merci d'une pénurie de produits alimentaires également. Les tempêtes de neige au Canada, ne sont pas à prendre à la légère lorsque l'on vit isolé au fond d'un bois. Des règles s'imposent.

Puisque l'on fait une réserve de bois pour alimenter le poêle et ainsi passer l'hiver en dépit de nombreuses coupures d'électricité, pourquoi ne pas faire la même chose avec la nourriture ? Et si... En ce sens, la lecture du livre de Piero San Giorgio* a éveillé en moi, une volonté farouche d'améliorer mon autonomie alimentaire.

Avoir un stock de denrées "au cas où" permet d'une part, d'avoir une sécurité alimentaire et d'autre part, de faire des économies en achetant des quantités plus importantes des produits de base que l'on utilise quotidiennement dans l'année. Ainsi que des produits de saison que l'on travaillera pour préserver leur conservation. Congélation et conserves. Les fruits se congèlent très bien. Canneberges, bleuets, fraises, framboises... En saison, sur les marchés, je profite de faire le plein de ces fruits rouges riches en antioxydants. Nos grands-parents n'avaient pas de congélateurs mais ils faisaient régulièrement des conserves. J'utilise des bocaux en verre pour conserver mes tomates concassées, mes compotes de pommes et mes confitures.

Je me sers régulièrement des tomates concassées comme base pour mes sauces. C'est un bon entraînement à la préparation de conserve.

Ingrédients :
12 tomates
1 piment rouge frais
1 oignon blanc
2 gousses d'ail
4 cuillères à soupe d'huile d'olive

Préparation :
Plongez les tomates 1 minute dans de l'eau bouillante, puis plongez-les à nouveau dans une casserole d'eau froide. Pelez-les puis coupez-les en cubes.
Dans une grande casserole, faites revenir l'ail, l'oignon et le piment dans l'huile d'olive. Laissez mijoter 10 minutes à couvert en ajoutant un peu d'eau si nécessaire.
Ajoutez les cubes de tomate et laissez mijoter 30 minutes à 1 heure environ selon la consistance désirée.
Versez dans des pots Masson (pot en verre avec couvercle vissant en métal et capsule d'étanchéité) et stérilisez.

Stérilisation :
Une mise en garde s'impose. On peut stériliser les pots dans une casserole d'eau bouillante pour des préparations qui ont un pH inférieur à 4,6 comme les tomates, cornichons, choucroutes, confitures et fruits. Mais pour supprimer tout risque de contamination de la bactérie causant le botulisme, une bactérie très résistante à la chaleur, je privilégie l'utilisation d'un autocuiseur qui peut atteindre des températures entre 120°C et 180°C. Dès lors, on peut faire des conserves également de légumes frais et de plats préparés. L'utilisation de l'appareil est très simple et son coût est raisonnable comparé à son utilité.

La cigale et la fourmi - Jean de La Fontaine - Fables de La Fontaine - 1668.
* "Comment survivre à l'effondrement économique" - Piero San Giorgio

“C’est à chacun de nous de faire quelque chose,
c’est au niveau de la cellule familiale que ça se passe,
c’est l’éducation que l’on donne à nos enfants,
l’image qu’on leur donne de la bouffe,
comment ils mangent, comment ils nous voient manger,
car nous sommes leurs premiers exemples”.

Shurik’n - IAM (FR)

"Mon premier souvenir culinaire ?...
ça remonte forcément à l'enfance... les frites de ma mère !
Aujourd'hui je les fais à ma fille.
Elle hallucine !"
Daran (FR)

APPRENONS A CUISINER A NOS ENFANTS

Lors d'une entrevue pour Heavy Metal Food, j'ai rencontré Shurik'n du groupe IAM. Ce dernier a eu des propos justes et lucides sur notre société de consommation, sur l'éducation des enfants et sur l'impact de la publicité. Je le cite : "Il y a un test très facile à faire. Amenez un enfant dans un supermarché et dites-lui de prendre ce qu'il veut. Vous aurez dans votre chariot les produits des programmes de publicité des quinze derniers jours !". Shurik'n pense que les parents doivent servir d'exemple. Ce sont des propos qui doivent vous plaire, n'est-ce-pas ?

Professeur Pierre-Marie Martin : (sourire). Aujourd'hui combien de parents apprennent à leurs enfants à cuisiner ? Très peu. C'est important de comprendre que c'est entre 3 et 6 ans que tout se joue, c'est-à-dire la reconnaissance et l'appréciation du sucré, du salé, de l'onctueux, du gras, de l'amer... C'est pendant cette période que l'enfant développera son goût. Avant ses 3 ans, l'enfant dépend entièrement de sa mère. C'est là qu'il faut dire aux mères "*stop à la mal bouffe*", "*stop aux petits pots tout prêts*". Aujourd'hui on achète de la nourriture préparée ou des plats surgelés qu'on met au micro-ondes parce qu'on manque de temps, parce qu'on travaille trop. La bonne excuse ! Apprendre à un enfant, lui faire goûter, lui montrer, éduquer son goût, sont des choses pourtant essentielles.

SUPER HEROS

Sentimentalement, je suis très attaché à l'univers des super-héros. J'ai découvert le genre créé par Stan Lee avec le magazine Strange que j'achetais chaque mois avec mon argent de poche. J'avais une dizaine d'années. Batman, Superman, Iron Man, Hulk, les X-Men, les 4 fantastiques, Spiderman, Daredeville et consorts m'ont ensuite suivi pendant toute mon adolescence.

On aurait tort de prendre ce genre à la légère. Certes la bande dessinée n'a jamais été jugée au même titre que la littérature. À tort. Ce genre accoucha d'auteurs talentueux comme Alan Moore, Stan Lee ou Franck Miller et de monuments comme "Watchmen", "The Dark Knight", "From Hell", "Sin City", "V pour Vendetta". Les messages d'acceptation de la différence, de la lutte du bien contre le mal, du dépassement de soi, sont des messages positifs toujours d'actualité.

Apparu à la fin des années 30, ce genre fait aujourd'hui partie intégrante de la culture américaine. L'Amérique avait besoin de rêver. Capitaine America, à lui seul, cristallisa dans les années 40 l'ultra patriotisme de cet univers.

Les super-héros ont influencé indirectement mon intérêt pour la nourriture. Adolescent, j'étais du genre chétif. "*C'est de famille*" me disait-on. Mais je rêvais de me bâtir un physique à leur image.

Au milieu des années 80, j'ai eu la chance de m'entraîner au Gold Gym de Venice, en Californie. Et lorsque j'ai vu le mythique Arnold Schwarzenegger, le géant Lou Ferrigno, le sculptural Bob Paris, ou encore le merveilleux Franck Zane, ces stars de l'âge d'or du culturisme, j'ai alors compris que c'était possible. Ces disciples de

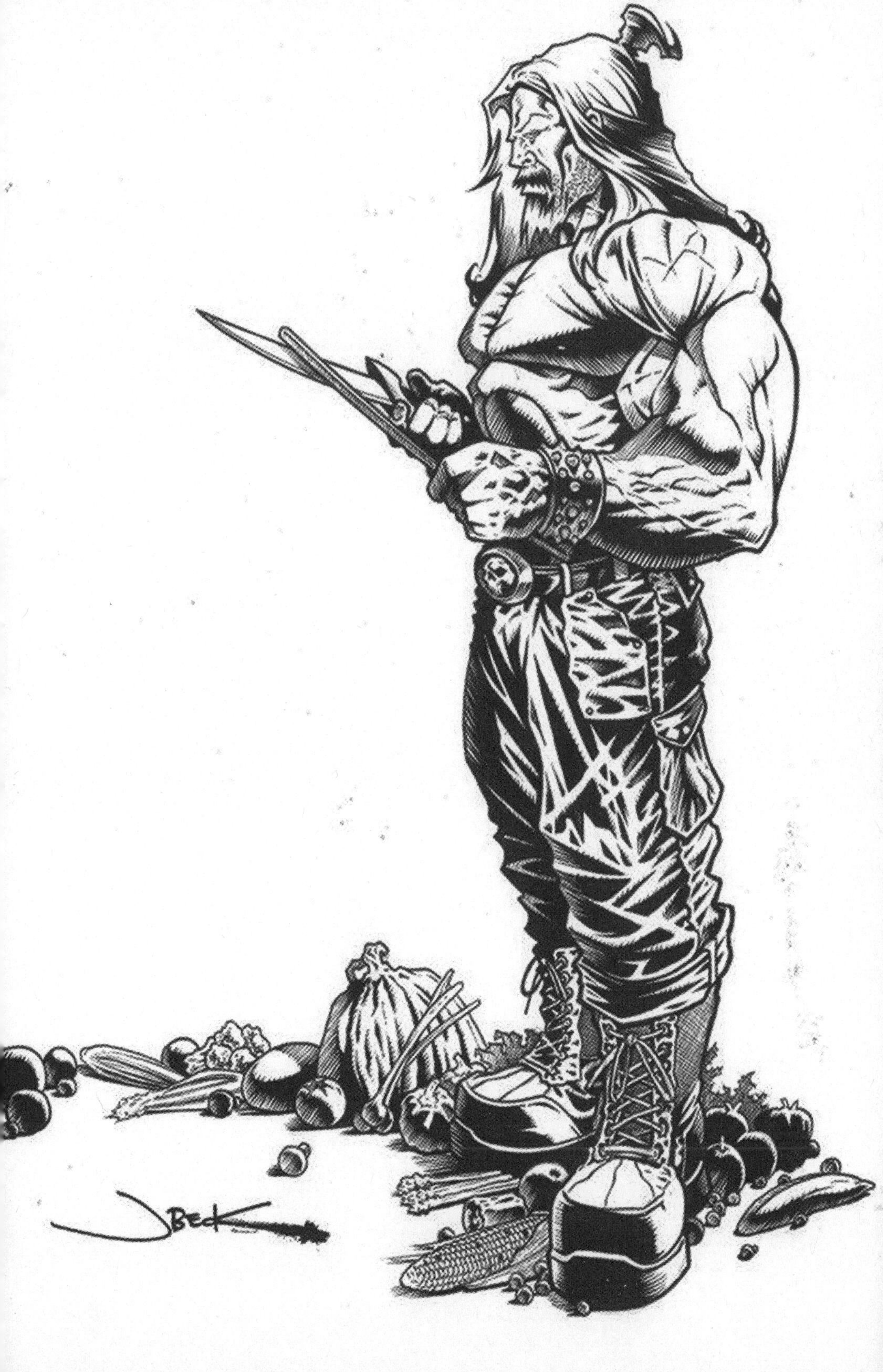
J BECK

Joe Weider ont forgé ce que je suis aujourd'hui. Un physique et un mental fort, un esprit affûté et une motivation toujours présente après 30 années de pratique quotidienne.

J'ai beaucoup de respect pour ces grands champions et pour tous ceux qui s'entraînent au quotidien. La musculation reste le dénominateur commun de tous les sports. Les préceptes des années 1950 de Joe Weider "*Manger sain et pratiquer une activité physique quotidienne*" restent plus que jamais d'actualité. Ils font partie intégrante de mon mode de vie.

"Une alimentation saine et équilibrée
avec des exercices physiques quotidiens,
sont les ingrédients essentiels d'une vie en santé
et pleine d'énergie à tout âge".

Joe WEIDER - 1920-2013

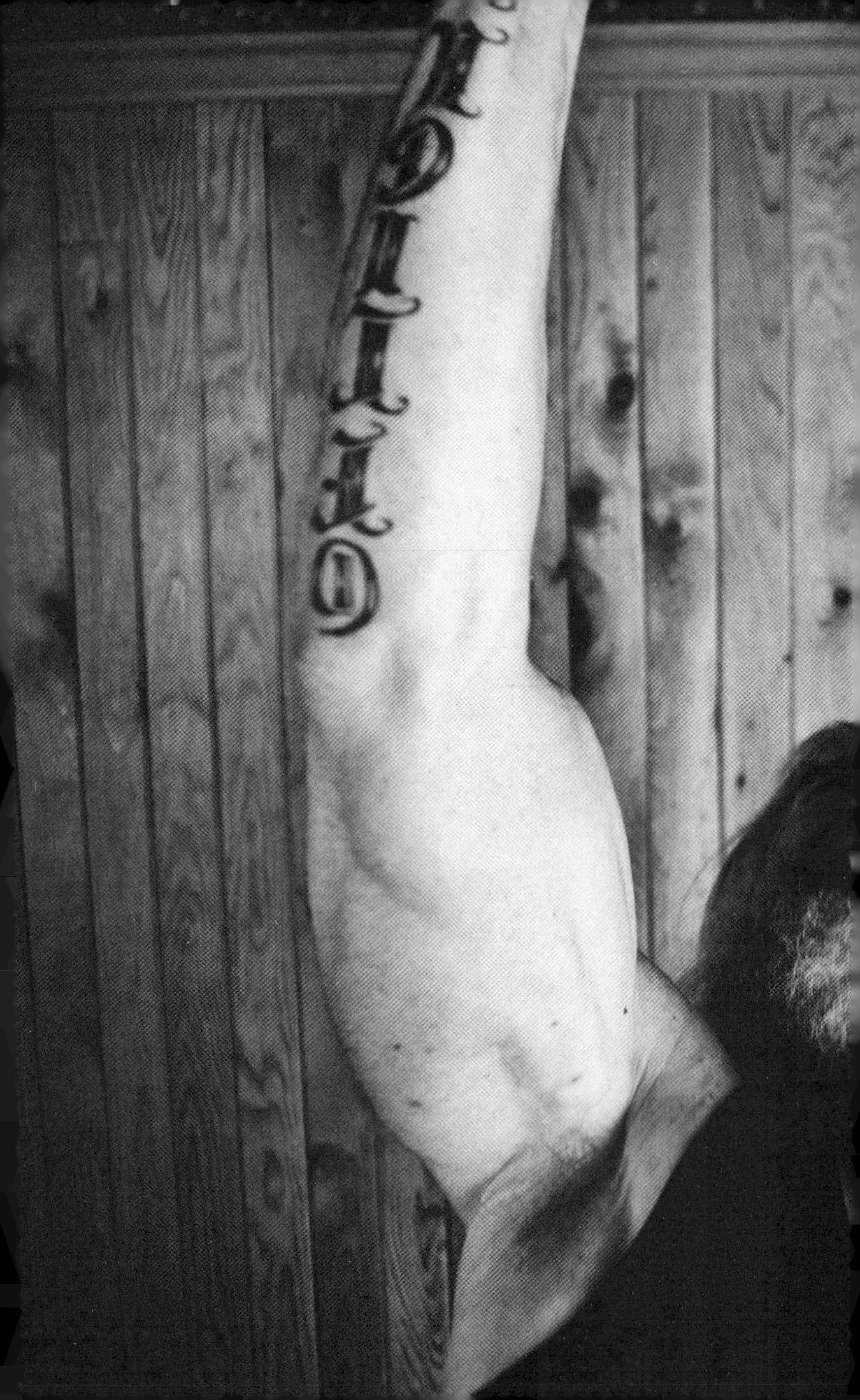

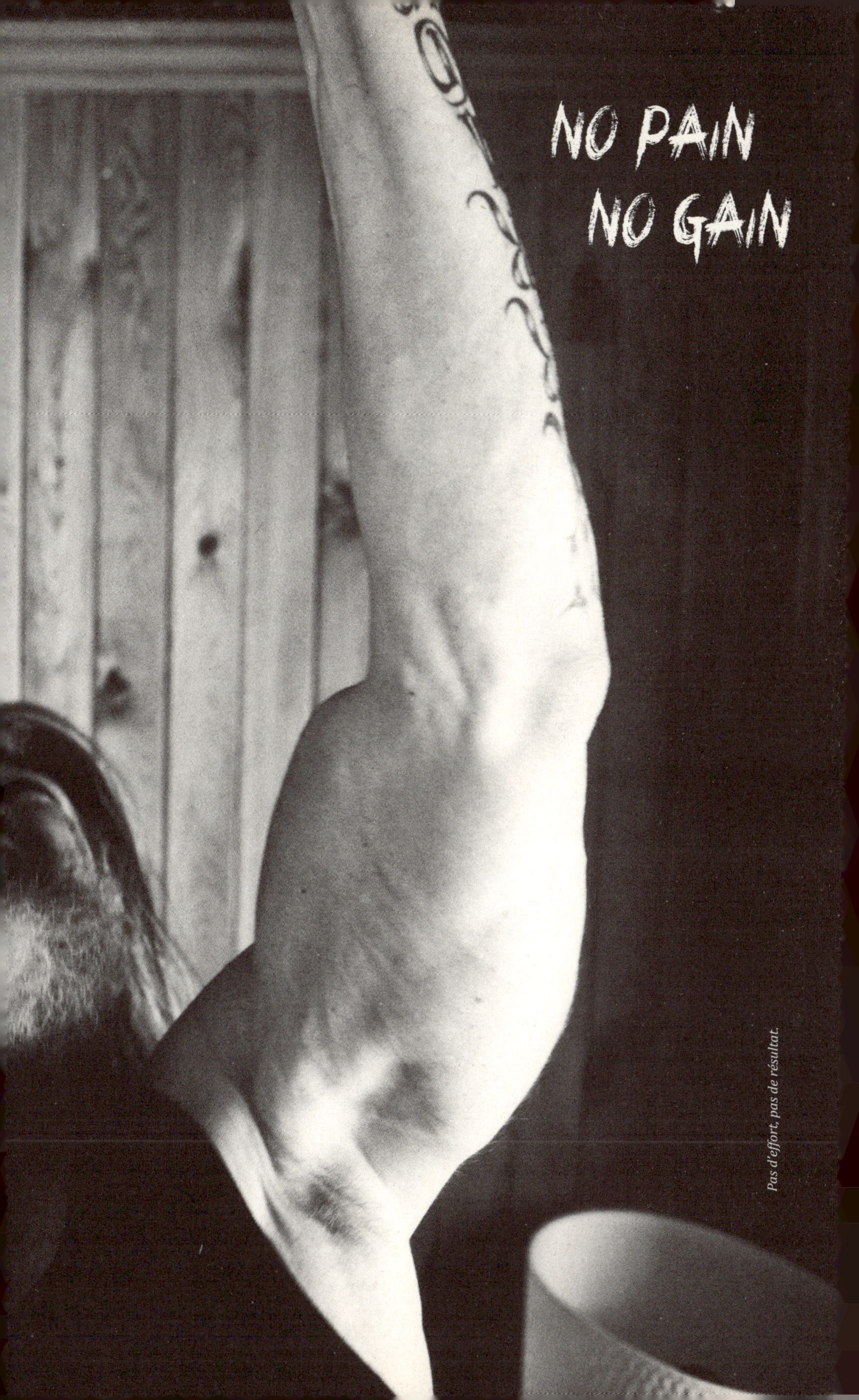

Pas d'effort, pas de résultat.

"À Lille, pour notre premier concert de la tournée française, même le petit-déjeuner était fantastique ! Le buffet était dressé. C'était magnifique ! On était tous ensemble, le groupe, l'équipe, tous unis. J'apprécie beaucoup l'affect qui se dégage de ça, l'attention que vous portez en France aux détails, à la présentation et aussi à la santé. Et c'est vraiment bon ! Je veux remercier les français pour la qualité de leur nourriture".

Vincent Cavanagh - ANATHEMA (GB)

QU'EST CE QU'ON MANGE CE SOIR

Je ne vais pas vous lister ce que je mange car mon mode alimentaire correspond à mes besoins, à mes goûts, à mes choix qui sont sans doute différents des vôtres.

Dépendamment du pays dans lequel nous vivons, que ce soit en ville ou en campagne, de notre constitution physiologique, de nos besoins énergétiques, de nos préférences gustatives, de notre éthique, de nos valeurs... la liste est assez longue pour rendre caduque toute tentative de liste d'ingrédients d'aliments bénéfiques pour votre santé.

Il n'existe aucun régime miracle. Il n'existe aucune pilule miracle. Les *"brûleurs de graisse"* n'existent pas. Les crèmes esthétiques ne sont efficaces que pour hydrater le derme de la peau. On ne transpire pas sa graisse. On l'élimine par l'effort physique. Point barre.

Un aliment naturel n'est pas une pilule. Un aliment naturel, c'est une combinaison de plusieurs nutriments qui forment un tout. Les vitamines synthétiques n'ont pas la même efficacité que celles présentent naturellement dans des aliments qui ont poussé dans la nature. Pourquoi ? Parce que les chimistes et physico-chimistes arrivent à copier la nature, mais ils n'arrivent pas à la reproduire parfaitement. Il faut savoir que les vitamines synthétiques sont des sous-produits du pétrole, elles sont beaucoup moins bien assimilées que les vitamines présentes naturellement dans les fruits et légumes.

Si je ne vous donne pas une liste précise de ce que je mange au quotidien, je vais néanmoins vous décrire quelques-uns de mes repas favoris. Je vous garantis la bonne teneur en nutriments essentiels et surtout un bon équilibre nutritionnel. Je privilégie toujours cet équilibre en m'assurant de la présence en bonnes proportions de protéines, glucides, lipides, fibres, chlorophylle et surtout en aliments vivants.

Les protéines vertes sont la base des mes repas. Je les trouve dans les légumineuses, dans le tofu, le tempeh, dans les graines de quinoa, de chanvre, dans les noix, les céréales, dans les épinards... J'y associe une source de glucides lents comme par exemple du riz, du pain de graines germées, des patates douces... et pour compléter le tout, une grande partie de légumes verts crus comme le kale, les bettes à carde, les brocolis, les épinards, le persil, la coriandre...

L'assiette est un bon repère pour les quantités dont vous avez besoin. J'ai pris l'habitude de servir les aliments dans les assiettes avant de les apporter à table et je ressers très rarement. La répartition d'une assiette est la suivante : ¼ pour les protéines, ¼ pour les glucides lents, ½ assiette pour le vert. Mon assiette est pleine, celle de ma compagne aux deux tiers de la mienne, car nos poids respectifs et notre dépense énergétique quotidienne sont différents.

Si par exemple, les lentilles sont la base de mon repas, elles m'apportent des protéines que je complèterai avec un peu de riz pour avoir des protéines complètes avec l'ensemble des acides aminés essentiels et de bons glucides lents. J'associe aux légumineuses des feuilles vertes crues (kale, bettes à carde, brocolis, feuilles de choux, épinards...) pour leur apport en nutriments vivants. J'utilise régulièrement de la levure de bière pour rehausser la saveur des mets, ainsi que du persil ou de la coriandre.

Si la base de mon repas est du tofu ou du tempeh, riches en protéines végétales, j'irai chercher mes glucides lents dans une multitude de riz complets (brun, vert, noir, rouge...) sans oublier de compléter la moitié de l'assiette avec des légumes verts crus.

L'été, on aime manger froid. Je prépare des plats à base de quinoa ou de sarrasin. Ces deux pseudo-céréales sont riches en protéines. J'y associe avocats, poivrons, jeunes oignons verts, pistaches, levure de bière et je saupoudre généreusement de persil ou de coriandre (voir recette "Quinoa aux pistaches"). J'aime également préparer des sandwichs avec comme base mon houmous maison en garnissant avec des germinations et des jeunes pousses de vert.

Je prends rarement un dessert à la fin du repas. Je préfère boire un thé ou une tisane chaude dans la soirée avec une tranche de pain d'épices (voir recette "Pain d'épices"). Je garde les fruits et autres gourmandises pour mes en-cas du matin ou de l'après-midi (fruits, smoothies verts, mélanges de noix ou tartines de beurre d'amande...).

C'est assez rare que je boive de l'eau pendant mes repas. D'une part parce que mon type d'alimentation avec la présence de légumes verts crus ne provoque pas de sensation de soif et que la présence de la soupe ou de la tisane en fin de repas comble ce besoin. Je bois beaucoup d'eau en dehors de mes repas.

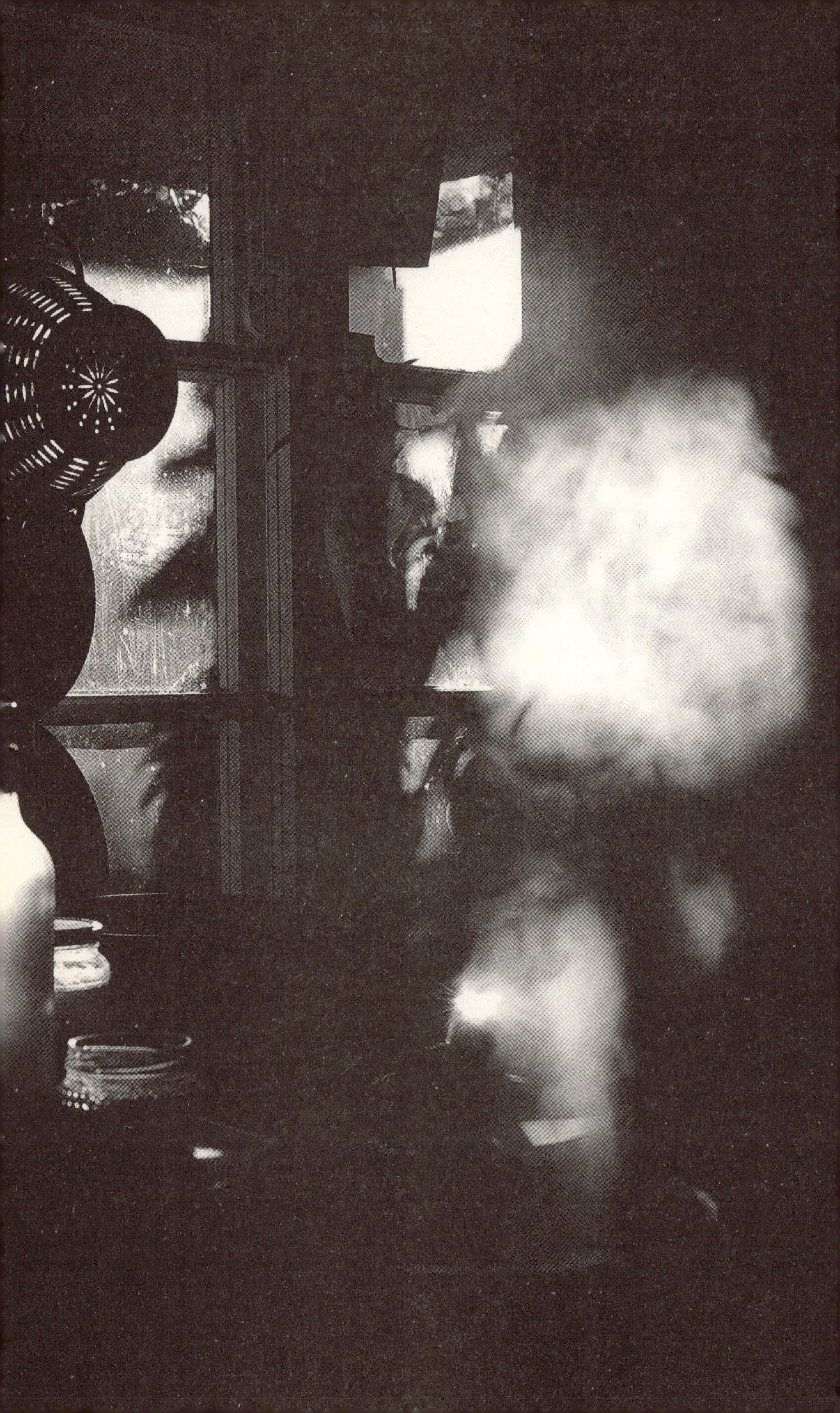

MA CUISINE

Cuisiner ne doit pas représenter une corvée. Préparer les trois repas quotidiens, pour soi ou pour sa famille, peut très vite se révéler une tâche pénible. Il faut alors un peu de rigueur, d'organisation, d'apprentissage, une bonne dose de conviction et un espace cuisine agréable où l'on se sent bien.

Ces dernières années, nous avons souvent déménagé. Ma compagne, nos chiens et nos chats, avons vécu dans quatre villes sur deux continents, dans trois pays différents. Dans un appartement en ville ou dans un chalet au fond des bois. J'ai dû m'adapter aux différentes configurations de cuisine. Nous avons été amené à installer une cuisine de fortune dans notre dernier lieu de résidence, une demeure datant de 1870, à Saint-Élie-de-Caxton au Québec.

J'aime rendre l'endroit agréable. Car ma cuisine, c'est une partie de mon univers. J'y passe du temps, en silence ou en musique. C'est un lieu propice à la réflexion. Alors je fais les aménagements nécessaires pour en faire une pièce unique, un lieu qui reflète ma personnalité et mes goûts. J'aime les espaces cuisine ouverts car ça me permet de discuter avec ma compagne ou mes invités pendant que je prépare le repas.

Je vous livre ici quelques conseils pour optimiser votre espace cuisine.

Un plan de travail bien éclairé :
Trop souvent, la lumière dans la cuisine n'est pas adaptée. La hotte fait souvent office d'éclairage, mais uniquement sur la plaque de cuisson. Il faut alors aménager une source lumineuse pour éclairer

le plan de travail. C'est très important, notamment pour la découpe des aliments.

Une cuisinière avec plaques chauffantes et four :
Le choix des plaques électriques, céramiques, à induction ou à gaz est peu important pour moi car mes recettes ne nécessitent pas un matériel performant. Je n'ai pas de micro-ondes car c'est un mode de cuisson faisant l'objet de trop nombreuses polémiques.

Le réfrigérateur :
Ma consommation de légumes et surtout de légumes feuilles a considérablement augmenté car c'est une des bases de mon alimentation actuelle. J'ai donc doublé les bacs à légumes qui se trouvent traditionnellement au bas des réfrigérateurs. J'ai ajouté deux gros contenants supplémentaires, très pratiques, grâce auxquels je peux stocker les légumes pour la semaine.

La planche de découpe :
En bois et surtout pas en plastique, ni en verre car ça va à l'encontre de son utilisation. Il faut que les aliments adhèrent à la planche. Pour le plastique, la question ne se pose pas. Nous sommes entourés de plastique, pourquoi risquer de découper nos aliments et de les faire cuire par inadvertance avec des résidus provenant de la planche. Le bois c'est naturel. Ma planche de découpe, c'est ma pièce maîtresse. Choisissez un bois noble comme le bois d'olivier ou de bambou, pour leur propriété d'étanchéité et anti-bactérienne. C'est une planche qui vieillira avec vous. Elle se fissurera avec les coups de votre lame. Elle deviendra balafrée et burinée par le temps. Lorsque le moment sera venu de la remplacer, vous la garderez comme un trophée ou alors, si vous avez la fibre créative, vous pourrez l'utiliser comme support pour en faire une œuvre artistique.

Le couteau de chef :
Mon couteau, c'est mon accessoire fétiche. Mon précieux. Le couteau de chef est un couteau dont la lame mesure environ 18 cm de long et 4 à 5 cm de large. C'est mon couteau principal, celui que

vous voyez sur la couverture du livre. J'aime mon couteau. Je l'utilise pour la découpe de tous mes ingrédients. Sa lame large est tellement pratique pour prendre les aliments coupés et les mettre dans un bol ou dans une poêle. J'utilise également un couteau plus petit, un opinel. J'aime son manche en bois brut. Ça me rappelle celui de mon grand-père qui me disait *"Il faut toujours avoir un couteau sur soi"*.

Les poêles et les casseroles :
J'utilise principalement des poêles et des casseroles en acier inoxydable. Résistantes et inoffensives pour la santé. Préférez-les avec un fond en fonte pour une meilleure répartition de la chaleur. Suite à la mise en garde sur les effets cancérigènes du PTFE (polytétrafluoroéthylène) je n'utilise plus d'ustensiles en téflon. J'utilise une poêle à revêtement céramique pour certaines cuissons. Inutile d'investir dans une batterie complète car on utilise souvent les mêmes accessoires. Pour ma part, j'utilise 4 casseroles (une petite, une moyenne, une grande et une très haute pour les soupes et pour faire bouillir les aliments qui nécessitent une grande quantité d'eau), deux poêles (une petite et une grande), une poêle à bord haut, un chaudron en fonte et 4 couvercles de différentes tailles pour les cuissons à couvert.

Le cuiseur vapeur :
La cuisson vapeur est une cuisson saine et rapide. Elle conserve mieux les vitamines des aliments par rapport à une cuisson dans l'eau, car une grande partie des nutriments est jetée avec l'eau de cuisson, sauf pour les soupes évidemment. J'utilise ma cocotte minute pour cuire mes légumes racines et mes pommes de terre. Je n'utilise pas de cuiseur vapeur car ils sont en plastique.

Les mixeurs :
J'utilise 3 modèles. Un mixeur à jus, un mixeur à légumes et un mixeur plongeant pour mes soupes. Tous les trois sont très utiles. J'apporte une attention plus particulière à mon mixeur à jus car je l'utilise très souvent pour mes smoothies verts, pour mes jus de fruits et mon lait d'amande.

Les condiments :
J'aime avoir à disposition, sur mon plan de travail, l'essentiel de mes condiments, à savoir : l'huile d'olive et l'huile de coco (l'huile de chanvre reste dans le réfrigérateur), les vinaigres balsamiques, sels, poivre et piment, mes gousses d'ail en tresses suspendues, mes sucres (coco et érable), mon pot de miel cru et mon sirop d'érable. J'ai aussi à disposition des épices et des herbes dans des bocaux sur des étagères. J'utilise ces condiments tous les jours, en simple assaisonnement ou pour confectionner mes vinaigrettes et mes sauces. Le fait de les avoir à portée de main rend les choses bien plus pratiques au quotidien !

On peut rarement s'équiper de A à Z ou remplacer la totalité de ses ustensiles de cuisine usagés. On peut investir petit à petit. Certains accessoires sont des cadeaux de mes proches car ils savent que j'aime les objets utiles, ceux dont le souvenir de la personne qui nous l'a offerte ressurgit au gré de leur utilisation. Tous ces éléments ont leur importance car ils contribuent à vous donner du plaisir lorsque vous êtes en cuisine. D'un point de vue musical, j'aime comparer ça à une console de studio d'enregistrement. Tout est à la vue. Tout est à portée de main. Il suffit de mixer les bons ingrédients et donner libre cours à son imagination.

Et maintenant, allons cuisiner !

UNE CUISINE INSTINCTIVE

Je qualifierai ma cuisine d'instinctive. Rien de plus fastidieux que de suivre une recette à la lettre. Il nous manque toujours un ingrédient n'est-ce pas ?

Une recette de cuisine, c'est comme une partition de musique, on peut improviser tout en gardant l'esprit de la recette originale. La musique doit sonner à l'oreille tout comme la cuisine doit avoir du goût en bouche.

J'aime quand mes plats "goûtent" différemment, dépendamment de mon humeur. Plus ou moins épicés, plus ou moins sucrés, mais toujours bons à manger, bons pour la santé.

Cuisiner, c'est se donner le temps d'apprendre, de pratiquer, d'aimer, de partager, de déguster pour pouvoir un jour transmettre à son tour.

Jus rouge vivant - Smoothies verts - Lait fait maison - Hyperdrive juice - Plein d'énergie - Quinoa aux pistaches - Salade lutin rieur - Apéro - Soupe miso classique - Houmous - Eteins la lumière - Légumineuses - Champignons farcis - Brouillade de tofu - Salade King Kale - Courge spaghetti bolognaise - Pommes de terre pétillantes - Eatburger - Rayon pâtisserie - Sweet hot dog - Pancake Pain d'épices - Powercake - Persil et coriandre - Vinaigrettes - Levure de bière.

Inutile de vous préciser que j'emploie essentiellement des aliments issus d'une agriculture biologique et que j'accorde le plus grand soin à mes achats alimentaires en donnant la préférence aux producteurs locaux.

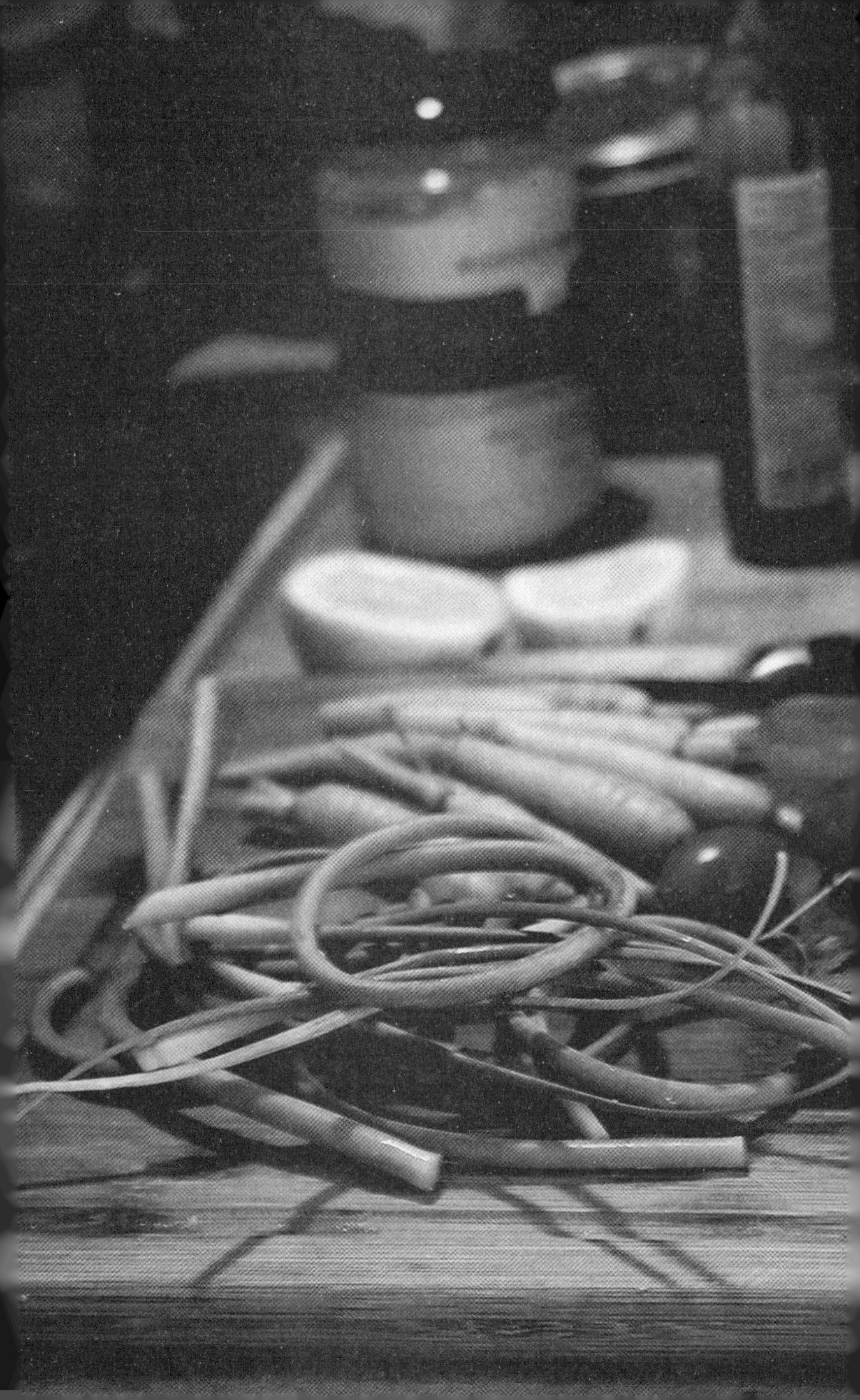

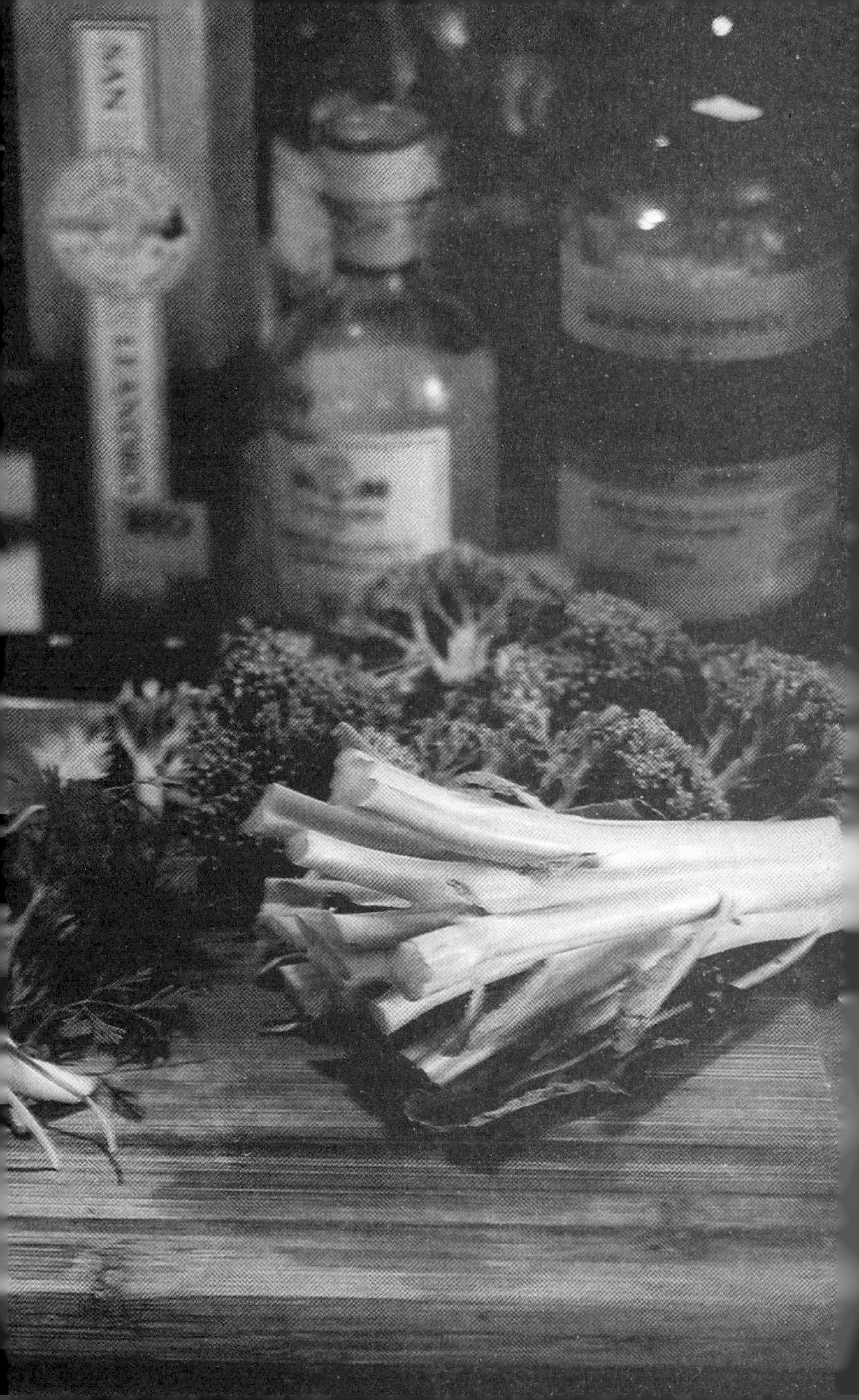

JUS ROUGE VIVANT

Une préparation visuellement originale avec du jus de canneberge et des graines de chia. Un jus énergisant riche en antioxydants et oméga 3.

Les graines de chia ont la particularité lorsqu'on les plonge dans de l'eau ou dans un jus, de se gorger de liquide pour se transformer en une substance onctueuse. Elles sont riches en protéines et en oméga 3. Elles sont également une bonne source de calcium et de phosphore. La canneberge (cranberry) est un fruit rouge riche en antioxydants, en particulier des flavonoïdes. Les antioxydants neutralisent les radicaux libres du corps et préviennent l'apparition de certains cancers, de maladies cardiovasculaires et de diverses maladies liées au vieillissement. Choisissez de préférence un jus pur de canneberge issu de l'agriculture biologique. Évitez les jus faits à base de concentré. Le jus de canneberge, en cocktail comme ici, ou sous sa forme non diluée, combat les infections urinaires et soulage les femmes sujettes à des règles douloureuses.

Ingrédients :
1 bouteille en verre de 500 ml
125 ml de jus de canneberge non sucré
375 ml d'eau à température ambiante
3 cuillères à soupe de graines de chia
Concentré de stévia en poudre

Préparation :
Versez le jus de canneberge dans la bouteille en verre jusqu'à ¼ de sa contenance. Rajoutez à l'aide d'un entonnoir les graines de chia, puis remplissez la bouteille d'eau. Remuez pour désolidariser les graines de chia du fond de la bouteille. Laissez reposer au moins 1 heure au réfrigérateur en remuant quelques fois la bouteille pour éviter que les graines de chia ne se compactent.

SMOOTHIES VERTS

Le principe de mes smoothies verts est le mélange de légumes verts feuillus crus avec des fruits et des graines de chanvre.

Digeste, hautement nutritif, je peux consommer épisodiquement un smoothie vert le matin au petit déjeuner, comme en-cas dans la journée ou en remplacement d'un repas.

Le principe est simple. 50% de légumes verts et 50% de fruits. Fiez-vous au volume dans le bol du mixeur et non au poids. Ajoutez ensuite des graines de chanvre, de l'eau. Le sucrant n'est pas indispensable, c'est une question de goût. Personnellement j'aime y ajouter un peu de sirop d'érable.

Les graines de chanvre apportent une grande quantité de protéines vertes de haute valeur nutritionnelle avec tous les acides aminés essentiels.

Pour vous lancer dans les breuvages verts, je vous ai préparé le smoothie vert basique, celui que vous ne pouvez pas rater ainsi que ma soupe verte qui peut intégrer un de vos repas.

Le basique :
1 poignée de jeunes pousses d'épinards
1 banane
1 poire
½ tasse d'eau
2 cuillères à soupe bondées de graines de chanvre écalées
2 cuillères à soupe rases de sirop d'érable

EAT : Froid

La soupe verte :
Pour 2 personnes
1 poignée de salade mâche
2 branches de céleri
½ tasse de coriandre fraîche
1 pomme
1 poire
1 tasse d'eau
4 cuillères à soupe bondées de graines de chanvre écalées

EAT : Froid

Je vous encourage à improviser avec les ingrédients ci-dessous. Évitez de mélanger plus de 3 ingrédients de chaque catégorie. Les combinaisons sont infinies.

Légumes verts : épinards, feuilles de choux frisé (kale), bette à carde, mâche, céleri, coriandre, persil, menthe…
Fruits : tous les fruits de saison ou les classiques banane, pomme, poire, orange, ananas, kiwi…
Super aliments : graine de chanvre, spiruline, matcha…
Sucre : sirop d'érable, miel, sucre coco…

Je vous conseille de ne pas mettre trop d'eau au départ. Si le breuvage est trop épais à votre goût, vous pouvez ajouter de l'eau par la suite. Même chose pour le sucrant. Vous pouvez consommer votre smoothie vert dans un grand verre ou alors dans un grand bol pour les soupes.

LAIT FAIT MAISON

Je n'achète que rarement du lait végétal industriel. Sauf lorsque je suis en déplacement et que j'ai épuisé mes réserves. Je préfère préparer mon lait à la maison avec des amandes ou des noix de cajou. Les laits végétaux que l'on trouve dans le commerce, principalement les laits de soja, de riz ou d'amande, ont dans leur composition de l'huile (souvent de canola ou de tournesol), des additifs et du sucre. Leur goût est également bien différent des laits fait maison.

LE LAIT D'AMANDE

1 tasse d'amandes crues (120 grs environ) que vous aurez fait tremper dans de l'eau froide pendant une nuit. Jetez l'eau de trempage et rincez les amandes.
Mixez les amandes dans 750 ml d'eau froide puis filtrez à l'aide d'un filtre à lait.
Vous pouvez y ajouter un peu de stevia ou de sucre d'érable. Si vous voulez accentuer le goût d'amande, vous pouvez ajouter un bouchon d'extrait naturel concentré d'amande.

LAIT EXPRESS

1 tasse de noix de cajou crues (120 grs environ)
750 ml d'eau froide
Mixez le tout puis filtrez à l'aide d'un filtre à lait

L'avantage des noix de cajou c'est qu'elles sont prêtes à l'emploi. On peut se passer de l'étape du trempage. Ce lait est savoureux, plus onctueux en bouche que le lait d'amande. C'est celui qui se rapproche le plus du lait de vache. Pour l'adoucir on peut ajouter un peu de stevia, du sucre d'érable ou de noix de coco.

J'utilise ces laits froids, en simple boisson ou avec des céréales. Je m'en sers en remplacement du lait de vache pour les préparations cuites comme les muffins et les cakes. Je privilégie le lait d'amande au lait de noix de cajou. Il est plus digeste et le goût de l'amande s'accorde mieux aux autres ingrédients.

Les noix contiennent des inhibiteurs enzymatiques qui peuvent rendre la digestion plus difficile et diminuent également le taux d'absorption de certains minéraux comme le fer et le calcium. Le fait de faire tremper les noix dans de l'eau froide pendant une nuit permet d'éliminer une partie de ces inhibiteurs, rendant la digestion plus facile et favorisant l'absorption de tous les nutriments de la noix. Il faut jeter l'eau de trempage et bien rincer les noix. L'un des aspects très intéressant du trempage est l'activation de la germination. Cela augmente très fortement la quantité de vitamines, minéraux et de protéines que l'on trouve dans les noix.

HYPERDRIVE JUICE

Comme pour le lait d'amande, vous aurez besoin d'un mixeur à jus, d'un filtre souple en nylon et d'un grand bol.

Ingrédients :
2 tasses d'eau de coco 100% naturelle (500 ml)
1 tasse de canneberges crues congelées (150 grs)
1 cuillère à soupe de gingembre frais coupé en lamelles
4 cuillères à soupe de sirop d'érable
2 cuillères à soupe de vinaigre de cidre de pomme
1 cuillère à soupe rase de curcuma
½ cuillère à thé rase de piment de Cayenne

Mixez le tout dans un blinder à haute vitesse pendant 1 minute. Filtrez à l'aide d'un filtre souple en nylon dans un grand bol.

EAT : Boire frais. Se conserve 2 jours au réfrigérateur dans une bouteille en verre.

ON THE ROCKS

CITRONNADE :
Pressez 2 citrons frais.
Versez le jus dans une bouteille en verre de 750 ml.
Remplir d'eau fraîche et mettre au réfrigérateur.
Vous pouvez sucrer ce jus avec de la Stevia ou du sucre de coco.

MENTHE POIVRÉE :
Faire infuser les feuilles de menthe dans 750 ml d'eau chaude pendant 15 minutes. Laissez refroidir.
Versez dans une bouteille en verre de 750 ml.
Mettre au réfrigérateur.
Vous pouvez sucrer ce jus avec de la Stevia, du sucre d'érable, du sucre de coco ou du miel.

"Pour dépenser mes calories, je vais à la musculation entre une heure et deux heures tous les jours. On essaie de trouver un club local là où nous jouons. Et le soir du show, nous brûlons tout le reste des calories. Alors avec la modération, le régime, la musculation et la performance scénique, l'addition de tout ça donne un résultat très positif".

David Draiman - DISTURBED (USA)

LE PLEIN D'ENERGIE DES LE REVEIL

Je commence ma journée de bonne heure, par un training de 45 minutes en salle ou à l'extérieur, 6 jours par semaine. Pour avoir de l'énergie disponible et pour casser le jeûne de la nuit, je me prépare occasionnellement un smoothie vert à base de fruits et de légumes frais auquel j'ajoute des graines de chanvre écalées pour un apport de protéines de grande qualité nutritive. Je le consomme lentement, dans un grand bol, à l'aide d'une cuillère à soupe.

Cette préparation donne de l'énergie disponible grâce à l'apport en glucides rapides provenant des fruits. Cette recette est pleine de nutriments, vitamines et minéraux. Elle est 100% naturelle.

Ingrédients :
1 banane
1 orange
1 pomme avec la peau
1 branche de rhubarbe
1 branche de céleri
1 poignée de feuilles d'épinard
3 cuillères à soupe pleines de graines de chanvre écalées (50 grs)
4 cuillères à soupe de sirop d'érable
1 tasse d'eau à température ambiante
Mixez le tout dans votre blender et dégustez lentement comme une soupe.

EAT : Frais

Dès la fin de mon training matinal, je me prépare un solide petit déjeuner pour me mettre sur les rails et profiter pleinement de ma journée. Notez que ces quantités correspondent à mon gabarit et à mes besoins énergétiques.

QUINOA AUX PISTACHES

Le quinoa est une graine riche en protéines. Des protéines végétales de qualité, tout comme celles des graines de chanvre, avec les 8 acides aminés essentiels (leucine, isoleucine, valine, lysine, méthionine, phénylalanine, thréonine, tryptophane).

On peut consommer le quinoa chaud ou froid. Sa cuisson rapide, 15 minutes à peine, s'avère être un atout. Cuit, on peut le conserver au réfrigérateur pour le consommer le lendemain, froid en salade. J'ai une préférence pour le quinoa froid. Je m'en sers de base pour préparer des salades très nourrissantes. Je vous livre ici, l'une de mes préférées à base d'avocat, de poivrons et de pistaches crues.

Ingrédients pour 2 personnes :
1 tasse de quinoa blanc cuit
½ poivron rouge
½ poivron vert
1 avocat
½ tasse de pistaches crues
½ oignon blanc
Coriandre fraîche
Vinaigrette au miel cru

Préparation :
Dans un grand bol, préparez une vinaigrette au miel cru avec l'huile d'olive, le vinaigre balsamique, la moutarde, le miel cru et le sel (voir recette "Vinaigrettes").
Mixez grossièrement les poivrons et l'oignon dans un robot.
Mélangez délicatement le quinoa, les poivrons, l'oignon et les pistaches dans un grand bol avec la vinaigrette au miel cru.

EAT : Froid

CUISSON DU QUINOA

Rincez le quinoa dans un grand bol d'eau froide. Répétez l'opération jusqu'à ce que l'eau soit translucide. Jetez l'eau de rinçage.
1 tasse de quinoa + 1 ½ tasse d'eau + sel (1 tasse de quinoa cru va donner environ 2 tasses de quinoa cuit).
Amenez l'eau à ébullition. Ajoutez une pincée de sel.
Versez le quinoa. Faites cuire à semi-couvert jusqu'à l'absorption complète de l'eau (15 minutes environ).
Retirez du feu et laissez à couvert dans la casserole.
Vous pouvez garder le quinoa jusqu'à 3 jours au réfrigérateur.

CUISSON DES LEGUMES

Les légumes qui cuisent trop longtemps perdent une grande quantité de leurs nutriments. Pour préserver au maximum ces nutriments et pour éviter la transformation de la chlorophylle qui sert à fixer le fer des végétaux, il faut favoriser la cuisson vapeur ou une courte cuisson à l'eau (2 minutes). Dans ce cas-là, pour éloigner au maximum les acides organiques libérés par l'eau de cuisson. Il faut les faire bouillir dans beaucoup d'eau, cela permet de diluer l'acide et donc de garder la chlorophylle et les nutriments plus longtemps.

Je n'emploie pas de cuiseur vapeur car ils sont en plastique, je me sers d'un autocuiseur en inox (cocotte minute), plus rapide et plus sain.

SALADE DU LUTIN RIEUR

Ingrédients pour 2 personnes :
1 avocat
1 orange
2 endives
4 cuillères à soupe bondées de lentilles germées
Vinaigrette au miel cru
Feuilles de coriandre fraîches
Pousses de germinations diverses

Préparation :
Coupez l'avocat et l'orange en petits cubes.
Tranchez les endives en fines lamelles.
Dans un grand bol, préparez une vinaigrette au miel cru avec l'huile d'olive, le vinaigre balsamique, la moutarde, le miel cru et le sel (voir recette "Vinaigrettes").
Mélangez les lentilles germées, les endives, les cubes d'avocat et d'orange dans le bol.
Remuez délicatement pour enrober les ingrédients avec la vinaigrette.
Servez au centre de l'assiette et ajoutez des pousses de germinations tout autour.
Saupoudrez de feuilles de coriandre fraîches.

EAT : Froid

Une salade à déguster comme entrée ou comme plat principal pour les appétits modestes, à table ou sur une nappe de pique-nique. Accompagnée d'une tranche de pain grillé, elle étonnera par son goût riche, sucré-salé, et le croquant des lentilles germées. Une salade nourrissante et équilibrée qui vous apportera des nutriments naturels et des protéines végétales.

HOUMOUS XXL

De toutes les légumineuses, les pois chiches sont les plus riches en protéines. Associées à une céréale ou à du tahini (beurre de sésame) pour leur apport en méthionine et cystine (2 acides aminés essentiels), les protéines des pois chiches égalent alors en quantité et en qualité celles de n'importe quelle viande.

Ingrédients :
250 grs de pois chiches cuits
150 grs de carottes cuites
2 cuillères à soupe d'huile d'olive
2 cuillères à café bondées de tahini (beurre de sésame)
1 citron
Sel gris / piment

Préparation :
Mixez l'ensemble des ingrédients dans un bol mixeur jusqu'à l'obtention d'une pâte onctueuse. Vous pouvez ajouter un peu d'eau si le mélange est trop compact.
Ajoutez du piment si vous désirez un houmous plus puissant en bouche.

EAT : Froid

Vous pouvez utiliser l'houmous en apéritif, en entrée, en tartinade ou en trempette avec des bâtonnets de légumes crus. C'est aussi idéal pour préparer des clubs sandwiches à emporter. On peut le conserver 3 à 4 jours au réfrigérateur.

APERO

Le rituel de l'apéritif est généralement la porte ouverte à des tas de saloperies industrielles. Divers aliments hautement transformés, gavés de sel, de gras trans et autres exhausteurs de goûts comme le glutamate monosodique (E621), un neurotransmetteur qui s'attaque à notre cerveau et dont on soupçonne qu'il pourrait jouer un rôle dans les maladies neurodégénératives comme Parkinson ou Alzheimer[1]. Des produits qui fleurissent dans les rayons de supermarchés, dans les stations services et dans les échoppes des dépanneurs[2].

Sans oublier ces maudites chips, un danger potentiel avec le mode de cuisson des pommes de terre qui produit une substance toxique, l'acrylamide, que l'on retrouve également dans la fumée des cigarettes.

Je vous propose ici, quelques idées de bouchées d'apéritif avec des ingrédients naturels et nutritifs qui peuvent faire aussi office de mini-repas.

BOUCHÉES DATTES ET NOIX DE GRENOBLE :
Fourrez une datte dénoyautée avec une demie noix de Grenoble.

Les dattes sont riches en antioxydant et en fibres dont la majorité sont des fibres insolubles qui favorisent la régulation du transit intestinal et qui préviennent la constipation, tandis que les fibres solubles quant à elles, favorisent la réduction du taux de cholestérol. C'est une source d'énergie rapide en cas d'efforts courts et intensifs mais son index glycémique élevé doit inciter à en consommer avec modération.

On aurait tord de blâmer les noix de Grenoble[3] parce qu'elles sont riches en gras, des gras bénéfiques à la santé. Des acides gras sous forme d'oméga 3, anti-inflammatoires et protecteurs des artères. Elles sont riches en protéines avec notamment l'arginine, un acide aminé important parmi les 22 acides aminés qui composent les protéines. L'arginine favorise la guérison des blessures, la sécrétion de l'hormone de croissance et assure le bon fonctionnement de notre système immunitaire.

BOUCHÉES DE MISO ET GERMINATION :
Faites griller des tranches de différents pain (levain, riz, grains germés). Tartinez les tranches de pain grillé avec différentes variétés de miso et coupez-les en bouchées individuelles.
Posez une amande crue germée sur chaque bouchée.
Ajoutez un peu de germination fraîche de luzerne, radis, fenugrec… sur chaque bouchée.

Ces bouchées sont une association des bénéfices nutritionnels du miso (voir chronique "Le miso") et de l'amande. Riche en vitamine E, un antioxydant aux vertus anticancéreuses, l'amande est une noix à l'arôme subtil. C'est une collation énergisante qui enraye rapidement la sensation de faim. J'ai toujours un petit bocal de mélange de noix et d'amandes dans la voiture et dans mon sac à dos.

AMANDES GERMÉES :
Avant de vous coucher, faites tremper une tasse d'amandes crues dans un grand contenant en inox avec 4 tasses d'eau à température ambiante.
Le lendemain matin, jetez l'eau de trempage et passez les amandes sous l'eau pour bien les nettoyer. Vous pouvez les conserver 2 à 3 jours au réfrigérateur ou vous en servir pour faire un délicieux lait d'amande (voir chronique "Lait fait maison").

Attention à ne pas confondre les amandes crues et les amandes grillées. La cuisson altère les bénéfices nutritionnels de l'amande. Les amandes que l'on trouve dans le rayon "biscuits d'apéritif" sont généralement grillées et le plus souvent salées. À éviter !

TREMPETTES DE LÉGUMES :
Branches de céleri, bâtonnets de carottes, tomates cerises, choux colorés, brocolis... Utilisez vos légumes frais pour les présenter finement découpés dans des bols, accompagnés d'un choix de vinaigrette santé (voir recette "Vinaigrettes") et d'un assortiment de miso.

LES BOISSONS :
Lorsque je suis invité à un apéritif, j'ai l'habitude de venir avec une bouteille de jus hyperdrive, d'un jus rouge vivant, d'un vin biologique ou encore d'un hydromel. Pour faire découvrir qu'il existe des alternatives aux alcools classiques, aux sodas et autres jus de fruits concentrés, tellement ordinaires. Ça me permet d'engager une conversation sur l'alimentation conscientisée sans passer pour un rabat-joie.

(1) "Vive la Malbouffe - A bas le Bio" - C.Labbé, JL.Porquet, O.Recasens, Wozniak
(2) Les dépanneurs au Québec sont l'équivalent de nos épiceries en France. Certains sont ouverts jours et nuits comme l'indique le nom de la célèbre chaine "Couche-Tard". On y trouve essentiellement des produits industriels transformés. C'est bien dommage.
(3) L'appellation noix de Grenoble est née par le décret loi du 17 juin 1938, c'est l'une des premières AOC fruitière reconnues www.aoc-noixdegrenoble.com

J'ai particulièrement apprécié ton message à la fin du concert, mettant en garde les conducteurs de véhicule à ne pas boire d'alcool.

"Je m'occupe de mes fans car ils viennent me supporter. Je ne veux pas qu'il leur arrive quelque chose de mal en rentrant chez eux. Mais ce n'est pas seulement au sujet de l'alcool, je veux aussi les encourager à réaliser leurs rêves dans la vie. C'est un message plus social".

Maurizio Iacono - KATAKLYSM (CAN)

SOUPE MISO CLASSIQUE

Ingrédients :
1 cuillère à café bondée de miso
1 tasse d'eau chaude

Préparation :
Diluez le miso dans une tasse ou un bol avec un fond d'eau froide.
Versez une tasse d'eau chaude mais non bouillante, car ça tuerait les précieuses enzymes du miso.
Déposez quelques feuilles de coriandre fraîche.
Buvez directement à la tasse ou au bol.

EAT : Chaud. Vous pouvez y ajouter des petits cubes de tofu, des algues déshydratées, de la germination fraîche...

Une eau trop chaude tue les bénéfices de la double fermentation du miso. Alors comment savoir si l'eau n'est pas trop chaude ? "*Si au toucher ou à la bouche, c'est trop chaud pour toi, alors c'est trop chaud pour le miso*" me repondit en toute simplicité Gilbert Boulay à l'occasion d'une visite de son atelier artisanal de miso dans les cantons de l'est au bord du lac Massawipi.

ETEINS LA LUMIERE

Lorsque l'on cuisine cru, il est très facile de se passer d'électricité. On peut faire des repas excellents, rapides et faciles à préparer. Des repas qui sortent de l'ordinaire, à partager en famille puisque la télé est éteinte. Ce soir, c'est à nous de faire le programme. On allume une bougie et on passe en cuisine.

Voici une idée de repas pour réveiller le survivaliste qui est en vous. Des tartinades de miso et de pousses, des légumineuses, du vert et un dessert de purée de banane au citron. Si vous n'avez pas de légumineuses préparées à l'avance dans votre réfrigérateur, on fera un écart et on tapera dans notre stock de boîtes de conserve, tant pis pour le Bisphénol A. "*On trouve 1000 à 7000 fois plus de BPA par kilo d'aliments en boîte de conserve métal que dans un lait chauffé dans un biberon en plastique !*"*.

ENTRÉE - *Tartinade de miso et de pousses.*

Découpez des tranches de pain et tartinez-les avec un peu de miso. Ajoutez des pousses fraîches (radis, luzerne, fenugrec...). Coupez les tranches en quatre pour faire des bouchées individuelles.

PLAT PRINCIPAL - *Lentilles, riz et feuilles d'épinard.*

Sur la planche en bois, coupez les feuilles d'épinard en lanières de 1 cm.
Préparez la vinaigrette au miel dans un bol saladier. Versez les lanières d'épinard et mélangez pour qu'elles soient bien enrobées. Servez-vous du même saladier, après avoir servi les lanières d'épinard dans les assiettes, pour y faire une sauce à base d'huile d'olive et de citron.
Ajoutez 2 parts de lentilles pour 1 part le riz.
Mélangez pour bien répartir la sauce et servez au centre de l'assiette avec les lanières d'épinard tout autour.

Hachez grossièrement des canneberges séchées et déposez-les sur les lanières d'épinard puis saupoudrez de levure de bière, de coriandre fraîche et d'oignons verts.

Vous pouvez remplacer les épinards par de la roquette, des bettes à carde, des brocolis ou des feuilles de kale.

DESSERT - *Purée de banane au citron, noix de Grenoble et sucre de coco.*

Écrasez une banane, même très mûre (le citron va faire disparaître le goût prononcé de la banane qui a mûri trop longtemps) dans une assiette à l'aide d'une fourchette.
Coupez un citron frais en deux (j'utilise le jus d'½ citron pour 1 banane) et pressez à la main, à travers un chinois qui va récupérer les pépins.
Ajoutez une cuillère de sucre de coco et mélangez le tout.
Versez dans une coupe.
Saupoudrez de noix de Grenoble que vous aurez écrassées au préalable dans votre main.

"*Eteins la lumière*" Axel Bauer Album "*Sentinelles*" 1990
* Vive la malbouffe, à bas le Bio! C.Labbé - JL.Porquet - O.Recasens - Wozniak

LES LEGUMINEUSES

Lentilles, pois, haricots secs, fèves, sont les mal-aimés de notre alimentation moderne. Les légumineuses traînent une mauvaise réputation certainement due à leur digestion pouvant s'avérer difficile pour des transits habitués à des aliments dépourvus de fibre mais aussi à l'aspect peu reluisant d'un plat à base de fayots. Pourtant, elles sont excellentes pour la santé et très économiques pour le porte-monnaie.

Pour ma part, dans la grande famille des légumineuses les lentilles sont les plus intéressantes par leur teneur en protéines, en fer et en magnésium. Saviez-vous que les lentilles sont connues depuis le début du néolithique ? On a retrouvé des traces de culture en Syrie*. La lentille était un aliment apprécié des grecs et des romains. Dans l'antiquité, on ajoutait des lentilles à la farine de céréale en cas de disette. En diététique chinoise, la lentille est un aliment Yin, conseillée pour le Yin corpulent et le Yang mince. Les lentilles seraient "Eau". Elles ont la réputation de reconstituer et soutenir l'énergie et le sang. Elles renforcent la rate et l'estomac.

Surnommées le "plat du pauvre" pour son importance au sein de la classe populaire dans le passé, on peut faire des économies sur notre budget si l'on remplace certains de nos repas classiques à base de viande, poulet, porc ou poisson par un plat à base de lentilles.

Les légumineuses sont une source intéressante de protéines végétales. Certes, ces protéines sont qualifiées d'incomplètes car elles seraient peu dosées en méthionine, un acide aminé essentiel à l'organisme. Mais c'est loin d'être un problème car avec une bonne diversité alimentaire on peut compléter ce manque, en associant des produits céréaliers comme le riz, ou encore des noix ou du soja pour obtenir des protéines dites complètes. Une habitude que l'on prend vite et qui devient ensuite un réflexe.

Les légumineuses fournissent de l'énergie car elles sont riches en glucides lents. Elles sont faibles en gras, sans cholestérol, sans gras saturé, avec une haute teneur en fibres alimentaires qui aident à réguler la glycémie et à faire baisser le cholestérol. De plus, elles se conservent très longtemps dans notre réserve de nourriture, à l'abri de la lumière, de la chaleur et de l'humidité.

Vous pouvez les intégrer au fur et à mesure dans votre alimentation pour habituer votre système digestif à bien les digérer car, contrairement à la croyance populaire, les légumineuses ne provoquent pas de gaz pour peu qu'on les fasse tremper une nuit dans quatre fois leur volume d'eau à température ambiante. Les lentilles corail quant à elles, ne nécessitent pas de trempage et sont cuites en 15 minutes à peine.

Les légumineuses sont classées en trois catégories :
- Fève et haricot sec : soja, haricot (rouge, blanc, noir, pinto, azuki, mungo)...
- Pois sec : entier, cassé, chiche...
- Lentille : verte, corail, brune...

Je vous donne quelques conseils pour faciliter la digestion des légumineuses.
- Intégrez-les dans vos repas progressivement. Commencez en consommant de petites quantités.
- Faites-les tremper dans 4 tasses d'eau pour 1 tasse de légumineuses une nuit dans de l'eau froide et le matin jetez l'eau de trempage. Elles seront plus digestes et en plus vous gagnerez sur le temps de cuisson. Les lentilles corail n'ont pas besoin de trempage.
- Rincez-les abondamment avant le trempage et avant la cuisson. N'utilisez jamais l'eau de trempage pour la cuisson, ni l'eau de cuisson restante. S'il reste de l'eau après la cuisson, passez les lentilles dans une passoire.
- Faites-les bien cuire car la fécule mal cuite est indigeste.
- Si vous utilisez des conserves, portez une attention particulière au rinçage, en les faisant tremper dans beaucoup d'eau froide et en répétant cette action plusieurs fois.

MENU EXPRESS

Pour commencer, je vous suggère de choisir les lentilles corail car ce sont les plus digestes. Elles cuisent rapidement, de 10 à 15 minutes et ne nécessitent pas de trempage au préalable.

Amenez à ébullition 2 volumes d'eau pour 1 volume de lentilles. 50 grs de lentilles par personne environ suffiront pour commencer, cela donnera 150 grs de lentilles cuites par personne.

Bien laver les lentilles corail en les faisant tremper dans de l'eau et en remuant avec la main, cela plusieurs fois jusqu'à ce que l'eau devienne transparente.

Assaisonnez votre eau avec un bouillon bio ou du sel tout simplement, versez les lentilles, laissez cuire 10 à 15 minutes à couvert jusqu'à ce que toute l'eau soit absorbée.

Laissez reposer 10 minutes. Les lentilles corail se seront défaites et auront l'aspect de purée. Pas d'inquiétude, c'est normal. Cela est dû à la finesse de leur enveloppe.

Avec quoi peut-on agrémenter ce plat du pauvre pour en faire une belle assiette appétissante et très nourrissante ? Des feuilles de kale, du riz, de la levure de bière, de la germination et de la coriandre fraîche.

Je ne mets jamais les casseroles sur la table, car je préfère préparer les assiettes moi-même et les servir comme au restaurant. Ce n'est pas par snobisme mais cela permet de faire des assiettes équilibrées (les quantités sont différentes pour les enfants, les adolescents, les femmes et les hommes) et surtout de me concentrer sur la décoration des assiettes, essentiellement à base d'herbes fraîches comme le persil et la coriandre, de pousses, et quelques fois même un filet de vinaigre balsamique vieilli sur le bord de l'assiette pour les occasions spéciales. "*Tes assiettes sont de vrais petits potagers*" m'avait complimenté un ami, surpris de voir autant d'aliments verts et vivants dans son assiette.

Servez dans l'assiette une portion de lentilles corail, une portion de riz et deux portions de feuilles de kale avec une vinaigrette au miel. Pour cette préparation, préférez exceptionnellement un riz blanc pour plus de digestibilité.

Ajoutez de la coriandre fraîche hachée et quelques pousses de radis rouge pour la décoration de votre assiette. Le vert se marie à merveille avec l'orange des lentilles et le blanc du riz. Le violet des pousses de radis donnera la touche finale à votre repas végétal.

* Wikipedia.org – Révolution néolithique / La domestication des plantes.

CHAMPIGNONS FARCIS

Comme pour le soufflé, la texture du tofu soyeux est très intéressante pour préparer une farce nutritive avec l'association du miso et du tamari. Les graines de sarrazin et de tournesol apportent une touche croquante et savoureuse avec cette chapelure originale, pleine de saveur.

Ingrédients pour 4 personnes :
4 champignons Portobello (champignon de Paris calibre XXL)

Farce :
4 cuillères à soupe bondées de tofu soyeux
2 cuillères à café bondées de miso
2 cuillères à café de tamari
1 cuillère à soupe d'huile d'olive

Chapelure :
2 cuillères à soupe rases de graines de sarrasin crues
2 cuillères à soupe rases de graines de tournesol

Préparation de la chapelure :
Faites dorer les graines de sarrasin mélangées aux graines de tournesol dans une poêle. Les graines vont brunir légèrement et dégager une belle odeur.
Moudre ensuite grossièrement les graines dans un moulin à café. Réservez dans un bol. Cette poudre au parfum délicat, servira de chapelure. Elle peut se conserver dans un bocal en verre, dans un endroit sec.

Préparation de la farce :
Mixez le tofu soyeux, le miso et le tamari à l'aide d'un robot jusqu'à l'obtention d'une texture onctueuse. Goûtez.
Ajoutez éventuellement du tamari pour obtenir un goût plus prononcé.

Cuisson :

Ôtez la queue des champignons.

À l'aide d'un pinceau, badigeonnez la surface extérieure des champignons avec de l'huile d'olive et positionnez-les dans un plat, face extérieure en bas.

Saupoudrez de chapelure l'intérieur des champignons. Ajoutez-y un filet d'huile d'olive.

Répartissez la farce à l'intérieur des champignons.

Saupoudrez le reste de la chapelure sur la farce et faites cuire environ 20 minutes au four à 180°C (350°F).

EAT : Chaud

BROUILLADE DE TOFU

Ingrédients pour 2 personnes :
200 grs de tofu ferme
½ oignon
½ poivron rouge ou vert
2 tomates rouges très mûres
1 cuillère à café de curcuma
1 cuillère à café de coriandre moulue
Huile d'olive
Sauce tamari
2 belles tranches de pain au levain
1 feuille de choux frisé (kale)
Coriandre fraîche
1 gousse d'ail

Préparation :
Broyez le tofu en miettes avec le curcuma à l'aide d'un robot mixeur. La consistance et la couleur doivent ressembler à des œufs durs écrasés. Réservez dans un bol.
Émincez finement l'oignon, le poivron, la coriandre fraîche avec votre couteau de chef. Réservez dans un bol.
Broyez les tomates dans un bol mixeur. Réservez dans un bol.

Cuisson :
Dans une poêle à bord haut, faites revenir l'oignon et le poivron 2-3 minutes dans de l'huile d'olive.
Versez les tomates concassées dans la poêle. Ajoutez la coriandre moulue et une belle rasade d'huile d'olive. Baissez le feu à moyen et couvrez.
Ajoutez le tofu émietté.
Faites cuire à couvert 10 minutes environ à feu moyen/faible jusqu'à l'obtention de la consistance désirée (le tofu doit avoir absorbé le jus des tomates).

Pendant la cuisson :
Coupez la feuille de kale débarrassée de la nervure centrale, en lamelles de 5mm. Réservez.
Faites griller les 2 tranches de pain au levain dans le grille-pain.

En fin de cuisson :
Ajoutez la sauce tamari et l'ail émincé dans la poêle. Laissez reposer à couvert le temps de préparer vos assiettes.

Posez les lamelles de feuilles de kale sur les tranches de pain grillé. Ajoutez délicatement la brouillade de tofu à l'aide d'une cuillère à soupe. Saupoudrez de coriande fraîche. Servez avec une salade de roquette vinaigrette au miso.

Ne surchargez pas trop la tranche de pain. Il vous restera de la brouillade que vous pouvez ajouter dans l'assiette ou que vous réserverez au réfrigérateur.

EAT : Chaud ou froid

SOUFFLE DETONNANT

Une recette très simple avec deux sources de protéines végétales, soja et pois chiche. Des soufflés d'une belle couleur orange qui vont égayer les assiettes. À déguster avec une salade de roquette et du riz noir.

Ingrédients pour 4 personnes :
4 cuillères à soupe bondées de tofu soyeux
1 cuillère à soupe bondée de farine de pois
½ poivron rouge
1 cuillère à soupe d'huile d'olive
1 cuillère à soupe rase de poudre à pâte (levure)
1 cuillère à café rase de curcuma
1 cuillère à thé rase de sel gris

Préparation :
Mixez l'ensemble des ingrédients dans un robot jusqu'à l'obtention d'une pâte fluide.
Remplissez 4 ramequins individuels et faite cuire au four à 180°C (350°F) pendant 20 minutes.

Ajoutez un peu de persil frais haché et servez au milieu de l'assiette, accompagnez d'une salade de roquette avec une vinaigrette provençale et du riz noir. Saupoudrez de levure de bière aux noix pimentées.

EAT : Chaud

KING KALE

Le kale ou chou frisé est une variété de chou qui ne pousse pas en pomme avec une tête compacte. Ses longues feuilles d'un vert soutenu sont considérées comme les plus nutritives avec des propriétés antioxydantes et anti-inflammatoires puissantes. Le kale est le roi des crucifères. Habituellement consommé cuit, très populaire aux Pays-Bas, sa pleine puissance nutritive se révèle lorsqu'on le consomme cru. Sa texture et son goût puissant peuvent surprendre, mais cette recette est une bonne entrée en matière car les canneberges et la vinaigrette au miel cru vont adoucir son amertume.

Ingrédients pour 2 personnes :
2 grandes feuilles de kale
½ tasse de canneberges séchées
½ tasse de graines de citrouille
4 cuillères à soupe de vinaigrette au miel cru.

Préparation :
Dans un grand bol, préparez une vinaigrette au miel cru avec l'huile d'olive, le vinaigre balsamique, la moutarde, le miel cru et le sel (voir recette "Vinaigrettes").
Coupez la nervure centrale des feuilles de kale. Compactez les feuilles dans votre main pour les couper en lamelles de 5 mm.
Mélangez dans un grand bol le kale, les canneberges, les graines de citrouille avec la vinaigrette au miel.
La vinaigrette au miel étant d'une texture compacte, veillez à ce que les lamelles de kale soient bien enrobées.
Saupoudrez de flocons de levure de bière.

EAT : Froid en accompagnement de lentilles ou de haricots rouges froids, avec de l'huile d'olive.

COURGE SPAGHETTI BOLOGNAISE

Ingrédients pour 2 personnes :
1 courge spaghetti
2 belles tomates rouges mûres
200 grs de tofu ferme
½ poivron rouge
½ oignon
1 cuillère à café de curcuma - 1 gousse d'ail
Basilic frais - Sel - Poivre - Levure de bière - Huile d'olive

Préparation :
Coupez la courge spaghetti en deux dans le sens de la longueur à l'aide de votre couteau de chef.
Badigeonnez l'intérieur d'huile d'olive à l'aide d'un pinceau.
Broyez le poivron rouge, l'oignon dans un bol mixeur. Réservez dans un bol.
Broyez les tomates. Salez et poivrez. Réservez dans un bol.
Broyez le tofu en miettes avec le curcuma à l'aide d'un robot mixeur. La consistance et la couleur doivent ressembler à des œufs durs écrasés. Réservez dans un bol.

Cuisson :
Pendant que la courge cuit dans le four, faites revenir le poivron, l'oignon et l'ail dans une poêle à bord haut avec un fond d'huile d'olive.
Ajoutez les tomates broyées et le tofu. Faites cuire à couvert pendant 10 minutes. Assaisonnez et ajoutez l'ail en fin de cuisson.
Vous pouvez ajouter de la levure de bière diluée dans un peu d'eau chaude pour garder une sauce onctueuse et pas trop sèche.
Versez la sauce bolognaise à l'intérieur de chaque moitié de courge spaghetti. Ajoutez le basilic fraîchement émincé. Saupoudrez de levure de bière et décorez votre assiette avec des pousses vertes.

EAT : Chaud

POMMES DE TERRE PETILLANTES

Ingrédients :
500 grs de pommes de terre (de préférence des pommes de terre nouvelles en saison ou de petits calibres).
10 feuilles de menthe
1 citron vert

Préparation :
Faites cuire les pommes de terre avec leur peau dans une cocotte minute pendant 10 minutes environ.
Réservez les pommes de terre cuites dans un bol.
Coupez finement les feuilles de menthe.
Pressez le jus d'un citron.
Pelez délicatement les pommes de terre à l'aide d'un couteau. La peau se retire facilement.
Mélangez la menthe et le citron et versez sur les pommes de terre.
Remuez délicatement et servez dans une assiette chaude*.

Cette préparation pétillante, avec l'acidité du citron et la fraîcheur subtile de la menthe, détonne dans le palais. Elle peut s'accommoder avec une source de protéine comme du tofu par exemple et des pousses de coriandre pour le vert.

EAT : Chaud

* Pour les plats chauds, pensez à préchauffer votre four à température moyenne pour chauffer vos assiettes.

EATBURGER

Il n'y a aucune différence entre un burger et un hamburger. Le burger étant le diminutif du hamburger, en référence à la ville de Hambourg en Allemagne[1]. Aujourd'hui, connu dans le monde entier, le burger est le king des chaînes de fast-food, nouveau leader de la restauration en France. "*Au pays de la gastronomie, le marché de la restauration rapide, qui a représenté 34 milliards d'euros de ventes en France en 2012, pèse désormais plus lourd que la restauration traditionnelle avec service à table*"[2].

Le hamburger, c'est avant tout une bouillie de viande hachée. De la *"nourriture de bébé pour adultes"* dans le jargon des professionnels (voir chronique "Avec les dents"). "Les fast-food ont contribué et contribuent encore largement au développement de l'élevage industriel. "*Les fast-food sont les principaux acheteurs de viandes hachées en France*"[3].

Je vous propose ici, une version du burger sans viande. Un mélange de haricots rouges, d'œuf et de champignons séchés. Je peux vous assurer que le eatburger ressemble à s'y méprendre à un hamburger de viande hachée cuite, les qualités nutritives et les bénéfices pour la santé en plus.

Ingrédients pour 4 burgers :
2 tasses d'haricots rouges
1 œuf ou une alternative avec les graines de lin (voir "Rayon pâtisserie")
½ tasse de champignons séchés (privilégiez les champignons aux goûts puissants)
1 cuillère à café de mélange d'épices à viande
4 pains hamburger de blé complet
½ oignon blanc

4 cuillères à soupe bondées de tomates en purée (voir chronique "La cigale et la fourmi")
1 cuillère à soupe pleine de levure de bière
Pousses et germinations diverses
Persil frais
Sauce tamari

Cuisson :
Réhydratez les champignons dans un bol d'eau chaude (20 minutes environ).
Cassez l'œuf dans un grand bol, rajoutez une cuillère à café de tamari. Mélangez vigoureusement le tout à l'aide d'un fouet.
Dans une assiette, écrasez grossièrement les haricots rouges à l'aide d'une fourchette et versez-les dans le bol.
Mélangez les haricots, les champignons, l'œuf et les épices à l'aide d'une cuillère en bois. Répartissez pour faire 4 pièces ovales d'une épaisseur de 2 cm environ.
Faites cuire 2 à 3 minutes de chaque côté dans une poêle avec de l'huile d'olive.
Faites griller le pain, coupez l'oignon en rondelles.
Diluez la levure de bière dans ¼ de tasse d'eau chaude et arrosez légèrement les tranches de pain.
Étalez la purée de tomate sur les 4 tranches de pain, ajoutez de la germination, des rondelles d'oignon, posez les burgers chauds au-dessus, arrosez le tout avec un peu de tamari.
Servez avec des brocolis ébouillantés pendant 1 minute et une vinaigrette vitaminée.

EAT : Chaud

(1) Source Wikipedia
(2) www.huffingtonpost.fr - AFP du 28/02/2013
(3) Dossier Economie de l'Elevage n° 417 - octobre 2011 - L'institut de l'élevage http://idele.fr/

RAYON PATISSERIE

Une chose que l'on ne peut pas enlever aux végétaliens, ceux qui ne mangent aucun produit animal, c'est d'être très inventifs en cuisine. Faire des pâtisseries sans beurre, sans lait et sans œuf peut sembler un sacré challenge, alors que c'est relativement simple. Avec la pratique on arrive même à modifier des recettes classiques, trop riches en sucre blanc et en graisse animale.

LES ŒUFS
Pour remplacer les œufs, il y a de nombreuses alternatives. On peut utiliser l'une de ces trois variantes : la banane, la pomme ou les graines de lin.

La banane : écrasez une banane à l'aide d'une fourchette jusqu'à l'obtention d'une pâte gélatineuse. Cela va donner une légère saveur de banane pour les cakes et les muffins par exemple.

La purée de pomme : utilisez votre compote de pomme maison en écrasant les morceaux à l'aide d'une fourchette pour obtenir une texture homogène. Une alternative moins forte en goût que la banane.

Les graines de lin : mixez 5 grs de graines de lin dans un moulin à café. Avec un fouet, mélangez cette poudre à 15 ml d'eau à température ambiante. Cette combinaison donne un aspect gélatineux très ressemblant à celui d'un blanc d'œuf. Les graines de lin sont riches en oméga 3. Leur goût neutre permet de les utiliser également pour des recettes salées.

LE LAIT DE VACHE
Le lait de vache fait l'objet de si nombreuses controverses(1) et son mode de production si peu éthique que je l'ai écarté de mon mode alimentaire. Rien de plus simple que de remplacer le lait de vache par un lait végétal. Certes le goût est différent, mais il disparaît complètement lorsqu'il est intégré dans des pâtisseries.

J'utilise des laits à base de riz, de soja, d'amande, de noix de cajou ou bien du lait de coco, riche et onctueux. Je vous donne dans ce livre une méthode très simple pour réaliser vos propres laits végétaux (voir recette "Lait fait maison").

Le lait de vache est un facteur hautement allergène. Un très grand nombre d'enfants et d'adultes, sans le savoir, sont intolérants au lactose[2]. Ce qui n'empêche nullement ceux qui conçoivent les pyramides et autres plans alimentaires de nous encourager à consommer toujours plus de produits laitiers.

LE BEURRE

Dire que le beurre est très employé en pâtisserie est un doux euphémisme. Pourtant, je ne l'utilise pas dans mes recettes. Le beurre est composé de graisses animales. Autant le consommer cru à l'occasion, sur une bonne tartine de pain. Mais trouver un beurre cru, biologique, issu d'un élevage responsable, peut s'avérer être un vrai parcours du combattant.

L'huile de coco quant à elle, en plus de ses bénéfices nutritionnels importants[3], a la particularité très intéressante d'être solide à froid, tout comme le beurre. En effet, elle devient liquide et transparente qu'à partir de 25°C. En dessous de cette température, elle a la consistance du beurre. Dure lorsqu'elle sort du réfrigérateur, onctueuse à température ambiante, c'est une excellente alternative pour remplacer le beurre dans les pâtisseries. J'utilise également l'huile de coco à température ambiante pour beurrer les moules en verre pour mes pâtisseries ou pour ajouter dans mes smoothies verts.

(1) Lait, Mensonges et Propagande - Thierry Souccar
(2) Chronique "Buvez du lait"
(3) Chronique "Les Supers Aliments"

SWEET HOT DOG

Ingrédients pour 2 personnes :
1 banane
Sirop d'érable
Beurre d'amande cru
Amandes en lamelles
Huile de coco
2 galettes de farine complète (type tortillas)

Préparation :
Préchauffez le four pour garder les assiettes au chaud.
Coupez la banane en deux dans le sens de la longueur.

Cuisson :
Dans une poêle, faites cuire les bananes dans de l'huile de coco. Laissez cuire 1 à 2 minutes de chaque côté jusqu'à ce que les bananes soient dorées.
Posez les tortillas à plat dans les assiettes. Ne les laissez pas trop longtemps au four pour ne pas qu'elles s'assèchent.
Versez le sirop d'érable sur les bananes et laissez caraméliser 1 minute environ tout en remuant la poêle.
Sortez les assiettes du four. Déposez au centre de la tortilla une couche de beurre d'amande. Déposez une demie-banane dessus. Rabattez les 2 bords et fermez la tortilla avec un cure-dent en bois. Déposez un peu de sirop d'érable sur la tortilla et saupoudrez de lamelles d'amande. Passez à l'autre assiette et servez immédiatement.

EAT : Chaud

PANCAKES

En Bretagne on a les crêpes, en Amérique du Nord on a les pancakes ! Traditionnellement faits avec de la farine blanche, du sucre blanc et du lait, trois ingrédients du cartel des poisons blancs (sucre/sel/farine/lait), des aliments hautement raffinés, débarrassés de toutes leurs qualités nutritives et qui favorisent les maladies chroniques comme le diabète, l'hypertension et l'obésité.

Je vous propose ici une alternative santé à faire avec les enfants. Des pancakes succulents qui pourront agrémenter vos petits déjeuners en famille, vos goûters et qui peuvent servir de base à des desserts savoureux.

Ingrédients pour 6 pancakes :
1½ tasse de farine d'épeautre complète
½ tasse de farine de sarrasin noir
1½ tasse de lait de riz
1 petite banane écrasée (environ 75 grs)
2 cuillères à soupe rases de poudre à pâte (levure)
Huile de coco

Préparation :
A l'aide d'une fourchette, écrasez la banane dans une assiette jusqu'à l'obtention d'une pâte gélatineuse.
Dans un grand bol, mélangez les farines et la poudre à pâte.
Ajoutez la banane écrasée et une grande partie du lait de riz.
Mélangez à l'aide d'une cuillère en bois, ajoutez le reste du lait de riz jusqu'à l'obtention d'une pâte à crêpe.

Cuisson :
Dans une petite poêle individuelle faites fondre une noix d'huile de coco à feu moyen.
Versez une louche de pâte et faites cuire de 1 à 2 minutes de chaque

côté en fonction de la quantité de pâte.
Laissez la pâte buller jusqu'à la disparition de l'aspect brillant et retournez le pancake à l'aide d'une palette.
Gardez les pancakes au chaud dans le four.

EAT : Chaud

Vous pouvez déguster vos pancakes avec une purée de banane au citron (voir la Chronique "Éteins la lumière") ou du sucre de coco, de la compote de pomme vintage, des fruits frais, du miel ou du sirop d'érable...

ON NE SUCRE PLUS

Bien entendu, on peut continuer à sucrer mais on peut éviter le sucre blanc. Ce sucre, la saccharose, provient de la canne à sucre ou de la betterave sucrière. Par divers procédés chimiques, on arrive à un produit très concentré mais dépourvu de tout intérêt nutritionnel. C'est un aliment mort. Attention, si vous achetez du sucre roux en grande surface, c'est parfois du sucre blanc rehaussé avec des colorants. Il existe heureusement des alternatives comme les sucres riches en nutriments tels que le miel, le sucre d'érable, le sirop d'agave ou encore le sucre de coco, un sucre naturel avec un index glycémique bas.

J'emploie le sucre de coco pour ma recette de pain d'épices. Goûtez-y page suivante.

PAIN D'EPICES

Ingrédients :
1 ½ tasse de farine d'épeautre complète
½ tasse de farine de sarrasin moulue sur pierre
1 petite banane écrasée (75 grs)
1 tasse de lait de riz
1 tasse de sucre de coco
2 cuillères à soupe rases de poudre à pâte
1 cuillère à soupe rase de mélange d'épices* (cannelle, gingembre, piment, muscade, clou de girofle)

Dans un grand bol, versez les farines, le sucre de coco, la poudre à pâte.
Mélangez avec une cuillère en bois.
Ajoutez le lait de riz et la banane que vous aurez écrasée à l'aide d'une fourchette jusqu'à l'obtention d'une pâte gluante.
Avec une cuillère en bois, mélangez le tout avec précaution, puis de façon énergique pour obtenir une pâte à gâteau onctueuse.
Beurrez l'intérieur d'un moule à cake en verre avec de l'huile de coco à température ambiante. Versez la pâte.
Enfournez 30 à 40 minutes dans un four préchauffé à 180°C (350°F).

EAT : Pour le dessert, pour le goûter ou le petit-déjeuner. Il peut se conserver plusieurs jours à température ambiante sous un simple linge de cuisine.

* Ce mélange d'épices est disponible dans les magasins biologiques sous la dénomination "Pain d'épices"

POWERCAKE

Lorsque je me rends sur le catering d'un concert pour rencontrer les musiciens, je fais régulièrement le même constat. Un frigo rempli de bières et de sodas, des biscuits d'apéritifs dont je préfère ignorer la composition, des repas de cantines qui plombent l'estomac, des sucreries, des pâtisseries industrielles... Je ne parle pas bien entendu du service 5 étoiles réservé aux rock stars, quoique. "*Demande tout ce que tu veux, et probablement tu l'auras*" me confiait Ryan Roxie sur la tournée d'Alice Cooper. Le meilleur comme le pire pour la santé.

Malgré cette nourriture peu adaptée, je suis toujours impressionné par l'énergie que dégagent les groupes de métal lorsqu'ils sont sur scène. Alors j'imagine ce que ce serait s'ils optimisaient leur carburant alimentaire à l'instar des sportifs de haut niveau !

Le Powercake fait partie de mes classiques énergétiques. Très facile à faire, sans œuf, sans beurre, sans lait de vache, c'est un en-cas ou un dessert que l'on peut consommer sans faire trembler notre pancréas contrairement aux produits industriels avec des taux de sucre indécents qui brûlent aussi vite qu'une allumette et qui sont responsables du coup de pompe.

Ingrédients :
1½ tasse de farine complète d'épeautre
½ tasse de farine de sarrasin noir
½ de tasse de canneberges séchées
½ tasse de graines de citrouille
1 banane écrasée (75 grs)
1 tasse de lait d'amandes fait maison
½ tasse de sucre de coco
2 cuillères à soupe rases de poudre à pâte
1 cuillère à café rase de cannelle en poudre

Préparation :
Mélangez les farines, le sucre de coco, la cannelle et la poudre à pâte dans un grand bol. Ajoutez la banane écrasée et le lait d'amande. Mélangez avec une cuillère en bois jusqu'à l'obtention d'une pâte onctueuse. Ajoutez les canneberges et les graines de citrouille. Mélangez de nouveau.

Préparez votre moule à cake avec du papier sulfurisé ou badigeonnez-le avec de l'huile de coco si vous utilisez un moule en verre. Versez la pâte.

Cuire au four à 180°C (350°F) pendant 30 à 40 minutes.

PERSIL ET CORIANDRE

On sous-estime trop souvent le bénéfice nutritionnel de ces deux fines herbes. En grande partie parce qu'on les utilise en trop petites quantités. Certes, elles peuvent égayer les assiettes avec leur belle couleur verte et leur senteur s'accommode à une multitude de plats, mais leur principal intérêt se trouve ailleurs. J'ai pris le parti d'en utiliser en quantité dans ma cuisine.

Le persil et la coriandre sont deux sources de chlorophylle, riches en antioxydants, des composés qui réduisent les dommages causés par les radicaux libres dans le corps, les maladies cardio-vasculaires, les cancers et le vieillissement.

Le persil est une source de fer, de vitamine K, de vitamine C et de manganèse. La coriandre, outre son intérêt olfactif est également riche en vitamine K, une vitamine qui favorise la coagulation du sang*.

J'ai toujours du persil et de la coriandre à disposition. Je peux conserver les bouquets pendant toute une semaine, dans le bas de mon réfrigérateur, dans un sachet pour préserver l'humidité. Dès la belle saison, nous les faisons pousser dans notre potager extérieur et nous cultivons des pousses de coriandre toute l'année à l'intérieur.

Je coupe finement ces herbes fraîches à l'aide de mon couteau de chef en compactant les feuilles contre la lame. Je coupe à partir de la base jusqu'aux premières feuilles. Je ne perds pas de temps en coupant les feuilles une à une car les tiges sont comestibles. J'en utilise l'équivalent d'une cuillère à soupe pleine par personne, voire plus.

* Attention si vous êtes sous médicaments avec un anti-coagulant.

VINAIGRETTES

Miel cru :
2 cuillères à soupe d'huile d'olive
1 cuillère à café de vinaigre balsamique
1 cuillère à café rase de moutarde
1 cuillère à café rase de miel cru
Dans un bol, mélangez avec vigueur les ingrédients à l'aide d'une fourchette jusqu'à l'obtention d'une texture épaisse. Vous pouvez ajouter du miel si vous désirez un goût plus sucré.

Miso :
2 cuillères à soupe d'huile d'olive
1 cuillère à café bondée de Miso
Dans un bol, diluez la pâte Miso dans l'huile d'olive à l'aide d'une fouchette. Vous obtiendrez une pâte onctueuse pour y tremper vos légumes par exemple.

Vitaminée :
2 cuillères à soupe d'huile d'olive
1 cuillère à café bondée de levure de bière
1 pincée de sel
1 pincée de piment

Provençale :
2 cuillères à soupe d'huile d'olive
1 cuillère à café de vinaigre balsamique vieilli
1 cuillère à café rase de moutarde
½ gousse d'ail émincée
Sel et poivre

LEVURE DE BIERE

Mettons les choses au clair. Boire de la bière ne procure pas les bénéfices de la levure de bière !

La levure de bière est un champignon non pathogène. Un composé unicellulaire microscopique. C'est l'une des plus importantes sources naturelles de vitamine B1 (thiamine) essentielle au métabolisme des glucides et des gras. C'est une excellente source de vitamine B2 (riboflavine) et B3 (niacine). Elle contient aussi de la vitamine B5 (acide pantothénique), de la B6 (pyridoxine) et de la B8 ainsi que des protéines d'excellente qualité.

Les avantages nutritionnels de la levure de bière sont très intéressants et son goût puissant l'est tout autant. J'utilise la levure de bière au quotidien, nature, sous forme de paillettes. Je prépare également un condiment épicé avec des noix de Grenoble et du piment pour saupoudrer mes légumes, salades, soupes, riz, quinoa, pâtes... Cette préparation relève la saveur des plats avec le goût très spécifique de la levure de bière associé au bénéfice nutritionnel des noix de Grenoble.

LEVURE DE BIÈRE AUX NOIX PIMENTÉES :

Ingrédients :
4 cuillères à soupe bondées de levure de bière
4 noix de Grenoble
1 cuillère à thé de piment moulu

Préparation :
Moudre finement les noix de Grenoble dans un moulin à café.
Mélangez la levure de bière, les noix de Grenoble et le piment dans un bol. Se conserve au réfrigérateur dans un récipient à condiment.

EAT : Saupoudrez sur des aliments chauds ou froids

"Avec du miel,
du vinaigre de cidre,
de l'ail en concentré liquide
et un pot de miso dans votre pharmacie,
le médecin sera triste de ne plus vous voir".

DANS MA PHARMACIE

À la maison ou en tournée, j'ai toujours un pot de miel et un flacon de vinaigre de cidre de pomme à disposition. Avec ces deux trésors, on est paré à affronter petits bobos et désagréments.

COUP DE BARRE ?
2 cuillères à soupe de vinaigre de cidre de pomme
2 cuillères à café bondées de miel cru
¼ d'une cuillère à café de bicarbonate de soude
1 pincée de piment de cayenne
1 tasse d'eau tiède ou chaude
Mélangez le tout et boire à petites gorgées.

BAISSE DE TONUS ?
2 cuillères à soupe de vinaigre de cidre de pomme
1 cuillère à café bondée de miel cru
1 tasse d'eau tiède ou chaude
Boire cette préparation 3 fois par jour pendant une semaine. Excellent lors des changements de saison.

MAUX DE GORGE ?
Quelques gargarismes avec un mélange d'eau tiède avec du vinaigre de cidre de pomme soulagent les maux de gorge.

SOMMEIL DIFFICILE ?
1 cuillère à soupe de vinaigre de cidre de pomme
3 cuillères à soupe bondées de miel cru
Mélangez le tout dans un petit bocal en verre. Avant le coucher, prendre une ou deux cuillères à thé de cette préparation. Reprendre une cuillère si le sommeil ne vient pas. Le matin, vous vous sentirez en meilleure forme et régénéré. À prendre en cure ou au coup par coup. Gardez le bocal fermé à l'abri de l'humidité.

Notre-Dame-des-Sept-Douleurs (QC)

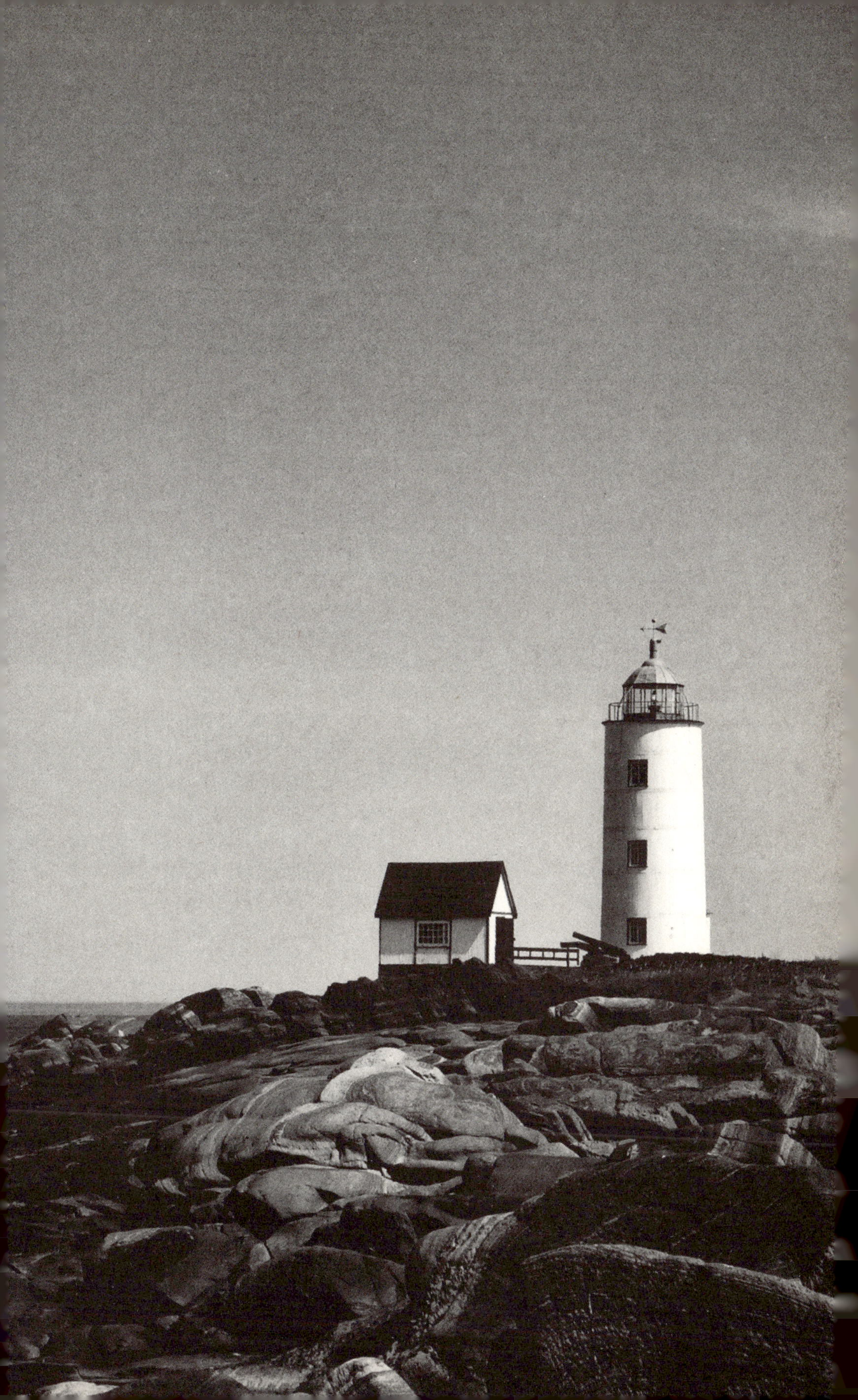

ET MAINTENANT

Y a-t-il des solutions ?

Professeur Pierre-Marie Martin : Oui, il y a une solution. Qu'on arrête d'être irresponsables ! Qu'on réagisse ! Que les industriels aient l'obligation de faire des études sur la nocivité ou non des produits qu'ils mettent sur le marché et ce, dans le monde entier ! Qu'il y ait un boycott des produits nocifs, un arrêt aux frontières de tous les produits non testés !

Prenez par exemple les plastiques qui viennent de Chine et qui sont les moins chers du monde et avec lesquels les enfants sont en contact direct. Demandez à n'importe quel spécialiste de réaliser une analyse en chromatographie ou un spectro de masse et vous constaterez que dans tous ces plastiques, il y a des produits toxiques dont certains sont interdits dans l'Union Européenne et en Amérique du nord ! Mais cela ne concerne pas uniquement les plastiques, dans leurs aliments conditionnés par l'industrie (le lait pour enfant par exemple) et dans leurs médicaments génériques c'est le même problème car les chinois n'ont pas un système de surveillance correct, ce n'est pas dans leur nature. Ils n'en prennent conscience qu'actuellement devant les scandales révélés récemment et pourtant ils inondent le monde avec leurs produits.

Alors est-ce que c'est simple ? Non. Est-ce que c'est compliqué ? Oui. Est-ce qu'il faut agir ? Oui, et le plus vite sera le mieux ! On ne peut pas changer du jour au lendemain mais on peut modifier ses habitudes d'achats. Au lieu d'aller au supermarché et d'acheter de belles pommes bien rondes, qui sont peut-être un peu moins chères, ce qui reste à vérifier car si vous ajoutez la taxe carbone et tout ce que ça a coûté, si vous gardez en tête qu'ils ont pillé un pauvre producteur d'un autre pays, alors peut-être irez-vous acheter vos pommes chez l'agriculteur du coin. Dans tous les cas, il faudra faire des concessions. Nous n'aurons pas nos petits haricots verts à Noël à moins de les avoir mis en conserve nous-mêmes durant l'été.

C'est le problème majeur causé par la mondialisation et le changement de notre mode alimentaire. On trouve de tout en toute saison, il n'y a plus de saisonnalité.
La mondialisation elle bénéficie à qui à votre avis ?

Aux actionnaires des multinationales.
(sourire).

Faut-il être alarmiste ?
Aujourd'hui, il faut avoir un ton juste. Il ne faut pas être alarmiste mais dire simplement que si on ne prend pas nos responsabilités, si les générations à venir ne bougent pas et ne changent rien, alors on fonce droit dans le mur. Il faut être conscient que l'homme a mis dans la nature des molécules qui vont faire disparaître l'espèce humaine car elle va devenir stérile.

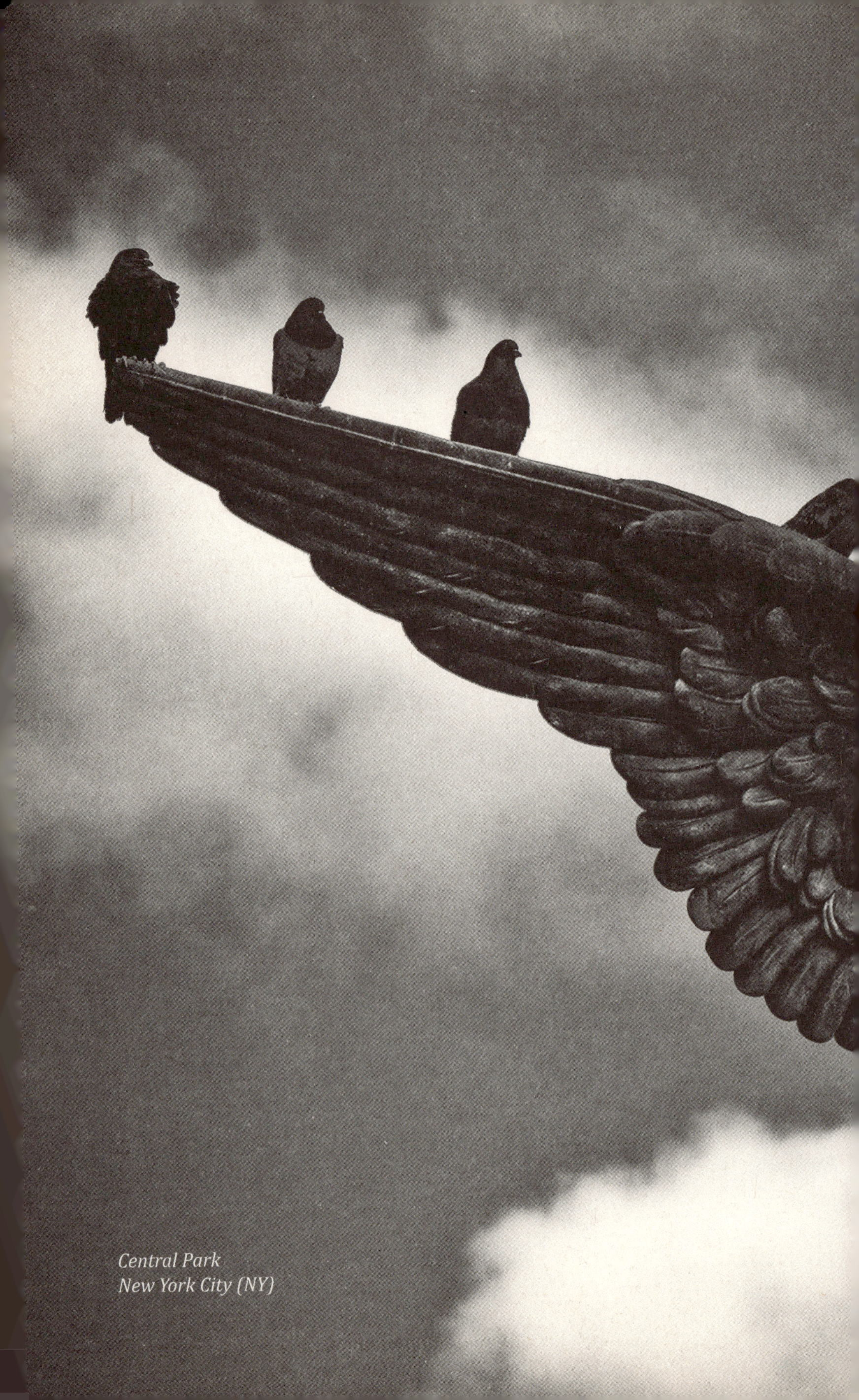

Central Park
New York City (NY)

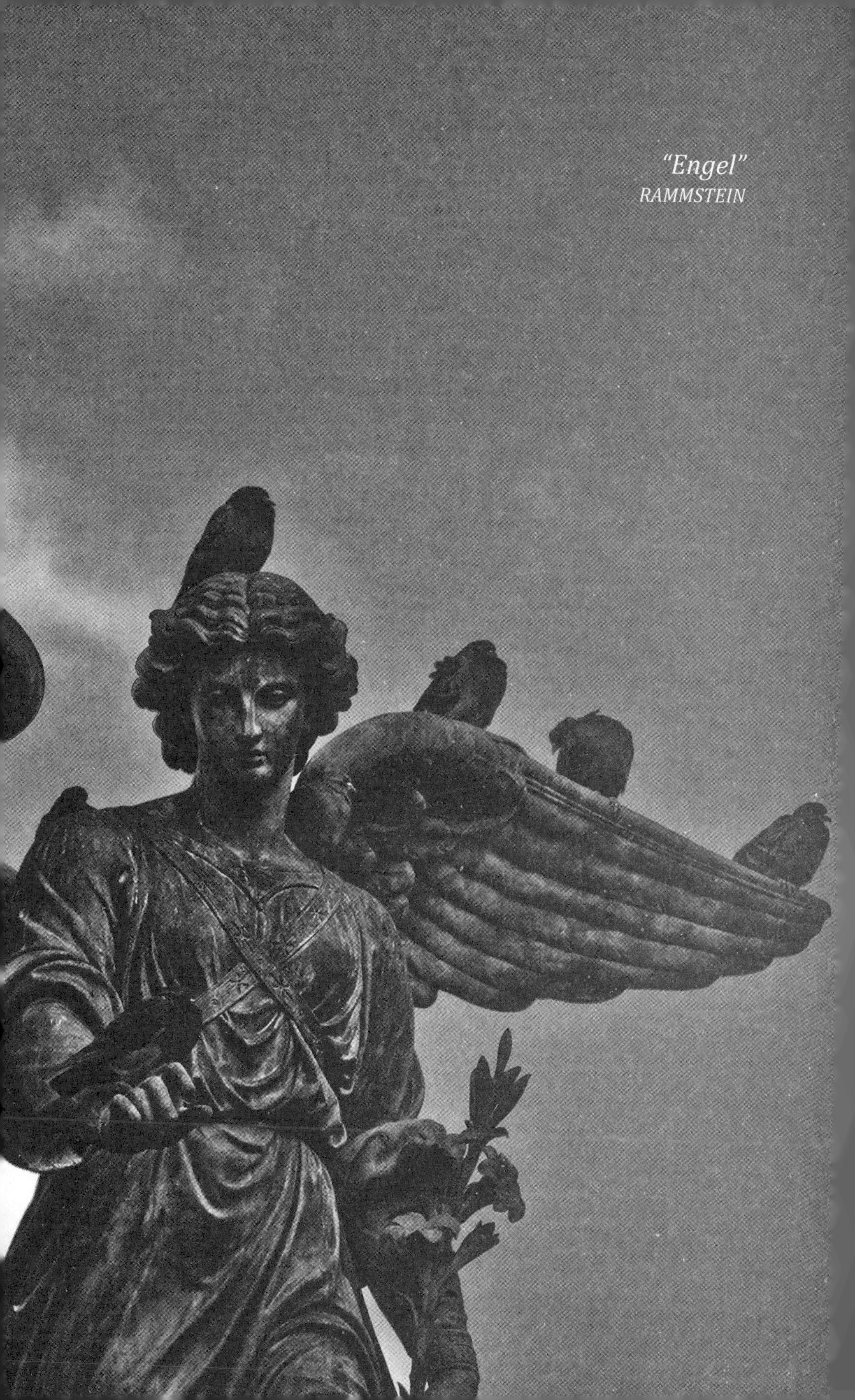
"Engel"
RAMMSTEIN

Toute l'influence que je peux avoir,
si tant est que je puisse en avoir, c'est de dire :
"Regardez-moi maintenant. Il n'y a pas tant de gars
qui ont 46 ans et qui font exactement ce qu'ils voulaient
faire quand ils avaient 6 ans".
C'est donc une manière de dire aux jeunes que quoi
qu'ils veulent faire, si c'est vraiment leur passion
et s'ils sont vraiment déterminés à le faire,
c'est possible.
Ryan Roxie - ALICE COOPER (USA)

LA MACHINE EST EN MARCHE

Pensez-vous que dans un proche avenir il y aura une relève, une certaine prise de conscience ?

Professeur Pierre-Marie Martin : Oui, il y aura une relève, car je pense que les jeunes sont moins stupides que nous. Ça mettra du temps car nos erreurs et leurs conséquences s'accumulent très vite et les jeunes se sentent de plus en plus concernés. Nous discutons en ce moment mais je ne suis pas unique au monde. Ce dont nous avons parlé précédemment, c'est publié et vulgarisé. Il y a un très grand nombre de publications, de revues, de bouquins, d'émissions TV et un grand nombre de gens qui se battent. Vous, vous pouvez comprendre et faire passer le message. En ce qui me concerne, si je parviens à toucher quelques centaines ou quelques milliers de personnes, alors je pense que j'aurai réussi ma vie. Je pense que vous l'aurez réussi vous aussi parce que vous aurez amplifié le message sur des milliers de personnes et bien plus encore.

Pour le moment, on s'assoit et on réfléchit. Il y a des solutions mais comment les met-on en œuvre ? L'agriculture biologique fait partie de ces solutions. Mais on ne peut pas faire du biologique, n'importe où et n'importe comment. Cela implique une réorganisation. Dans le biologique, il y a des règles, des contrôles extrêmement précis, c'est donc moins mauvais que tout le reste. Vous rendez-vous compte qu'il a fallu attendre le 13 février 2012 pour qu'un agriculteur puisse faire condamner Monsanto pour utilisation de ses pesticides ? La machine est en marche.

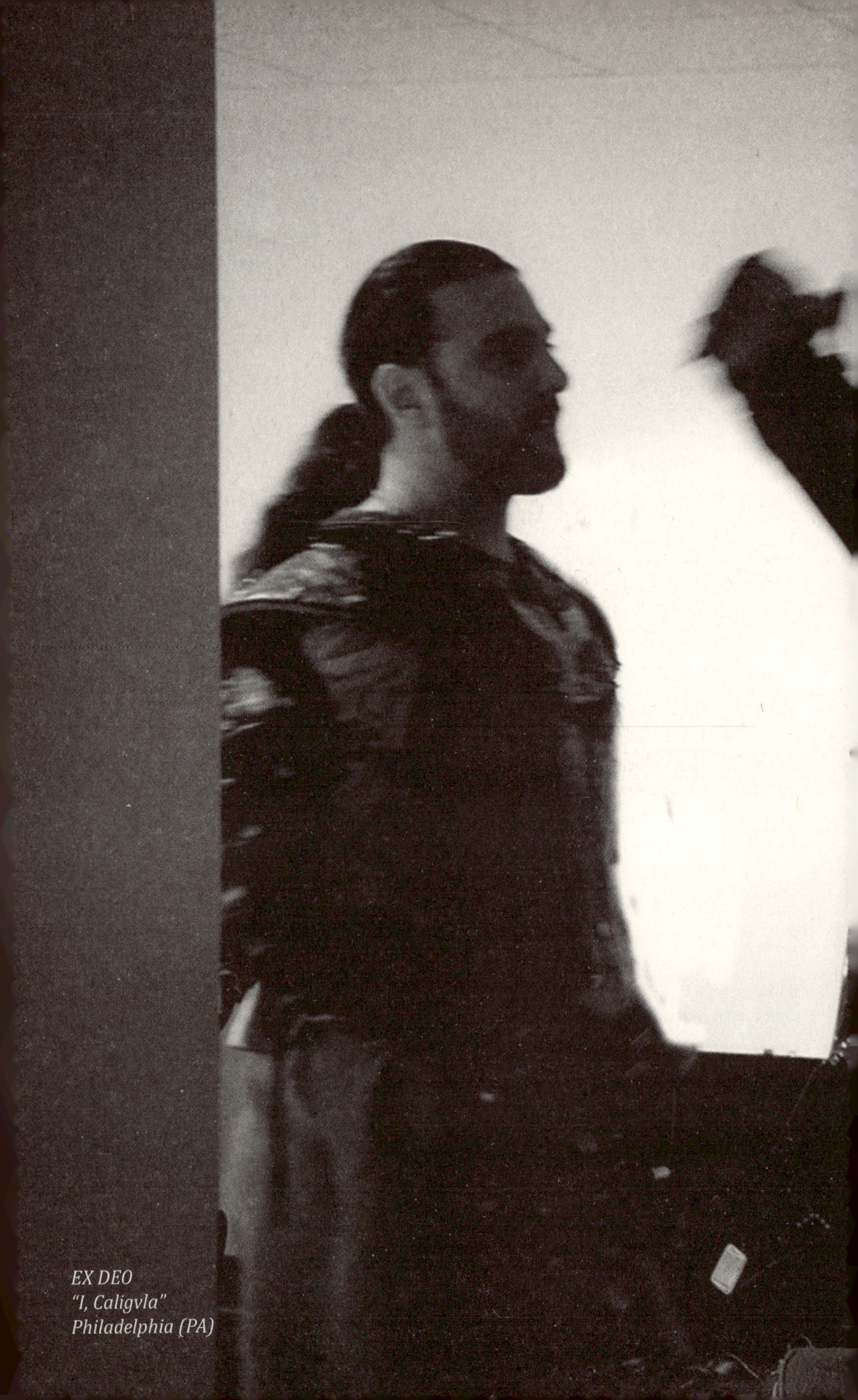

EX DEO
"I, Caligvla"
Philadelphia (PA)

"Nous devrions toujours nous battre pour défendre nos convictions profondes".

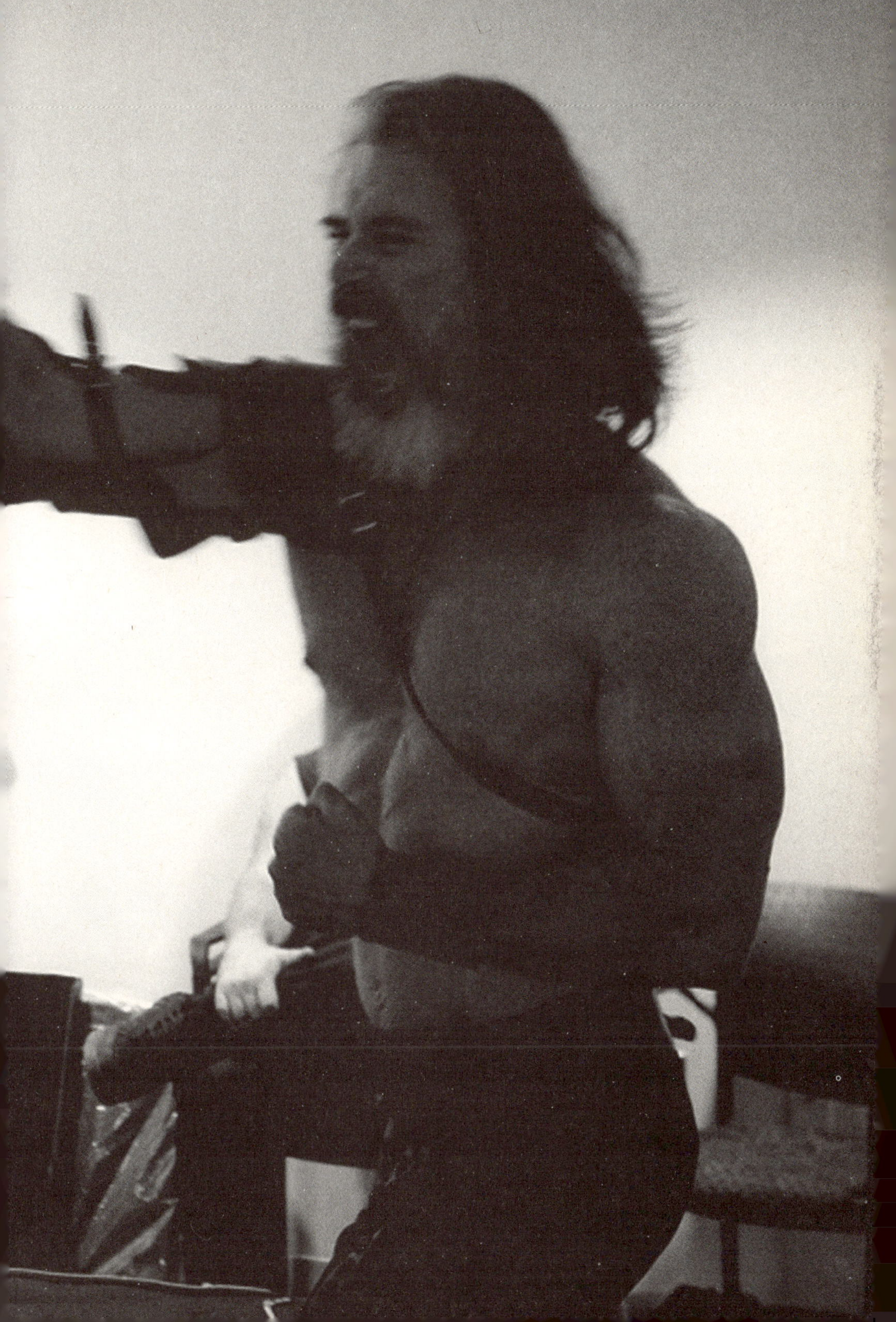

Il existe une expression ici
“mettre notre pied-à-terre”,
c’est affirmer quelque
chose avec force.
Mais ce n’est pas parce
que tu parles avec force
que ça fait de toi
quelqu’un de violent.
Rob the Witch
NECRONOMICON (CAN)

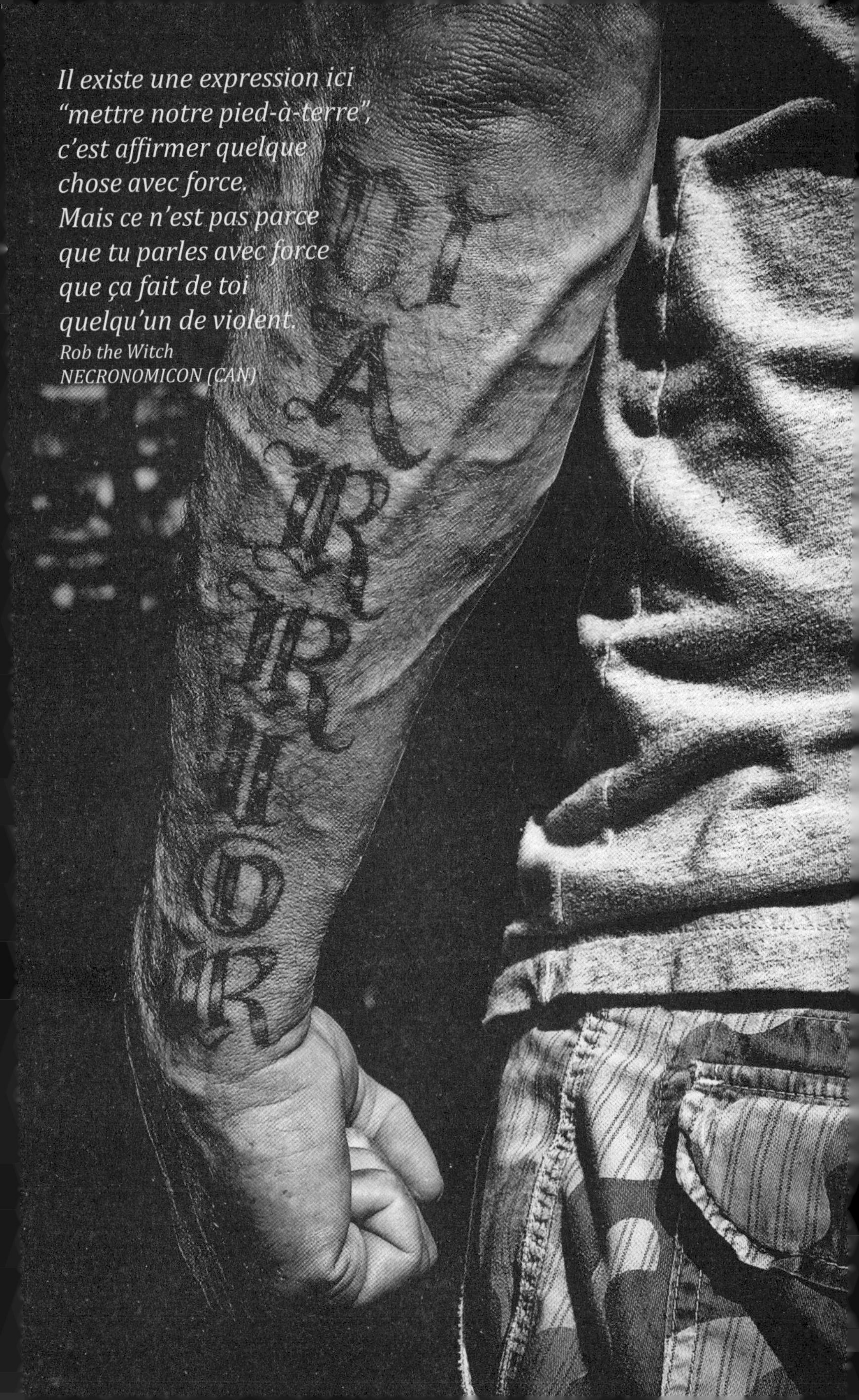

NOS CONVICTIONS PROFONDES

Lorsque vous avez des convictions profondes et que vous voulez les défendre, nombreuses sont les personnes qui vous décourageront de le faire, prétextant que seul, vous ne pouvez pas changer les choses.

Bouger l'ordre établi, se révolter pour ses valeurs, seul au départ peu importe car il faut faire les choses avant tout pour soi-même. Les actions collectives sont la somme d'actions individuelles.

Aujourd'hui, je ne suis plus client des chaînes de fast-food, je n'achète plus de nourriture industrielle, je soutiens les paysans locaux qui ont le courage de maintenir un mode de production traditionnel, sans produit chimique, hors des dictas de l'agrobusiness. Je m'informe. J'analyse. Je consomme. Je produis.

Je partage régulièrement mon opinion avec ma famille, mes proches et les contacts de mon réseau. J'écris ce livre non pas pour convaincre, mais pour transmettre les informations qui m'ont amené à changer radicalement de mode alimentaire.

Je suis persuadé que nous pouvons, en tant qu'individu, par nos choix quotidiens, nos actes d'achats alimentaires, notre mode de consommation, la façon dont nous nous informons, marquer une certaine rébellion contre le système en place. Les informations sont disponibles. Tout le monde peut les trouver. Mais pour cela, il faut s'octroyer un bien précieux, un bien qui nous a été confisqué par notre mode de vie. Ce bien précieux, c'est le temps. Il faut se libérer du temps de cerveau disponible pour trouver les bonnes sources d'informations, distinguer la propagande, s'informer par des sources indépendantes, analyser et digérer ces informations.

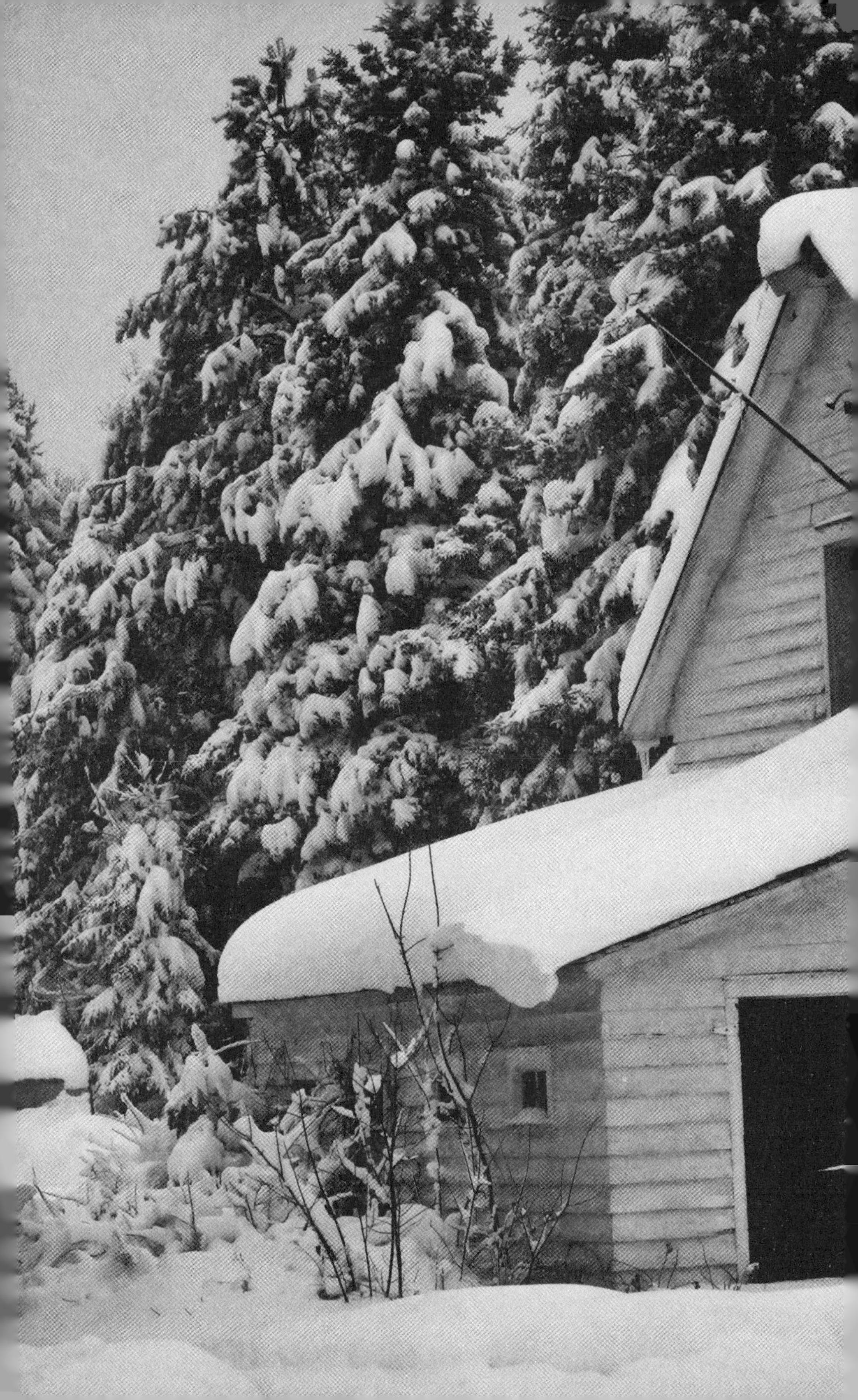

Si nous servons d'exemple à nos proches, à notre famille, à ceux que nous aimons, en leur expliquant notre démarche, les raisons de nos choix et ce, quelles que soient nos prises de position, alors nous engageons le dialogue et nous faisons notre part.

Il ne faut rien attendre en retour. Nos choix sont des choix individuels. Nos préoccupations sont différentes, nos priorités également. Nous ne pouvons rien imposer à l'autre, mais nous devons toujours nous battre pour défendre nos convictions profondes.

Le 4 septembre 2013,
"*La Sauvagesse*"
Saint-Élie-de-Caxton (QC).

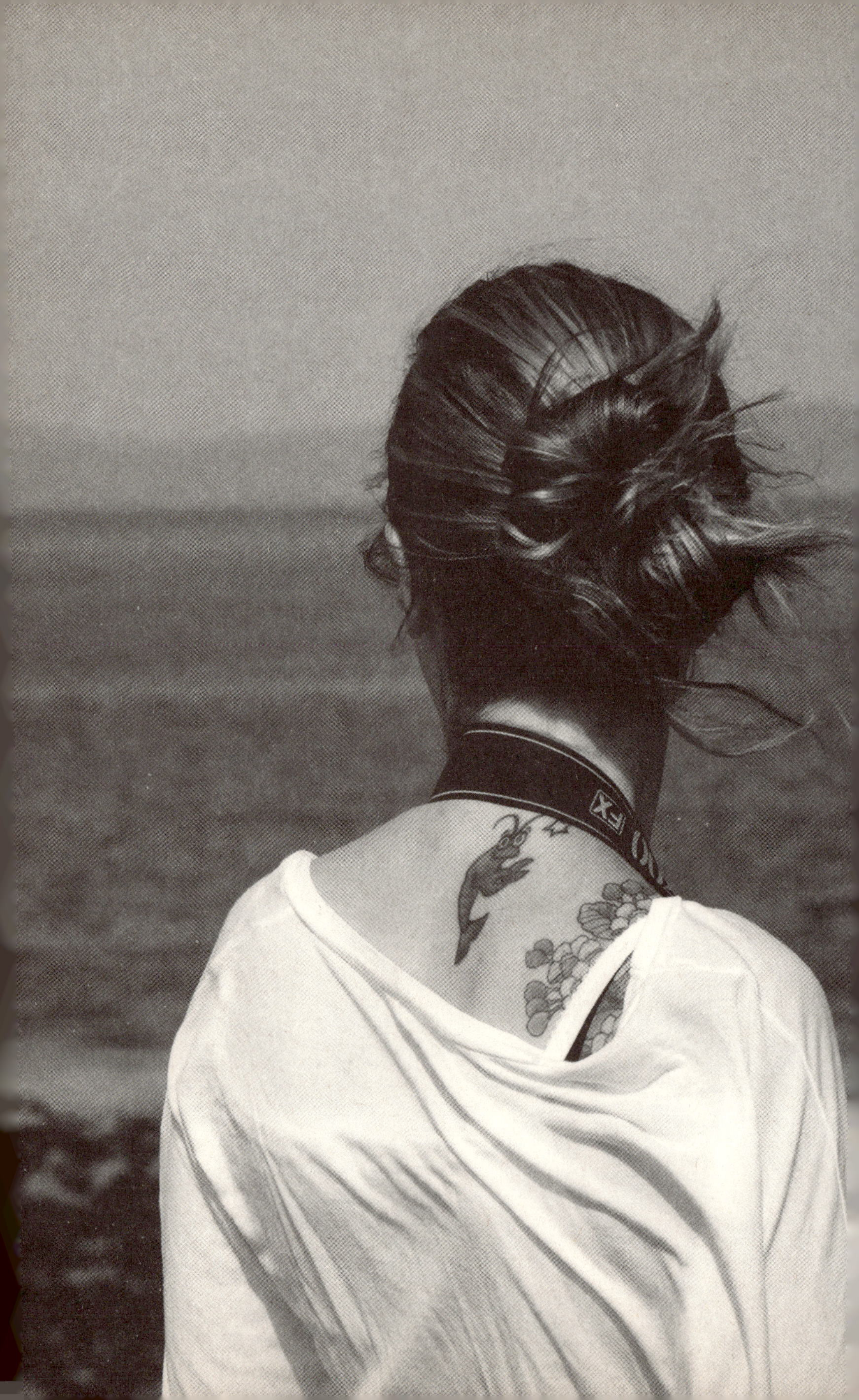
FX

CRÉDITS PHOTOS

Valérie Baccon - Couverture et pages intérieures

Jean-Luc Daub p. 42, 78, 82, 90, 91, 94, 96, 98, 101, 104, 110, 112, 114, 119, 126, 140

Jerry Beck - Illustration p. 235

CHRONIQUES

Eat 7
Une époque formidable 13
Les fils de l'homme 18
Pas bon pas cher 41
La disparition des fermes 44
First class pour le Bio 47
L'agriculture Biologique 50
Des pesticides dans le lait 54
Mad Men 57
La stratégie du doute 60
Buvez du lait 63
Machines à lait 69
Talk to me 71
Horsegate 79
Le tueur n'attendait pas 83
La viande 120
Qui mange un œuf mange un bœuf 125
Avec les dents 131
Fast-food 139
Viande ou poisson 141
Une question de choix 146
Supers aliments 159
Pour some sugar on me 161
Les calories ne font pas le poids 163
Moins que zéro 165
Les alicamenteurs 167
Le miso 168
Le vert c'est la vie 170
Le jus de vie 173
Un potager dans ma cuisine 175

Mon grand-père était chasseur........ 177
Les vins biologiques........ 181
Overdose........ 183
Notre indépendance alimentaire........ 185
De l'or dans la bouche........ 189
OGM........ 204
Mangez des pommes........ 207
Sous pression........ 209
Le lien social........ 212
What else ?........ 215
La cigale et la foumi........ 229
Apprenons à cuisiner à nos enfants........ 233
Super héros........ 234
Qu'est-ce qu'on mange ce soir........ 241
Ma cuisine........ 245
Une cuisine instinctive........ 249
Et maintenant........ 300
La machine est en marche........ 305
Nos convictions profondes........ 309

ENTRETIENS

Pierre Marie Martin le Professeur émérite........ 21
Jean-Luc Daub l'Enquêteur........ 83
Devin Townsend le Musicien........ 150
Anicet Desrochers - Anne-Virginie Schmidt les Apiculteurs. 189
Michelle Beauregard l'Herboriste........ 216

RECETTES

Jus rouge vivant ... 252
Smoothies verts ... 253
Lait fait maison ... 255
Hyperdrive juice ... 257
On the rocks ... 257
Le plein d'énergie dès le réveil ... 259
Quinoa aux pistaches ... 260
Cuisson du quinoa ... 261
Cuisson des légumes ... 261
Salade du lutin rieur ... 262
Houmous XXL ... 263
Apéro ... 264
Soupe Miso classique ... 268
Eteins la lumière ... 269
Les légumineuses ... 271
Menu express ... 273
Champignons farcis ... 275
Brouillade de tofu ... 277
Soufflé détonnant ... 279
King kale ... 280
Courge spaghetti bolognaise ... 281
Pommes de terre pétillantes ... 282
Eatburger ... 283
Rayon pâtisserie ... 285
Sweet Hot dog ... 287
Pancakes ... 288
Pain d'épices ... 290
Powercake ... 291
Persil et coriandre ... 293
Vinaigrettes ... 294
Levure de bière ... 295
Dans ma pharmacie ... 297

WWW.GILLESLARTIGOT.COM

p.18_19 : Dangers des perturbateurs endocriniens et sources :

* Dangers : * Cancers hormono-dépendants
* " du sein et des testicules
* Puberté précoce
* hyperactivité
* obésité et Diabète
* stérilité (+ bas compte de sperme...)

* Féminisat° des espèces animales et disparit°

* Sources : * Pesticides
* Médicaments avec hormones de synthèse {excrét°/urine → égouts-mer/rivières/ss-sols → Nous

Chimie industrielle {
* Plastiques avec phtalates
* Bisphénol A (canettes soda, conserves, plastik souples, Tupperw
* produits ménagers avec détergents
* Cosmétiques avec Paraben.
* Résines d'obturat° utilisées par les dentistes.

Naturel → * Phyto-œstrogènes

*) Attent° : Les POP (produits organiques permanents), ds lesquels on trouve les (PEE) perturbateurs endocriniens environnementaux, mont[ent] ds l'atmosphère et retomb[ent] ds la pluie, m[ême] ds des terres Bio, en fct° de la météo

*) Cycle de vie d'une vache :

veau de 2 ou 3 jours → mâle → anémisé (Viande Blanche) → steak etc.. (à 6 mois)

→ femelle → isolé ds box plastik → reçoit substitut de lait industriel (6 mois) → (à 15 mois) insémination artif. de sperme de taureau sélectionné (éleveur éjaculateur ou vagin artif., 2 fois/...) selon catalogue et l'intention [on reprend 3 mois après la mise bas]

→ Maïs OGM antibiotiques, Hormones → 10.000 litres de lait/an → à 5 ou 6 ans → steak vache laitière, les ⊖ abîmés / steak vache de réforme, les ⊕ abîmés

Dépôt légal : Septembre 2013

Bibliothèque et archives du Canada
Bibliothèque et archives du Québec
ISBN : 978-2-9814136-0-4